老年精神医学入門

ブライス・ピット
木戸又三訳

みすず書房

PSYCHOGERIATRICS

An Introduction to the Psychiatry of Old Age

second edition

by

Brice Pitt

First edition published by Churchill Livingston, New York, 1974

This translation of Psychogeriatrics 2e is published by arrangement with
Churchill Livingston, a division of Harcourt Publishers Limited
c/o John Scott & Company, Kimberton, Pennsylvania, U.S.A. through
Tuttle-Mori Agency, Inc., Tokyo

序　文

高齢者人口と、予想される彼らの障害についての統計的予測は、精神障害の、とくに後期高齢者の場合における重要性をはっきりと示している。したがって老年精神医学は、今日の医療の発展に大いに関連しており、六五歳以上の年齢群の、あらゆる心理的障害を対象とする精神医学の分野と定義される。

本書では、内容は包括的であり、一方、問題もその解決もともに明快に論じられている。全人口の約一二パーセントが高齢者であることはよく知られているが、自殺者の三分の一を高齢者が占めていることはあまり知られていない。また、著者があざやかに指摘しているように、高齢の精神障害者のための宿泊施設の種類と基準については、改善すべき点が多い。

人間が生殖期を過ぎてからきわめて長い間、異常な暮らし方で生きのびているのは、彼らがさまざまなものを失っているからであるが、高齢者たちに必要なもの、例えば、栄養、温暖、家、慰安、清潔について、本書にはよく述べられている。専門家としての敗北主義的な態度が指摘され、正確な診断が必要であることが正しく力説されている。老年精神医学の行きとどいたサービスを願い、このような仕事は、つらいがやりがいのあるものであると考える著者の態度を、誰も否定することはできないだろう。

著者は、精神疾患を慎重な分類の下に記述する。地域における高齢者のための老年精神科医療については、よくある未組織なものと、効果的なものとを比較して、実に興味深く記述している。チームワーク、特に家庭での患者の評価、各専門の相互連携が強調される。看護婦、ソーシャルワーカー、作業療法士、理学療法士との十分な協力の必要が力説される。さらに著者は、老年精神科患者が総合病院で拒絶される現状を指摘し、年老いた精神障害者の一部が、快適な環境とはとてもいえないような老人病院で、不幸な境遇にあえいでいる実情に注意を注ぐ。不治な器質性脳損傷を有する高齢者は、通常、老年科部門よりも精神科病棟でよりよい治療が受けられると著者は考えているが、私も全く同意見である。

老年精神障害者を家庭で扶養する場合には、患者の家族の役割が非常に重要であることが力説される。内科医、精神科医、看護婦、老年医学の臨床に携わる内科医、一般医、作業療法士、理学療法士、ソーシャルワーカーなどの研修についての記述もある。また、より多くのオペレーションズリサーチの必要性についても述べられている。

この魅力的な書物から受ける全般的な印象は、一種の楽天主義である。ここに明確に述べられている思想は、もし妥当な組織化と、適切な支持的活動と、訓練され、関心の深い精神科医が存在するならば、上記の問題は本質的に解決可能だということである。

ピット博士は、人の心を引きつける興味あふれる文体で書いている。そして与えられる情報は真実に基づき、かつ必要なものであると同時に、その表現もまた楽しく、熱情に満ちている。

私はこの啓発的な書物を読んで大変有益であった。ぜひ多くの人たちに読んでいただきたい。それはきっと、高齢者に関心を持つすべての人たちに大いに役だつであろうし、おそらくもっと重要なことは、無数の高齢者たちのケアと理解、そして回復の見通しを素晴らしく改善するであろう。

グラスゴー、一九七四年

W・ファーガソン・アンダーソン

第二版の序

本書の初版が今や時代遅れとなって、第二版が必要とされるに至ったことは喜ばしいことである。老年精神医学は、独立した専門分野として、精神医学の中でまだ完全には認知されていないが、そのクライエントともにしっかり根をおろしている。初版以来痴呆の研究は飛躍的に発展しており、世界の先進地域の至るところで、多くの善意の人たちが老年期のこの災厄について心配し、近い将来、治癒とまではいかないまでも著しい改善が得られることを期待している。このような探究は、痴呆は老化の避けがたい一部分であると考えられていたほんの数年前には想像もできなかったであろう。行動心理学も、神経症の若い人たちや精神障害者におけるのとまったく同じように、高齢者の種々な精神障害における行動障害をうまく修正することができることを示しはじめている。ますます多くの有能な臨床家たちが老年の精神医学に関心を向けて、事例をより早く見出し、より正確に診断し、より適切な治療を行うべく懸命な努力をしているので、きわめて困難な問題が多々あるにもかかわらず、情報に基づく楽観的な考え方が広まっている。経済的後退や公共支出の削減も、いろいろな地区、州、国々において活気に満ちたさまざまな老年精神科治療が発展していく妨げにはならなかった。精神医学と老年医学の結びつきは幸い強化されており、高齢の精神障害者のために働くすべての人たちによりよい訓練の場が大きく広がっている。

本書が相変わらずあくまでもイギリスの書物であることは確かだが、最近北米とオーストラリアに旅行する機会を得たので、この版では他の国々で起こっていることに若干触れてみようと試みた。私は国内、国外の同僚たちからたくさんのことを教えられてきたが、それを書物で利用する機会を得たことを喜んでいる。初版後に好意的な批評家の方々から指摘された誤りのいくつかを取り除くことができたことでもほっとしている。

時にわがままで、あいまいで、また緊張しすぎていた著者に、如才なく、寛容であったチャーチル・リビングストン社のスタッフと、新しい原稿の取りまとめのために職務を越えて懸命に働いてくれた私の秘書のマーガレット・オーマホウニーに感謝します。

ブライス・ピット

ロンドン、一九八二年

第一版の序

私が最初に老年の精神医学に関する一般向きの書物の必要を感じたのは、一九六七年、クレーベリ病院の老年精神科ファームで仕事をしていた頃であった。その時、私は今度の出版社と契約を結んだ。この出版社は計画に多大の興味を示し、激励してくれた。しかしながら私はしばらくの間、一般精神医学にもどり、一九七三年のはじめにようやく著作にとりかかった。この長い懐胎期の後、書物の誕生は驚くほど速く、安らかで、私はチャーチル・リビングストン社が親切で有能な産婆役をつとめてくださったことに感謝している。

書物懐胎以来の七年間に、老年精神医学は精神医学の一部門として、さらに急速な発展をとげた。私の同僚の中にも二、三この部門の新設に反対する者があるが、勇敢無比のカヌート王も波をしずめえなかったように、これをおさえることは不可能である。他方、老年精神障害者のために働く人々を求める声が、かつてなく大きい。この入門書がすでにこの部門で働いている人たちに役だち有益であると同時に、さらに何人かでも、ここに引きつけることができたらと願っている。

私は、ロンドン病院の私の同療、デズモンド・ポンド教授とクリストファー・シルバー博士が非常に貴重な助言をくださったことに対し、またトム・エアリおよびサム・ロビンソン両博士から有益な批判をいただいたことに感謝しなければならない。さらに、ファーガソン・アンダーソン教授(「恩賜基金」老年精神医学シンポジウムでの教授の司会が、私を強く鼓舞した)から序文をいただいたことは大きな光栄であった。

なおまた私は、秘書的な仕事を引き受けられたモーリーン・マーシャルとジェラルディーン・ダッド両氏、それから、私がこの書物を捧げた女性たちに感謝を忘れることはできない。これらの方々はクレーベリの老年精神科ファームに創設以来参加され、その熱意と、困難な仕事への献身は、高齢者の精神障害をいかに取り扱うかを示す模範である。

ブライス・ピット

ロンドン、一九七四年

目 次

第一章　老年精神医学とその課題

定　義

psychogeriatrics（老年精神医学）は、一九六〇年代のはじめに作り出された無愛想な言葉である。その頃、精神科医たちは、彼らの患者がますます高齢化していることを認めていたし、老年科医たちは、自分たちが多数の錯乱患者を扱っているのを認めていた。

しかし、この術語の意味については、全体的な同意は得られていない。いうまでもなく、これは気が狂った老年科医をさすのではなく、また老いぼれの精神科医を意味するのでもない。それは心の病気を持った高齢者を意味する「psychogeriatric」の複数形としても使うべきではない。そのような使い方は病気の子供を paediatric と呼ぶのと同様に不適切であろう。一部の者は psychogeriatrics を、錯乱し、痴呆化した高齢者のケアに限定して使い、他の人たちは、精神的ならびに身体的な疾患が同時に起こる場合にこの言葉を用いている。しかし、おそらく大多数の者は、老年精神医学という場合、あらゆる種類の精神障害に罹患した高齢者の、評価、治療、処遇管理（マネージメント）の意味で使っている。その中には、うつ病（痴呆よりもさらに一般的にみられる状態）、妄想状態、神経症（主として過度な不安として現れる）、大まかに人格および行動障害と名づけられているはた迷惑な奇癖、ならびに急性あるいは慢性の錯乱状態が含まれる。

この書物では、老年精神医学は、老年期（すなわち六五歳以後）に現れる、すべての心理的障害に関する精神医学の分野と定義される。老年精神科医は、児童精神科医と同じように、特殊な年齢群に関心を持つ精神科医である。しかし老年精神科医の関心は、三〇歳以上の年齢すべてに及んでいる。

問題の大きさ

われわれは、年をとればとるほど精神障害にかかりやすくなる。すべての先進国における高齢者の数と比率は、増加の一途をたどっている。イギリスでは六五歳以上の人口比率が二〇世紀初頭以来三倍になった。したがって精神障害高齢者の数と比率も増大しており、二〇世紀の最終段階には、われわれの社会の保健、福祉事業を脅かす大きな問題となるだろう。

イギリスではすでに八〇〇万人（一四パーセント）が六五歳以上であり、これらの三分の一以上が七五歳以上である。この年齢を過ぎれば、精神的、身体的な、あるいは両方ともの著しい障害が普通になる。中央広報局パンフレット『イギリスにおける高齢者ケア』（一九七七）によれば、二〇〇一年までに六五歳以上が四パーセント、七五―七九歳が二〇パーセント、八〇―八四歳が三一パーセント、それ以上の高齢者が四六パーセント増加するだろうと推定されている。その時には、高齢者は総合病院で現在男性が利用できる病床の四分の三、女性用病床（産科病床を別にして）の少なくとも一〇分の九を必要とするだろう。すでにほとんどの精神病院においては、女性患者の半数以上が六五歳以上である。もしこれらの病院の多くが、一九九〇年代になお機能を果たしているとするならば（これは考えられないことではない）、確実にそのほとんど全部が高齢者のために使用されることになるだろう。

医学の進歩による高齢者の生命の延長以上に、出生率の低下と生活水準の上昇が、人口の高齢化をもたらした。一〇〇年前には人生七〇年は例外的なことであった。今日イギリスに生まれた赤ん坊は、北西ヨーロッパの他の地域と同様に、少なくとも七〇歳まで生きると期待できる。第三世界では高齢者は著しく少ない（インドでは六五歳以上はわずか二、三パーセントである）が、家族計画や公衆衛生の改善でその数は間もなく確実に増加するだろう。繁栄する工業国日本は、六五歳以上が人口の七パーセントで、他の東洋諸国から突出している。

北米では高齢者はヨーロッパほど多くはない。アメリカでは六五歳以上は一〇パーセント、カナダでは九パーセント以下であるが、その数と比率は急速に増えている。アメリカでは一九〇〇年以来、六五歳以上の人口増加が六五歳未満の増加の二倍半になった。カナダでは全人口が一九〇一年の四倍に増えたが、六五歳以上は七倍に増えた。

老年人口は、これらの国々の内部に平均に分布しているわけではない。イギリスにおいては若者たちが仕事を求めて離れていく地域（例えばハイランド）がある一方では、南部海岸のように、退職後に高齢者が移り住む地域もある。ベキシル、チチェスターおよびワージングといった、いわばイギリスの

「老人海岸」では、六五歳以上の高齢者が、総人口の三六パーセントという驚くべき比率を構成している。アメリカで高齢者の比率が最も高いのは、快適な気候が冬期に退職後の多くの人たちを引きつけるフロリダである。若い人が少なすぎて、病弱な高齢者の面倒がみられないところでは、老年医学、老年精神医学の問題はすでに危機的な状況にある。

私が生まれた年の一九三一年から、この本の執筆時までの五〇年余りの間に、三五歳から六五歳までの中年者の高齢者に対する比率は、一〇対一からわずか四対一にまで下がった。同じ期間中に、外に働きに出る中年女性（高齢者の主な家族扶養者）の比率は一〇から五〇パーセントに上った（Moroney, 1976）。したがって潜在的扶養者の数と彼らの利用価値は激減している。

精神病棟へ入院する機会は、年齢とともに急速に増大する。精神病院への初回入院率をみると、イギリスでは七五歳以上の高齢者の場合、中年の二倍以上であり、精神科病棟に入院する成人の四人に一人が六五歳以上である。このことは一部分は、後期高齢者（七五歳以上の高齢者―訳者注）の社会的境遇の低下を反映しているものと思う。彼らは配偶者を失い、孤独で、虚弱になる傾向があるので、家庭で世話を受けるのが比較的むずかしい。それなのに在宅高齢者の精神障害の頻度が非常に高いという多数の証拠を、いくつかの研究が示している。

ニューカッスルにおける調査（Kay, Beamish & Roth, 1964）は、六五歳以上の高齢者の一〇人に一人が痴呆となり、その半数が重症であることを示した。しかも、これらの痴呆患者の五人のうちわずか一人が、何らかの施設――総合病院、老人病院、精神病院あるいは老人ホーム――に入院しているにすぎない。すなわち八〇パーセントの者が、家庭にいて世話されるか、放置されていた。調査対象者のうち、さらに別の一五パーセントは、少なくとも中等重症度のうつ病、不安、妄想症、あるいは人格障害に罹患していた。何らかの正式の精神科治療を受けている者はほとんどなく、どんな施設にしろ、入居している者は一〇人のうち一人にすぎなかった。軽症例を加えれば、高齢者人口の合計四〇パーセントが、いずれかの形の精神障害にかかっていたことになる。

これから考えると、施設にいる少数の高齢者は氷山の一角にすぎないと思う。しかもこの少数でさえ、ある地域では、国民保健サービスをお手上げの状態に追い込んでいるように思われる。

緊急を要する高齢者のために、たやすく病床がみつかるのはまれである。一般内科や整形外科病棟では、半数以上の病床がしばしば高齢者で占められ、中には数ヵ月以上も入院している者もいる。老年科医療の多くは飽和状態で、待機者名簿には、気が遠くなるほど多数の人たちが名前を連ねている。精神病院は、退院できそうもない高齢者を入院させることに、ますます警戒的になっている。老人ホーム入所待機者の数は驚くほど多い。また職員は、希望も適性もないのに、錯乱した、取り扱いのむずかしい居住者の世話をさせられて不平をこぼす。志気の低さを嘆く声が実際、至るところに満ち満ちている。本心に反して余儀なく、老年患者の世話をさせられる人たちが多すぎ、また進んでこのような仕事を選ぶ少数の者が、負担の過重で絶望的になっていると、人々は指摘する。

しかも、「施設内」にいるよりも「施設外」にいる人たちのほうがはるかに多い。彼らの多くは、かかりつけの医師から適切な治療を受け、家族や地域サービスの世話になっているが、ごく少数の人たちはこのような恩恵にもあずからない。精神障害の高齢者は、抗議の叫びをあげるよりも、引きこもる場合のほうがはるかに多く、そして見過ごされやすい。彼らはめったに通院せず、外来診療所に紹介されることもまれである（Mezey and Evans, 1971）。もし三〇歳の男が、仕事に行かず、妻と性的関係を持たなくなり、六週間も続けて家に閉じこもっていたら、ただちに、どこか悪いなと気づかれるだろう。しかし七〇歳の男が同じ行動を示しても、おそらく気づかれないし、たとえ気づかれたとしても、「老齢」というコメントで片づけられてしまうだろう。多くの高齢者たちが、手遅れになるまで沈黙の中で苦しんでいるという悲しむべき真実は、一九七一年の自殺統計によってはっきりと示されている。すなわち、高齢者は全人口の一二パーセントであるが、自殺者の中では三分の一を占めている。

文献

Care of the Elderly in Britain. (1977). Central Office of Information pamphlet 121. HMSO, London.

Kay, D. W. K., Beamish, P., Roth, M. (1964). Old age mental disorders in Newcastle-upon-Tyne. *Brit. J. Psychiat.*, **110**, 146–158.

Mezey, A. G., Evans, E. (1971). Psychiatric in-patients and out-patients in a London borough. *Brit. J. Psychiat.*, **118**, 609–616.

Moroney, R. M. (1976). *The family and the state : considerations for social policy*. Longman, Harlow.

第二章　老化とその問題点

老化の過程

老化とは、年をとるとともに進行する機能と作業の衰えである。それは一部分は、累積したストレスと緊張によって「消耗する」ことから起こり、生物のほか無生物をもおかす（例えば金属疲労）過程である。しかしおそらくもっと重要なのは種属や性と関係する先天性の要因である。すなわち、ゾウ、カメ、オウム、ヒトなどはすべて、七〇年あるいはそれ以上生きるが、イヌは一五年以上生きるものはほとんどなく、ハムスターはわずか二年、トビケラは一日しか生きない。ほとんどすべての種属で、雌は雄より長生きする傾向がある。女性は男性より平均して五年長生きする。また、女性は結婚相手の男性より少し若いのが普通であるから、未亡人が男やもめよりはるかに多い。

旧約聖書詩篇の作者は次のように述べている。「われらが年をふる日は七〇歳《ななそじ》にすぎず、あるいは壮《すこや》かにして八〇歳《やそじ》にいたらん、されどその誇るところはただ勤労とかなしみとのみ、その去りゆくこと速やかにして、われらもまた飛び去れり。」（詩篇、第九〇篇、10節—訳者注）老化の影響が非常に目だってくるのは七〇歳を過ぎてからであるので、この言葉は単に詩的なものではなく、鋭い臨床的な観察を述べている。おもしろいことに、近代医学は寿命を大幅に延ばしたわけではなく、老年になるまで生き延びる人たちの数をふやしたにすぎない。二〇世紀に入りたての頃には、労働者階級の家族は非常に大きく、多くの子供たちが幼時期に死亡した。今は家族がその頃に比べてはるかに小さくなり、子供が死ぬ例は非常に少ない。実際に大多数の人たちは、退職年齢後まで生きることが期待できる。

何がわれわれの寿命を決めるかについては、老年学者——老化に特別な関心を持つ生物学者——による実験室での研究や動物実験に基づく種々な説がある。身体器官を構成する細胞の多くは、その数を維持するために再生されねばならない。この過程での小さな誤りが連続的な再生によって拡大されるのだろう、と以前は思われていた。すなわち遺伝子を構成し、細胞が分裂する前に分裂しなければならないDNA（デオキシリボ核酸）分子の複製の誤りが、結果的に適切に機能しえない細胞や器官を生ずるのであろう、と思われた。このような誤りは実際に起こるが、細胞の核には、核の誤った部分を除去して、正しい遺伝子の真の複製を確実にする、矯正的な酵素が含まれていることが現在では知られている。しかしカリフォルニアのスタンフォード大学のレナード・ヘイフリクは、体外で成長する細胞は約五〇回再生されるだけで、その後は死亡するか癌化することを示した。この倍化数は、現実の生存年数を理解するためには十分すぎるくらいであるが、人の生命に限界のあることを示している。その連続培養の末期の細胞は、たとえば損傷を修復し、感染と戦うこともままならなくなるだろう。

フリーラジカルは、非常に活性のある分子で、普通よりも電子の数が多いかあるいは少なく、電子のエネルギーが高い状態にある。非常に活動的なので他の分子と結合しやすく、結果としてそれらの分子による機能を混乱させたり、破壊したりする。フリーラジカルは食物の腐敗を引き起こして、老化過程の一因となる可能性がある。放射線はフリーラジカルの数を増加させるが、広島の生存者に早発性老化の若干の徴候が見られた。腐敗を防止するために、缶や壺の中の食物に防腐剤（酸化防止剤）が加えられ、同様な物質がマウスの老化を遅らせるかどうかを見る実験が行われた。そうした効果は認められるようであるが、これらの物質にはフリーラジカルの数を減少させる以外の作用もありうるので、結果の解釈は簡単ではない。

例えばコムホートが、励ましの書『素晴らしき老年』（一九七二）の中で指摘しているように、もしも飼料にまずい化学物質をたくさん入れてマウスを飼うならば、マウスは少食になる。三日目ごとにえさを与えないマウスは、毎日えさを与えるマウスの二倍くらい長く生きる。その教訓はおそらく、少食にして（飢えない程度に）長生きしなさい、ということである。

身体の細胞や器官が埋めこまれている結合組織は、年をとるとともに交差結合になりやすく、そのために大きな分子が連結されて一緒になり、組織がその特質の一部を失う。例えば生ゴムの長いまっすぐな炭化水素連鎖がそのように結びつけられると、ゴムはその弾力を失う。同様な過程は、身体の弾性組織の形であるコラーゲンに影響を及ぼし、皮膚は老齢化にともなってしわを増し、動脈は硬くなる。DNAにおける交差結合は、細胞が遺伝情報を正しく読むのを妨げ、必要な酵素の産生を遅らせる、という説がある。

細胞と抗体の免疫系は、感染に対する生体の防衛体制で、身体に侵入した異物を攻撃し、中和して除去する。それはまた身体への外来組織の移植を拒否するので、例えば心臓、腎臓移植を行うためには人為的に抑制されねばならない（少なからぬ危険を冒してでも）。このシステムの効率は、老齢化にともなって低下する。感染に対する抵抗がうまくできなくなるだけでなく――インフルエンザは後期高齢者の死因となりうる――身体の自己認識能力が障害されることがある。これは自己免疫疾患の基礎で、身体がいわば自身に襲いかかり、自分自身の組織の一部分を攻撃する。リウマチ様関節炎や全身性エリテマトーデスはそれぞれ急性免疫障害の一つである。種々なタイプの自己抗体が高齢者では普通以上に見出されており、自己免疫が老化の重要な一因となる可能性がある。

もう一度旧約聖書から引用する。「天《あめ》が下の萬《よろづ》の事に期あり、萬の事務《わざ》には時あり、生るゝに時あり死ぬるに時あり。」（伝道之書、第三章1節―訳者注）

生命はすべて死で終わる。しかし人はこのことを知っている。そうした生物はほかにいるにしてもごくわずかだろう。人はまた普通、自分自身をはっきりと意識しているので、自己の死はきわめて深刻な問題になる。そこでときどき彼は、なぜ？　そして特になぜ私が？　と強い調子で尋ねる。でもどうして不滅ではないのだろうか？　種にとってその構成員を不死ならしめるよりもむしろ生殖によって置き換えることのほうが、進化の上で有利であることはほぼ確かであろう。こうして死は、受精から始まる不変の発展において、出生、成長、成熟、思春期、更年期などの墓場への旅路の最終段階とみなされる。発展と老化は最初は手に手を取って進行するが、老年期になりわれわれが遺伝的に決定された寿命の終わりに近づくにつれて、老化過程はわれわれの死の可能性をいっそう高める。老化の時計理論は、プログラム作成の中枢が脳の構造の中で下垂体にあると仮定しているが、それが適切な時に生命（と死）の種々な段階の交替のスイッチの役割を果たす、と主張する、身体細胞も多分自身の時計を持っていて、脳の神経細胞のように再生されずに生涯生きつづけねばならない細胞においては、この時計が特に重要になるだろう。

老化が進むにつれて、銀行預金が減っていくように、あるいはエンジンオイルが油性を失っていくように、適応の予備能力がなくなっていく。感染、外傷あるいは移転などあらゆる種類のストレスをうまく処理する能力が減少する。インフルエンザは後期高齢者にとっては致命的な場合がある。大腿骨骨折はしばしば決定的な事故となり、また病院や老人ホームへ入ることがひどい錯乱の原因となることがある。

しかし年とる速さは人によって違う。ある人たちは二五歳で中年、五〇歳で老年になるが、別の人たちは七〇代になっても若さを保っている。寿命の場合と同様に、これにはある程度遺伝が関係している。耐えて来たストレスの量にも関係があるだろう。長いことひどい辛苦をなめた人たち、例えば強制収容所で生き残った人たちは早く年をとりすぎるように思える。おそらく人格や態度の影響もあるだろう。キケロは、高齢者が関心を持ち続けるならば、知性を保つことができることを観察した。コムホート博士は、高齢者は七〇代あるいはそれを過ぎても、積極的な性生活を十分に続けることができると述べている。それができないのは、彼らがこの年になればできないだろうと感じたり、とにかく続けるべきではないと思うからだという。彼はこれを「期待の魔力」と呼んでいる。性の楽しみの喪失はそれゆえ、それは昔の過ぎ去ったこと、といった自分自身の態度に影響されることのほうが、本当の身体的老化によるよりも大きい。

それにもかかわらず、老化はもちろん、十分に長生きするすべての人に結局は起こるものである。身体的影響についてはよく知られている。皮膚は乾いて、薄く、しわが多くなる。毛は白く、薄くなり、爪は厚く、もろくなる。骨はカルシウムを失い、もろくなり、曲がってしまう。軟化した椎骨がはさまっていることが、脊椎の彎曲と関連している。筋肉は弱まり、萎縮する。関節は硬くなる。表情は少なくなり、動きはよろよろとして、歩行は遅くなる。

四〇代を過ぎると聴力が衰える。難聴の高齢者は特に孤立しやすく、世話する人たちがいらいらしがちであり、その結果として病的な邪推を持ちやすい。視力も衰える。五〇代からは、ものを読むために焦点を適当に合わせるのがむずかしくなる。老年には、緑内障、白内障、網膜萎縮による本当の失明もまれではない。多くの高齢者が嗅覚を失い、それゆえ味覚の楽しみもほとんど失ってしまう。

歯が脱落し、あごが縮み、義歯がゆるむ（高齢者を世話する人たちはみな、これらのことは十分に知っているに違いないが）。消化管の一方の端には、しばしば厄介な便秘傾向が生ずる。男性では前立腺が肥大し、遅かれ早かれ尿の通過障害が起こる。高齢女性はきわめて尿路感染症にかかりやすく、それが知らぬ間に健康を害し、また失禁という厄介な状態の一因となる。

身体の弾性組織は線維化して、弾性を失う。これが肺や心疾患の一つの要因である。また肺においては、酸素と炭酸ガスの交換のための表面積が減少して、息切れの原因となる。弾力性と表面積の喪失は普通、慢性気管支炎と関連しており、一生のうちの多くを、都会において、戸外で働きながら過ごす喫煙者が、特にこの不治の病にかかりやすい。もちろん結局は、大部分ではないにしても多くの高齢者が肺炎でたおれる。

息切れのもう一つの重要な原因は心不全である。高血圧が心不全の一つの原因であり、動脈壁の弾力性の喪失が高血圧の一つの要因である。中年以後は、動脈がアテロームによって閉塞されやすく、それが冠動脈血栓症や大多数の卒中の原因となる。アテローム（それは特に男性をおかす）が生じた場合、諸器官への血液供給は、安静時においてかろうじて十分な程度であり、緊急の場合には供給不足となるだろう。

高齢者が特にかかりやすい身体疾患としては、ほかに糖尿病、貧血、癌、低体温症（高齢者は寒さに対する調節能力が不十分である）があり、もちろん事故もこの中に入る。

心理的な面では、老化は知性と人格に影響を及ぼすが、そのどの程度が脳の老化によるのか、そしてどの程度が年をとることの社会的な面によるのかは明らかでない。知能テストは、知能が早期成人期にプラトーに達した後、五〇歳後には早晩減退するが、個人差が大きいことを示す傾向がある。学校教育の長さや質、一般に若年者向けのテストを課せられる高齢被験者の動機づけ、被験者の健康状態、聴力、視力障害のような何らかの感覚障害の存在などがすべて知能テストの成績に影響する可能性があり、必ずしも基礎能力の喪失を意味しないことがある。

柔軟性や創造性の欠如は、一部分は年をとるにつれて選択肢や機会が少なくなることによるものだろう。人は四〇歳を過ぎれば、値打ちのある創造的な仕事をすることはほとんどできない、というウィリアム・オスラー卿の観察は（特に科学者については）多分真実であろうが、多くの例外もある！　ミケランジェロ、レンブラント、ピカソ（そしてグランドマー・モーゼズ）はすべて七〇歳代に精力的に絵を描いたし、フランク・ロイド・ライトは、彼の最も刺激的な建築物のいくつかを七〇歳を過ぎてから設計した。ヴェルディは八〇歳代に「ファルスタッフ」を作曲した。ドゴール、ゴルダ・メイア、バートランド・ラッセルは、人生七〇年に達した後で、偉大な政治的存在になった。アメリカ大統領のロナルド・レーガンは七〇代である。グレアム・グリーンが七〇を過ぎて書く小説は相変わらず魅力的である。ラルフ・リチャードソンは、八〇歳に近づくにつれて、たぐいまれな個性的老俳優になった。法則はほとんど述べる価値がないと思えるほど多くの例外がある。

実際、高齢者の反応は遅いように思える。これは神経細胞（普通の寿命で使えるよりはるかに多くを持って生まれる）の喪失、感覚障害（例えば難聴）、神経線維を通る伝導の緩慢化、神経間のシナプスにおける伝達障害、神経インパルスへの筋肉の反応の遅延などと多少の関係があるかもしれない。知能テストで若年者と同等の得点を得るためには、高齢者にはより多くの時間が必要である。言葉の知識は比較的よく保たれるが、新しい問題にうまく取り組む能力は低下する。しかし経験と知識がしばしばこれらの欠点を補う。調和の取れた社会においては、高齢者の思慮深い分別が若者の性急な創意を和らげる。

高齢者は、最近のことよりも遠い過去のことをより鮮明に記憶している傾向のあることがよく知られているが、それは一部分は、彼らにとって生命が限られて未来が短くなった現在よりも、過去のほうがいっそう生き生きと存在するためだろう。少なからぬ高齢者が、彼らのたくわえや後に残そうと思う財産の価値が目減りしてゆくのを心配しているが、おそらく八〇歳代の人たちは二〇歳代の人たちよりも、インフレ率についての関心は少ないであろう。

高齢の「正常な」健忘と、痴呆のそれとは区別される（Kral, 1965）。前者は良性とみなされるが、この場合には本当に覚えていなければならないことは決して忘れない（例えば自分が生活している場所とか、今日は年金をとって来る日であるとかいうことは覚えておく必要があるが、首相が誰であるかとか、どちらの政党がたまたま権力を握っているかとかいうようなことは、ほとんどの高齢者にとっては、本当は少しも重要ではない）。最近経験したことの詳細について十分に思い出すことはできないだろうが、全体として出来事は忘れられていない。

人格の主な変化は、内向が強まることである。面識の範囲が狭くなり、未来の計画と現在の事件へのかかわり合いが少なくなるので、外的世界より内的世界がより豊かになる。非常に少数の親しい友だけで十分であり、それは一人であってもよい。超高齢期には、これらの友への関心は、自己中心的で子供のような依存関係になる。習慣ときまりきった日課が主な仕事になる。しばしば、身体の機能、特に腸のことばかり考えてしまう。このとらわれが、時に心気症という病的な形を取る。豊かで美しい思い出が、幅の広い哲学的な人生観、寛大で穏やかな現代社会観の元になることもある。一方では、怒りっぽく気むずかしい態度を示すこともある。「まわりのすべてのものが変わり、腐敗してしまったのが私にはわかる。」

年をとるにつれてわれわれは、より「自分自身らしく」なる、といわれている。確かに内向性が強まる結果、頑固、怠惰、意地悪、吝嗇、引きこもりといった特徴が、誇張され、戯画化される。若い時には、人の言うことをきかなくてもある程度はかまわないが、年とって他人に依存するようになると、気むずかしいと思われることは非常に不利である。

老年で味わう喪失

人間（特に女性）は、生殖時代が終わってからの生存年数の長いことで、動物界においてまれな存在である。進化の観点からみると、何らか有利な点があるに相違ない。人間は記憶の豊富さにおいても、複雑さにおいてもユニークであり、また知識を仲間に伝える技能においてもそうである。それでおそらくは、人間がそんなに長く生きられるのは、その潜在的な知恵のためであろう。実際、ローマの元老院は、ほとんどが賢明な老人から構成されていたと想像される。それだからこそ元老院という名が生まれたのである。今日でさえ、政治家、裁判官あるいは学会の特別会員にとって、高齢であることは明らかに有利である。

しかしながら、物質的、技術的に進歩した現代社会における高齢者の役割ははっきりしていない。現代では、高齢者の脳以外に情報を蓄える方法がある。他にどんな貢献が高齢者にできるだろうか。あまりはっきりしないように思われる。

時に困難な仕事に追いつめられると、「退職の時期よ早くこい」とためいきをつく。しかし実際にその時期が近づくと、そのような願望をそれほど真剣にいい出さなくなる。実際、若者の間に非常に広くいきわたっている態度は、「決して年をとりたくない」ということである。このような態度は、ほとんどすべての者が経験する人生の一時期において、自分が不幸な境遇に陥るだろうという悪い予感を示しているように思われる。

生誕の瞬間から、人生は里程標によって区切られている。それは、ある型の行動をやめて、他の行動を始めなければならない危機的な転換期を示している。われわれは誰でも過ぎ去ったことを惜しむが、新たな心構えと責任を持つことによって、自分自身を発展させ、人格を円熟させる。離乳、入学（後に中学へ進学）、思春期、就職、巣立ち、結婚、子供を持つ、子供の独立、昇進、閉経などが、里程標の中の最も重要なものである。ある誕生日は「苦しい再出発」の機会となる。二一歳（あるいは一八歳）の誕生日は通例、幸運と独立の「とびらを開く鍵」とみなされるが、三〇歳、四〇歳、五〇歳の誕生日には、おそらくそれまでの自分の業績、今後の仕事の可能性、残り少ない時間の長さを、厳粛に反省させられるであろう。

ある人々にとっては、これらの里程標のあるものは、大きなつまずきの石であろう。多くの人々にとっては、これらの里程標の中の最大のものは、老年のはじまりをしるすものであろう。理想的には、老年期は人格の最後の成熟の機会である。努力、競争、ならびに労働年齢において通常やらねばならない苦しい仕事は過去のものとなり、休息し、考え、在庫調べをする時である。他人に対する関心、創造性、学習意欲、性的欲動などの喪失、今日の問題からの疎隔、これらはすべてたぶん正常な心理的老化現象の一部であるが、思慮深き離脱のための好条件でもある。老年に至って全盛期を迎え、過ぎし日々のわずらわしい心配事や抑制から解放された栄光に到達する人たちは、本当にわずかなように思われる。「我とともに年をとれ」「最上のものはこれからである」とブラウニングは書いた。

しかし、老化とは衰退の時期である。多くのことを放棄しなければならないし、多くのことに耐えなければならない。すべての人が優雅に老いることを許されているわけではない。以前にはまれにしか経験できなかったような規模で、あらゆる種類の喪失を味わう。ある者は心理的にこれに立ち向かうことができず、またある者は不幸な（しかし決してまれでない）境遇のために、短い間、普通耐えうる以上に戦わねばならない。

晩年の手痛い喪失は、この時期にうつ病が多発する直接の原因であり、その他の精神障害の間接の原因であるが、その中には、地位、収入、健康、仲間、自立、宿泊施設あるいは生命そのものの安全の喪失がある。

1 地位

現代の西欧の社会は唯物主義的であり、精神的および伝統的価値は比較的わずかしか通用しない。通用するのは、一般に、何をしているか、どれくらいかせいでいるかである。高齢者は「年長市民」という尊号を与えられているが、そのように取り扱われることはまれである。反対にいったん退職すれば、何の貢献もできない社会の居候とみなされる。

ロバート・バトラーは、地域社会の高齢者たちが年齢のためだけでいかに低く見られがちであるかを示すために、一九七五年に「年齢差別（エイジズム）」という新語を作った。ほとんどの文明社会で、人種差別と性差別の、有害で屈辱的な影響を阻止するために、意識的な努力がなされる一方で、不幸にも年齢差別の蔓延がある。年齢差別主義者は、高齢者が自分たちの人生にうんざりしていて、もはや生産的でなく、よい物を本当に正しく認識できず、半ぼけだから完全な人間の権利は認められるべきではないという理由で、高齢者の必要性と重要性を軽視する。「年老いた」という形容詞を軽蔑的に使用するのが年齢差別主義者である——「愚かな年老いたばか者」。

しかし高齢者の無視というのは、西半球あるいはイギリス南部に限られた新しい現象ではない。東洋における敬老は大部分希少価値によるものであろう。シェイクスピアの詩「気むずかしい年寄りと若者は一緒に生活できない」、さらに「老年よ我は汝を嫌う、青春よ我は汝を尊敬する」は、高齢者に対する嫌悪あるいは「高齢者の拒絶」がわれわれの時代に限られたものでないことを示している。しばしば家族が、その老いた肉親をかまわないといって非難される。もちろん、子供たちが親から遠く離れて住み、娘たちが働かざるをえない境遇では特別な困難がある。それはそうとして、家族の者が昔より高齢者の面倒をみることが少なくなったという証拠はほとんどない。大部分の虚弱な高齢者が家庭でもまだ生き続けているのは、家族の努力があるためである。

現実には、高齢者に与えられている地位は、性により、階級により著しく異なっている。定評のあるベスナルグリーン研究においてタウンゼンド（一九五七）は、賃金労働者階級のお婆さんが、長年の間、育児についての自分の娘のコンサルタントとして、孫の世話人として、また息子やむこの昼食の供給者として、重要な役割を果たしていることを示した。老年においても、「女性の仕事は決して終わっていない」ように思われる。しかるにその夫は、一度退職すれば、まったく仕事がなく、じゃまになるだけで、窮乏に陥る運命にあり、人生を公園のベンチか公立図書館で送る（それだから時に妻が病気になると、その面倒をみることに夫が人生の目的を見出すようになるのは、それほど不思議なことではない。彼はおそらくその仕事を手放すことを好まないだろう——第七章をみよ）。他方専門的な職業を持つ男性は、もっと段階的に退くことができ、余暇の楽しみをより多く追求することができる。彼らは自分の家を持っており、退職してから携わることができる装飾、修膳、庭仕事を持っている。しかし、中流階級の夫婦が自分の子供たちの援助を必要とする場合には、彼らと一緒にあるいは近くに住むために、通常何ほどかの距離を移転しなければならない。そして新しい隣人の中でまったく当惑することがある。(Wilmott & Young, 1960)。ハーローやクローリーのように比較的離れたところに新都市ができる時代になるまでは、労働階級の大家族はつねに同じ地域に住む傾向にあり、このようにして年とった肉親の面倒を十分みることができた。家を持っている老夫婦たちは、退職後に海辺に移り住む場合があるが、それは彼らが病弱になるまでは素晴らしいことである(それ以前でも、彼らはしばしば、古い行きつけの場所や友人がいないのを寂しく思うが)。しかし自分で自分の始末ができなくなると、高齢者はたくさんいても彼らの世話を十分にしてくれる人が誰もいない土地で途方に暮れる。手助けをしてくれる家族も友人もいないそのような深刻な少数グループは、社会にとって大きな負担であり、行政上の大きな頭痛の種となり、「老人問題」を投げかける。高齢者の地位の低さを象徴するものとして、職業上高齢者に責任を持つ医師、看護婦、ソーシャルワーカー、福祉ワーカーのみせる不承不承な態度は著しいほどである。これは高齢者の必要とするものがわかっていないということではない。ただその必要に応じようとする人があまりにも少ないということである。

おそらく誰でも驚くことと思うが、退職が重大なストレスになるということについての統計的な証拠はない(Richardson, 1965)。ある人たちにとっては職を失うことは恐ろしいことだが、五〇歳代の中頃から健康を害している人たちにとっては、職を去ることは大きな救いである。

2　収入

退職後には収入は実質的に落ち込み、大部分の高齢者は家計に十分気を配らねばならなくなる。本当の貧乏は例外的であるが、ぜいたくはほとんど許されない。金のかかる食事は避けねばならないし、もし割引料金が利用できなければ、年金生活者は旅行の費用には手がとどかない。喫煙家や飲酒家は昔の喫煙や飲酒の習慣におぼれるわけにはいかない。このことは彼らの健康のためにはよいが、幸福にとってはマイナスである。生活の質は金に関する限り低下する。

年金は現在、以前よりも生活費とうまく連動している。一部のものはインフレーションの率に一致して毎年上昇し、実際にインフレーションの証拠になっている。一方で貯金は、そのように保護されていない。年金の増額を求めてストライキをしたり、自分の市場価値をつり上げたりすることのできない多くの高齢者たちにとって、インフレーションはいつも心配の種である。一方彼らは投票をすることができ、地域社会でますます大きな比率を占めるので、投票の際には高齢者の力は相当なものになる。アメリカでは高齢者の九〇パーセントが選挙人名簿に登録されている。一九七二年の大統領選挙では六四パーセントが投票した。一九七四年の国会議員選挙では、一八歳から二四歳の人たちは四一パーセントが投票したにすぎないが、高齢者では七〇パーセントが投票した（Flieger, 1976）。

補充年金、すなわち国の年金だけで生活してゆくことが期待できない人たちのための社会保障給付はかなり役に立つ。しかし補充は生活するだけに間に合うように計画されたもので、それ以上のことは考えられていない。

あまりにも多くの高齢者が、理論上は何とかやっていけるわけだが、実際には寒さと飢えに苦しみ、そしてたえず物価の値上げに悩んでいる。

3　健　康

老化に伴う虚弱（老化の過程の節に列記）が痛みと不快の原因となり、可動性は制限され、周囲との交流は少なくなり、一般に人生の楽しみは妨げられる。また虚弱のために他人への依存性が高まる（次頁の5をみよ）。

4　仲　間

多くの人たちにとって退職は、在職中に作られ、維持されてきた友人の喪失を意味する。このことは最初、夫婦関係にかなりのストレスを与える。今や四〇年もともに暮らしてきた夫婦の全部が、なお互いに好感を持ち、非常に愛し合うというわけではない。子供を持つ労働階級の夫婦にとって、離別は決して容易ではなく、後に汚名を残すということが離別の歯止めになっている。彼らは都合を考えて不幸な共同生活を営んでおり、居酒屋やビンゴホール、そして主として労働の中で、互いに相手から気を転じて慰めを求めている（アルフ・ガーネットとその妻はこの種の結婚のうまくいっている例である）。そこで退職すると、彼らは一日中ともに暮らさなければならない。時に彼らは喧嘩をするが、いっそう多くみられるのは、ただもう不幸な状態である。しかし夫婦の一方または双方が都合よく病気になる場合も少なくない。

このようなやや皮肉な分析は、もちろん大部分の夫婦にはあてはまらない。彼らは純粋に互いに愛し合っている（たとえ時に互いの神経をいら立たせることはあっても）。このような夫婦にとって、そしてまた、たとえ不幸であっても長年ともに暮らしてきたほとんどすべての夫婦にとって、同伴者の死は片方にとって（女の方が多い）人生最大のストレスを与える。以前よりも適応性が少なくなり、代わりの相手をみつけることがきわめて困難な時に、世界中で一番大切な人を失うことは恐ろしいことである。マレー・パークスが示したように、死別後生き残った者が相手の死んだその年に自分も死んだり、重い病気にかかったりする危険が有意に増加しているということは、ほとんど驚くにあたらない。それは本当に重大な喪失であり、その痛手からたち直ることは多くの高齢者にとって不可能である。

友人が死んでいくにつれ、高齢者が相手として心を通じ合える人はますます少なくなる。確かに年金生活者クラブがあるが、これらは大部分、外向的な性格の人たちを満足させるもののように思われる。性格的に社交性の少ない人たちはそれらを利用しにくい。縮小していく知人のサークルと接触を保っていくことは、収入が減り、活動性も制限されている人々にとっては、あまりにも大仕事である。それで多くの人たちは、本質的にはひとり暮らしとなり、一部の者はそうすることに満足しているが、他の人たちは孤独に苦しむ。自殺率が最も高いのは、ひとり暮らしの高齢者である。

しかしなすべき有用なことが何もなく、誰もがその人と一緒にいることを喜ばないならば、ひとり暮らしでなくても、例えば家族とともに生活していても、おそらくさびしく思うだろう。

5　自　立

老化による虚弱の進行は、他人への依存性が増すことを意味している。これはその反対の過程、すなわち青年期に依存状態を脱却する場合と同じように、まったく苦しいものであろう。そしてその結果は人格にとってさらに危険なものであり、いっそう多く他人の手ににぎられていることは間違いない。実際、この状況に落ち着いて適応するには、きわめて円熟した人でなければならない。

二つの不健全な反応は、否認と過度な不安である。否認とは苦しい現実を認めようとしないことである。依存の否認の中には、重大な障害あるいは他人への依存の必要性を認めることができないという場合がある。援助を求めもしないし受けもせず、そのために死に至るという頑固な場合もある。時には地域社会が心配し、多少怒って、法律によって強制的にこのような高齢者を病院や老人ホームに収容するように、係官に圧力をかけるが、そこで満足に暮らせることはまれである。もし道理や説得が失敗した場合には、そのような人々は自然に静かに朽ち果て、少なくとも平和に世を終わらせるほうが親切かもしれない。

過度な不安は、対人関係において、自分は有能であり、役にたち、価値があるという保証を絶えず必要とするような人々が示す。老化と依存の切迫によって自信と自尊心がうすれる。衰弱についての恐ろしい自覚は、誰か強そうな人からの援助を求めさせる（Goldfarb, 1965）。すなわち不安な人は自分の配偶者、子供たちの中の誰か、隣人、最も多くは医師などに、親の注意を強く引こうとする頼りない子供のようにすがりつく。不幸なことに、拒絶されるのが心配で、あまりに早くからうるさく援助を求めるために、とりすがられた人はかえって遠ざかってしまい、結果として心配された拒絶にぶつかることになる。例えば、死にそうだと電話をかけて、いつも娘をよび寄せる、すがりつくような老婦人は、話にある「狼だ！」とあまりにしばしば叫んだ少年のように取り扱われてしまう。そして激越性の心気者は、かかりつけの医師の忍耐をすり切らして、その結果あちこちの病院の外来に委託されて、際限のない検査をいつまでも受けるようになるだろう。

ゴールドファーブによれば、これらと対照的に、円熟した高齢者は喪失や衰えを悲しむとはいえ、なお自己主張と、自分の周囲や運命をある程度コントロールすることを欲し、またそれが可能である。彼らは一生を通じて、他人に頼ってではなく、他人とともに喜びを享受する。

6　宿泊施設

あまりにも多くの高齢者がまったく不適当な宿泊施設で生活している。古くて、汚くて、うるさくて、照明は悪く、何階にも分かれ、トイレは外にある。そこは倒れて凍えるためにだけ理想的な場所である、と人は考えるかもしれない。しかしそれでもそれは彼らにとってはわが家であり、新住宅に移すことは、ある人たちにとっては、死別に匹敵しうるストレスである。新しい、よりぜいたくな環境に入っても、彼らは途方にくれ、放り出されたと感ずる。高層ビル住宅に入れられると、以前スラムに住んでいた人たちの中には、隔離されたように感じ、とくに玄関が街路と同じ高さでないことを悲しむ者がいる。老人ホームは、より従順、依存的で虚弱な人たちには一番適している。そうでない人々は、必要な制限やプライバシーの喪失、自分自身の玄関といえるもののないことにいら立つ。病気でなく、単に虚弱なだけの高齢者が時に誤って病院に入れられるが、そこでは生活はさらに制限を受ける。しかしそれでも彼らは老人ホームに身をゆだねることを好まない。なぜなら、病院では世話をやいてもらえるし、たとえ幻想にしても、自分自身の場所へ戻れる選択の道が開かれている。引っ越してきて、二世代あるいは三世代にわたる自分の家族とともに住むようになった高齢者は、時にじゃま者であると自分でも感じ、他からもそう思われている。年とった親が子供たちの家を順番にまわって生活するという仕組みは、リア王に対してはうまくいかなかった（シェイクスピア参照）。うまくいくことはまれである。

7　生　命

われわれはもちろん、すべて死ななければならない。しかし多くの時間、この事実を意識し続けるということは普通耐えられない。死は過去の時代にはもっと身近であった。その頃には伝染病がたくさんの若い人々の命を奪い、来世に注意を集中させるために宗教が大きな役割を演じていた。現在われわれの世界は大部分無宗教であり、死は主として老年に限られている。死は宿命であるという事実を認めようとしないことから、先にいったような「高齢者拒絶」や高齢者について知りたがらない傾向が助長される。

高齢の精神科患者は、死が近いにもかかわらず、死に対する心構えが若い人よりも決して余計にできているわけではない。集会での議論の際、先週の参加者がしばしば死去していることがあっても、死は議題としてタブーになっているようである。しかし、これほどさし迫った、これほど窮極的な事実を完全に無視することはほとんど不可能であり、もしこれを直視し、これをあきらめることができないならば、年をとる苦しみが必ず増大するに違いない。

老年における喪失を軽くするための考えについては第一三章を参照。

高齢者が必要とするもの

高齢者が基本的に必要とするものは、一般の人々が必要とするものとだいたい同じである。しかしそれらが全部満たされることは当てにできないので、それらを一つ一つ列挙することは無駄ではない。身体に基本的に必要なものは栄養、温暖、家、慰安、清潔である。

栄養は、食物の好き嫌い、栄養的に必要なものについての無知、貧困、虚弱、歯のないことあるいは不完全な義歯などさまざまな理由によって、十分には得られない。「虚弱」の中には、弱すぎて買物や料理をしたり自分で食べたりする能力のないこと、錯乱状態がはなはだしくて何をしているかわからないこと、あまりに抑うつ的で気力がなく、食物よりもアルコールを選ぶことなどが含まれる。栄養失調症は老年における不健康の結果であると同時にその原因であり、最もしばしば鉄や葉酸の不足による貧血の形をとる。幸いなことに、重大なビタミン不足はよりまれである。

家庭にいる虚弱な高齢者に対するホームヘルプや食事配達サービスは、重大な栄養失調症を防止するのに大いに役だつ。実際これらは、在宅サービスの二つの柱とみることができる。注目すべきは、イギリスの食事配達サービスが大部分、ボランタリー組織――英国婦人ボランタリー協会――によって実施されていることである。食事は清潔で、食欲をそそり、家庭で温いものが与えられる。ただしたいていの地域で、週に二、三回以上は実施されていない。しかし、しばしば地方の昼食クラブがあって、そこでは他の日にも、そこまで来る人には同じような食事が与えられる。

施設では、一般に栄養はよくまかなわれている。もちろん、患者や居住者の実際の食事に、各自自分のために買ったものと同じような栄養を確保するのは困難である。何年か前ある精神病院で、患者の食事にビタミンCが不足していたという形跡があった（Leitner and Church, 1956）。ロンドン病院（聖クレメント）の痴呆患者の少数例についての最近の栄養評価でも、ビタミンC（および葉酸）の摂取不足が示された。これらの不足は、新鮮な果物が足りないこと、消費される野菜の量が少ないこと、および野菜の調理法のせいであるとされた。デービーズとホールズワースによる有益な論文（一九七九）は、老人ホームにおける栄養的な危険因子二六を列挙した。その中には、料理人との良好な関係がないこと、居住者が一人前の定食量やお代わりの量を選べないこと、居住者の個人的な食べ物や飲み物を提供できる設備のないこと、食べ物の紹介が十分でないこと、あわただしい食事、身体の弱い居住者の食事介助が不十分なこと、患者の食事に対して職員の受け取る「心付け」などが含まれた。このようないくぶんディケンズ風の描写が、老人ホーム特有なものでないことを願うが、完全な戯画であるとは言いきれない。

調理場が食事の場所から遠く離れている場合には、食事を運ぶのに時間がかかって、その質がいくらか落ちるかもしれない。しかし最大かつ最もうれうべき問題は、自分で食べることのできない高齢者が十分に食べられるように面倒をみるには、職員が少なすぎるということである。この場合、「自由訪問」政策が効を奏している。なぜなら心ある親戚の者が、食事の際に有効に手伝うことができるからである。

栄養を論ずるにあたって、肥満に触れないのは片手落ちである。われわれは年をとるにつれてすることが少なくなり、カロリーの必要が減ずる。それに従って食物の摂取を変えないことが、「中年の御馳走」の原因である。食物は、青年期を過ぎると得にくくなる他の楽しみの代用になりうる。パン、じゃがいも、菓子のような炭水化物は、腹を満たし、かなり安く、甘党の食欲をそそる。しかしこういうものは肥満をもたらす。生命保険会社は、体重の増えすぎが平均余命を短くすることをよく知っている。それはまた多くの障害とも関係している。とくに糖尿病、関節炎、高血圧、心臓病に関係がある。肥満した老年患者はとくに出歩くのが困難である。

炭水化物を徹底的に減らし、他方蛋白や脂肪を患者が好むだけ許し、それに適量のビタミンを与えるという食事で、年齢や身長に釣り合った適当な体重にすぐにもどる。もし家庭にいれば、最大の障害はおそらく心理的な抵抗であろう。そして将来の健康のために、現在の楽しみをあきらめるように多くの説得と支持が必要であろう。施設では、一部の職員のセンチメンタルな態度がじゃまになる。多くの職員は、気持はよくわかるが、「かわいいお年寄りたち」に甘い紅茶や菓子やパン、ジャムをたくさん与えたがる。実際、肥満は施設での生活——過食と活動不足——から生ずる危険である。すべての職員は、食事を重大に考えなければならないことを、そして誤った親切は人を殺すことを心にとめておかねばならない。

高齢者が十分に暖をとっているとは認められない。なぜなら多くの者が低体温症で入院させられるか、家庭で死亡しているからである。この臨床上の名称（文字どおりには、「過度に低い体温を示すこと」を意味する）は、凍死を意味する婉曲語法である。普通の体温計では、体温が摂氏三二度（華氏九〇度）以下の場合の、真の低体温症を示す目盛はついていない。甲状腺機能減退は低体温症をもたらす。しかしいちばん多い原因は寒冷な気候と不適切な暖房が組み合わさることであり、その状態が続くかぎり社会の良心は安んずることを許されない。それはそうとして、高齢者を受け入れるすべての病棟は特別な低目盛の体温計を必要とする。

家庭にいる高齢者の大規模な体温調査が一九七二年の冬に実施された。訪問を受けた大部分の家庭では、部屋の温度が保健省推薦の最低温度以下であった。調査を受けた人の一〇パーセントでは、深部の体温が摂氏三五・五度以下であり、したがって低体温症を引き起こす危険があった (Fox et al., 1973)。

西洋では、屋根の質にしばしば何らかの欠陥があるにせよ、家のない高齢者はきわめて少数でしかない。東洋で普通にみられるような、高齢者が街路や野原に住んでいる光景は幸いここではまれである。そしてわれわれの哀れなホームレスの群には、六五歳以上の者は多くない。しかし家庭にいようと病院にいようと、高齢者が最も古い最も放りっぱなしの宿泊施設に居住する傾向があまりにも多い。イギリスにおける典型的な老人病棟は救貧院を無雑作に格上げしたものであり、高齢者の精神科病棟は、長い間精神病院の中で一番混雑した、一番なおざりにされたものの一つであった。いくつかの老年精神科病棟の衛生付属施設の恐ろしさは、人をふるえあがらせた。それらは湿気が多く、石灰で塗られ、悪臭に満ち、痛いほど寒かった。このような状態では、正気な患者は暖かいところで酒にひたりたくなるであろうと考えられる。病院の一番悪い施設が、病院に一番長くとどまる人たちに割り当てられていたということは皮肉である。入院病棟や短期滞在病棟の大部分は完全に住むに適している。高齢者は抗議する可能性が一番少ないので、一番悪い宿泊施設に入っている、と考えられるかもしれない。

しかし本書の初版が一九七四年に出版されて以来、改善が見られている。質の悪い施設ケアから生ずる醜聞が一般国民の良心をとがめ、それが高齢者のよりよい介護の要求を生み (しばしば地域保健審査会が声をあげて)、それに政治が応えた。イギリスでは保健社会事業省が指導と討議の文書を出し (例えば『より幸せな老年』、一九七八)、「マイナス」成長期の高齢者と精神障害者の利益を守り、経済破綻によって資金供給が不安定になった貧しい保健サービスで、財源を再配分する試みを行った(『優先順位記録』、一九七六)。その結果として、老年科と老年精神科の患者に地区総合病院への入院の権利が与えられ、少なくともイングランド北西部には真新しい老年精神科病棟が建設された。保健助言サービスは国中のあちこちの老年科と精神科医療を調査して、監査官の権力は持たないが建設的な批評を行い、すぐれた仕事を励ます試みを行っている。英国看護協会とイギリス老年医学会(一九七五)は合同で、病院での高齢者介護の手引きあるいは維持すべき最低基準を示した。

イギリスの地方当局とボランタリー団体によって提供されているホームの状態は一九六〇年代中頃から、はかりしれないほど改善された。その多くは高齢者のためにとくに建設されたもので、その他のものは田舎にある邸宅を改造したものである。ピーター・タウンゼンドの『最後の避難所』(一九六二)の中にうまく描写されているボーの南部の森小屋のような、恐ろしい古い救貧院はほとんど完全に放棄された。唯一の障害は、ショッピングセンターや地方の他の誤楽施設に近いところにあるホームがあまりにも少ないことである。アメリカではアメリカ精神医学会と精神保健学会の合同情報サービスが、一九七六年にナーシングホームに関するかなり好意的な報告を作成し、ナーシングホーム事業局が標準の改善を目ざしている。

慰安《いあん》と清潔は上記のものに比べて決して重要性は劣らないのに、非常に多くの高齢者の生活に明るさがないのは悲しむべきである。豊かな社会では当然とされている慰安が、高齢者には与えられないことがある。例えば家族や友人と接触のとれる電話、または暇を過ごすためにテレビを利用できる者が、わずかしかいないことは哀れである。公営住宅居住者にペットが許されないのはとくに悲しい(私は、幻想のセキセイインコに話しかける、錯乱状態と考えられる老婦人の診察を依頼されたことがある。ところがその鳥は実在することがわかった。その老婦人は利口で、それを当局に隠していたのである)。病院や老人ホームの高齢者には、多少の私物や衣類とそれらを入れておく場所が必要である。

清潔は信心につながるものであるが、多数の高齢者はそのどちらもなしに何とかやっていくようにみえる。一部の者には浴室がなく、あるいはあまりにも関節炎がひどくて入浴できない。老婦人を清拭するのに、国家公認看護婦は必要でないとしても、地区看護婦が手伝ってもよいだろう。そしてある地方当局は、この目的のために賢明にも特別な「入浴介助者」をやとっている。気力をなくすと人は身なりや衛生にかまわなくなるが、これがうつ病の徴候であることがある。それから、不潔な状態で暮らすことを好む変わり者の高齢者が、数は少ないがみられる(第一一章の老年不潔症候群参照)。これに関連していえば、何ヵ月にもわたって互いの連れ合い以外には誰とも会うことなく過ごし、しらみがたかっている夫婦を何組か発見して私はいつも驚いたものである。こういう場面に出会うと進化の理論をほとんど疑いたくなり、自然発生の理論を再考しそうになる。

基本的な心理的必要の中には、尊敬、安心、自主的決定がある。

自分自身に対する尊敬は、他人からの尊敬によって強められる必要がある。高齢者を扱う人々は、「じいさん」「おやじさん」「あんた」などと呼びかけてはならない。またとくに頼まれなければ、名で呼ばずに姓と称号で呼ばなければならない。

マージョリー・ファイは次のように書いた。「管理者にとってある一個人は、『ああ、あの老婦人だ、名はジョーンズといったと思う』だけのことであろう。しかし彼女自身にとってみれば、姓名はケイティ・ジョーンズであり、聖書のことで賞を得たことがあり、ウエストはクラスでいちばん細く、その他にも数知れぬほど抜きん出た特徴を持っていたが、ただ年をとってしまっただけである。」われわれはクライエントあるいは患者を、一人の過去を持った人間として考えなければならない。その人は年をとってしまったが、それでもなお何か役にたつものを持っている。たとえそれが単なる昔話であるとしても、もしわれわれがそれを聞くために時間をさくならば、これらの昔話は何と魅力的で啓発的なものであろう。われわれは患者を問題を持った高齢者としてだけみるべきではない。

　高齢者が必要とする安心は、看護の継続や必要な場合の援助を、恩恵としてではなく権利として、当然期待できることである。また通知もなく、相談もなく、あちらこちらへ回されることがないという期待である。高齢者の人間としての権利を否定することは恐ろしく簡単である。そして彼らに通知もせず、承諾も得ずに、「彼らのため」という口実で大変な決定をすることも容易である。老年期における市民的自由の重要な問題については、全国高齢者介護組合の『権利と危険』という本（一九八〇）で見事に論じられている。施設においては、高齢者が自分の眼鏡、義歯、補聴器を持てるようにし、たとえそれが困難であろうとも自分の衣服のいくつかを自由に使えるようにしてやるべきである。そうでないとわれわれは彼らの人格を取り去り、彼らを単なる患者にしてしまう。われわれは、前もって通知せずに高齢者を他の病棟、病院、老人ホームに決して移してはならない。しかし実際にはどれほどこれが実施されていることだろう。

　自主的決定は、人が実際に他人に頼っている時には制限されなければならない。しかし選択の可能性がある時には、それが単にどの野菜、どの菓子がよいかというようなものであっても、自由に選択させなければならない。高齢者のための施設は十分に融通性を持たせて、一日をどう過ごすべきか、何を着るか、どこへ行くか、何をすべきか、どこに座るべきか、何時に就寝すべきか、少なくとも以上のことぐらいは自分で自由に決定させるべきである。

文献

British Geriatrics Society and Royal College of Nursing (1975). *Improving geriatric care in hospital*. Royal College of Nursing, London.

Butler, R. (1975). *Why survive? Being old in America!*. Harper and Row, New York.

Comfort, A. (1977). *A good age*. Mitchell Beazley, London.

Comfort, A. (1979). *The biology of senescence*, 3 rd edn. Churchill Livingstone, Edinburgh.

Davies, L., Holdworth, D. (1979). A technique for assessing nutritional 'at risk' factore in a residenrial home for the elderly. *Journal of Human Nutrition*, **33**, 165.

Department of Health & Social Security (1976), *Priorities for health & personal social services in England*. HMSO, London.

Department of Health & Social Security (1978). *A happier old age*. HMSO, London.

Flieger, H. (1976). We're showing our age. *US News and World Report*, **80** (8), 20.

Fox, R. H., Woodward, P. M., Exton Smith, A. M., Green, M. F., Donnison, D. V., Wicks, M. H. (1973). Body temperatures in the elderly : a national study of physiological, social and environmental conditions. *Brit. Med. J.*, **1**, 200–206.

Glasscote, R., Beigel, A., Butterfield, A. Jr., Clark, E., Cox, B., Elpers R., Gudeman, J. E., Lewis, R., Miles, D., Raybin, J., Reifler, C., Vito, E. (1976). *Old folks at homes*. JIS of the APA, Washington.

Goldfarb, A. I. (1965). The recognition and therapeutic use of the patient's search for aid. In : *Psychiatric disorders in the aged*, W P A Symposium, Geigy, Manchester.

Kral, V. A. (1965). The senile amnestic syudrome. In : *Psychiatric disorders in the aged*. W P A Symposium. Geigy, Manchester.

Leitner, Z. A., Church, I. C. (1956). Nutritional studies in a mental hospital. *Lancet*, **1**, 565–567.

Norman, A. (1980). *Rights and risk ; a discussion document on civil liberty in old age*. National Corporation for the Care of Old People, London.

Parkes, C. M. (1965). Bereavement and mental illness, *Brit. J., Med. Psychol.* **38**, 1.

Richardson, I. M. (1965). Retirement and health. In : *Psychiatrie disorders in the aged*. W P A Symposium. Geigy, Manchester.

Townsend, (1957). *The family life of old people*, Routledge and Kegan Paul, London. Penguin, Harmondsworh.

Townsend, (1962). *The last refuge. A survey of residential instituions and homes for the aged in England and Wales*. Routledge and Kegan Paul, London.

Willmott, P., Young, M. (1960). *Family and class in a London suburb*. Routledge and Kegan Paul, London. Penguin, Harmondsworth.

第三章　専門家的態度

不幸なことに、老年精神医学の分野における仕事は、それに携わる人たちの態度によって支障をきたすことがしばしばである。このような有害な年齢差別の偏見を認めて、それを防ぐためには、まずこれらの偏見を確認する必要がある。これらの誤った態度の主なものは、敗北主義、押しつけ主義、孤立主義である。

敗北主義は、高齢者の病気は高齢の結果として仕方ないものであり、慢性的で解決しえないものであると考える。「あなたは昔のように若くはない。七三歳でしょう?　この年齢で何を期待することができるのですか。」

このように考えている医師は、六五歳以上の人たちの精神疾患はすべて脳疾患の影響を受けているという考えを捨て切れず、自分たちの治療の失敗をそのせいにする。「老齢」哲学は、完全な、積極的な生活を八〇代、九〇代に至るまで続ける高齢者をまったく無視している。どこかでの保護ケアが必要とされるような危機的な状態になるまで、治療がなされない。そのような世話をするための財源は不十分であり、正しく利用されない傾向がある。すなわち、病人が老人ホームや間違った病院へ入れられる

（総合病院や老人病院でなくて精神病院へ入れられたり、あるいはまたその反対の場合もある）。また急性の内科や外科病棟へ入院させて社会的な問題を解消する。そこでたちまち「何とかしろ！」という憤然たる叫びが起こる。

このような態度が、高齢者に関する仕事は若者に対するものよりも低級であり、ほかにもっとよい仕事をみつけることができない人たちがやる三等級の職業である、という考え方を生む（何人かの同僚は私のことを、聖人だとか、虐待されているとか、だめになってしまったのだとか、これはきっと狂っているのではないか、とか思っているようだ！）。一般向けの医学雑誌「世界医学」の最近の二つの記事、一つは「老いぼれのカッコー（総合病院での）」という題、もう一つは「老年医学の神話？（「役に立たない」専門）」という題であるが、これらの二つの記事が、貴重な急性患者用病床をふさぐ高齢者と老年科医に対する偏見をきわめてわかりやすく示している。精神医学の進歩を求めるアメリカ人のグループ（一九七二）は、誰もが道理上見逃すことのできないような高齢者治療に対する職員の否定的態度を列挙した。またブルック（一九七三）は、研修中の多くの精神科医が、老年精神医学に携わるよりも、むしろ転任したいということをにおわせていることを見出した。もっとよい教育がなされるならば、彼らのサービスが精神医学のこの分野で非常に必要とされており、きわめてやりがいのある分野であることがきっとわかるので、その後の変化が期待される。すでにイギリスでは、成人専門の精神科医一〇人のうちの一人が高齢者に対する特別な関心を表明しているが、その数の二倍以上が必要である。新人募集の障害となっているのは、仕事の本質ではなくて、この仕事に対する多くの専門家の敗北主義的な態度にすぎないのである。

押しつけ主義には二つの型がある。第一は、敵意、非難をこめた権威主義的な態度で、これは誰にも明白にわかる。これは、おそらく「全能感」の挫折からくるのだと思う。治療職に携わる者の多くは自分の患者がよくなることを強く願う。よくならないと彼らは不安で、不幸で、自分の価値を疑う。そのような医師や看護婦は患者を恐ろしく思い、自分自身を老年の特性にうまく合わせようとしない。受持ちの老年患者に関する困難な問題に直面すると、彼らは手が出なくなり、怒り、そしておそらくは不愉快な同一化によって、患者の負担を自分のものと感ずる。「神のお恵みにもかかわらず、自分も遠からず同じようにそこへ行くのだ」と考える。彼らは否認と拒絶の反応を起こし、「老年病患者」を自分たちとは別の人種であるかのごとく軽蔑してみる。このような人たちは、自分たちが用いうる手段を最大限に利用することができず、後輩に対して非常に悪い例を残す。彼らに対しては、人格が根本的に変わるということがない限り、高齢者がそれほど恐いものではないということをわからせることはできないだろう。彼らは、もっと安心感を持てる人たちを治療する場合には、ずっとうまく仕事ができる。不幸なことに、彼らがそうすることが許されないほど、職員不足が深刻である場合が多い。

　もう一つの、もっと理解しがたい押しつけ主義の型は、極度にセンチメンタルな、保護的な接し方によるものである。「実際、彼らはちょうど子供たちと同じです。彼女はかわいいおばあさんではありませんか。」こういう態度は悪気はないのだが、前記の態度と同様、高齢患者から尊厳を奪い、依存性を増大させる。これもまた、おそらく患者の弱さと死期の切迫を過度に同一化することによって、自分のことのように感じる不安から生ずるもので、その結果、「他人にしてもらいたいと思うとおりに他人にも尽くせ」という黄金律の誤用に導くのである。私はある老人ホームの一人の立派な寮母のことを思い出す。彼女はホーム居住者を、白雪姫が七人の小人を世話したように扱った。クリスマスイブに、居住者たちがみんな靴下をぶらさげているのをみて、彼女は、「第二の小児期」がサンタクロースの信仰をとりもどしたのだと感じたらしい。もう一人の献身的なリハビリ病棟の主任看護婦は、夜、その「かわいいお年寄りたち」をキスしながら床に入れ、朝にはいつでも一杯のお茶をもって彼らを起こすためにそこへ来た。彼女は患者を甘やかし、保護した。そして彼女の庇護の下で、彼らは肥満し、不精になり、進取の気性を失ったが、感謝の気持は深く持っていた。この看護婦がそこを去り、新しいより活発な制度が取り入れられ、患者により多くのことが要求されるようになったら、彼らがわれわれと同様、わがままで、不平がちで、無分別であることがはじめてわかった。しかしそうなると同時に、彼らははるかに活発になり、そしてついに病院を去り始めた。

高齢者は、彼らを世話する人たちの感情的な要求の犠牲にきわめてなりやすい。

老年医学的看護のイメージアップをするためという素晴らしい意図からの英国看護協会のキャンペーンは、逆効果の可能性がある。たくましくて、明らかに敏捷な老婦人が歩いている姿が一画面として示される。ポスターには、「老年病患者たち、彼らを救うためにわれわれは何ができるか」と書かれている。これは彼らを、年取ってもろくなったわれわれ自身ではなく、牧場で草を食べる年取ったろばのように、あるいは保護が必要な鯨のように思わせる。

実際の老年精神医学における孤立主義とは、普通、他の関係者に関係なく、自分の思いどおりに義務を果たすことである。イギリスでは、保健事業ワーカーは一次医療チームあるいは病院から、高齢者への接近が可能であるが、保健事業と社会福祉事業の間に適切でない区分がある。おのおのの部門の中には、在宅老人とかかわりのある多くの異なった職種の人がいる。すなわち、一般開業医、地域保健担当員、地区看護婦、ホームヘルパー、食事配達サービスをする人、地方老年科医、精神科医、病院および地方当局のソーシャルワーカーなどで、彼らは、数日間あれば容易に全家庭を訪問することができるだろう。多くの人たちは、他の人たちも立ち寄っているということをよく知らないで、訪問を繰り返している。隣人、家族の一員、友人、牧師、種々なボランティアなども加わることがあるだろう。

このように多数の、さまざまな人たちが参加しているということは、一見感動的に思われるが、多くの参加者同士が適当なコミュニケーションを持つことはむずかしく、そうするためには努力と善意が必要である。しかしそれなしには、努力の重複や境界争い、責任転嫁、中傷、非難などが生ずる余地が大きい。自分の分担が適切になされているかどうかを確かめるためには、その分野にかかわるすべての人たちが定期的に会合を持つことが絶対に必要である。もし人々が、自分たちの役割をあまりに堅苦しく考えないように心がけているならば、それも役だつだろう。

正しく行われるならば、老年精神医学は非常にやりがいのある仕事である。精神科医は、この分野においても十分に力を発揮することができるし、研修で身につけた技術はどれも無駄にはならないということがわかる。精神医学の他の分野以上に、医学の基礎知識が必要とされる。社会医学をよく理解することが必要であるし、家族精神力動に通暁することは、児童精神医学の場合と同様に重要である。寝たきりの人たちを起こし、病院における慢性化を防ぐために、老年科医は、他のどんな医療職の人たちよりもっと多くのことをしているが、彼らの持つ特別なリハビリ技術を、精神科医とそのチームの人たちは修得しなければならない。老年精神科医は、臨床診断をチェックするために剖検に立会わなければならない。心理テストや、脳波などの神経学的な検査についても、適切に検査の指示を出し、その結果の意味を理解するために、十分に知っていなければならない。

とりわけ臨床での鋭い洞察力を必要とする。老年精神科医は、若い患者にみられるよりも広範囲な障害と、多様な原因を取り扱わなければならない。錯乱については、最近、急性に発現したものは次の二つの条件がかなえられれば、回復可能であることがわかる場合が多い、ということに留意して評価しなければならない。すなわち、もし第一に、原因をさがしてつきとめることができるならば、第二に、あわてて病院や老人ホームに入れたり、慢性病棟へ追いやったり、薬物を過剰に投与したり、また不可逆的な過程でもって事態を複雑化するようなことなどを何もしないならば、このことがいえる。関連した事柄と偶発的な事柄とを区別しなければならない。耳が遠いとか、混乱しているとか、自分を表現できない（失語）患者については、どんな情報源からでも、できるだけ多くのことを探り出すように努力しなければならない。高齢者においては、精神障害の典型的な病像は比較的まれであるから、老年精神科医はあまりにもすべてのことを教科書の記載に頼るようなことはしないだろう。白質切断術や電気けいれん療法から精神療法に至るまで、適切であるならば、あらゆる種類の治療法を駆使して、精力的に治療を行うことを恐れないだろう。しかし、治療が不可能なものや、放っておいたほうがよいものを、何かをするために無理して治療しようとは思わないだろう。老年精神科医は、ワンマンチームの限界を認めて、医師、看護婦、ソーシャルワーカー、作業療法士、理学療法士、心理士などから構成される、老年精神科チームの中で仕事をするだろう。チーム内のすべての人たちが、他のメンバーの有する技術や態度、そして特別な困難を尊重すべきである。すべての者が、老化や依存、死についての自分自身の感情を納得させるようにしなければならない。

老年精神科「ファーム」（Arie, 1971 ; Godber, 1978）を導入すると通常、入院率、回転、退院、紹介、職員の増加と、死亡、病床、待機者数の減少という効果が得られる。家庭訪問、地域老年精神科看護、デイホスピタルも増加する可能性がある。こうしてより少ない病床がより集中的に活用され、地域社会の活動がより重要視されるようになる。

要　約

1　良き老年精神科医療は、地域社会にとって緊急に必要である。その第一の目標は、保護ケアよりもむしろ、在宅老人に対する評価、治療、支持を提供することである。

2　老年精神医学は非常におもしろいし、やりがいのある仕事である。

文　献

Allen, C. (1980). The myth of geriatrics ? *World Medicine*, 11.

Arie, T. (1971). Morale and the planning of psychogeriatric services. *Brit. Med. J.*, **3**, 166.

Brooke, C. P. (1973). Psychiatrists in training. *Brit. J. Psychiat.*, Special Publication No. 7. Headley, Ashford.

Godber, C. (1978). Conflict and collaboration between geriatric medicine and psychiatry. In : Isaacs, B. (ed.), *Recent advances in geriatric medicine*. Churchill Livingstone, Edinburgh.

Lawrence, M. (1979). Geriatric cuckoo. *World Medicine*, 19.

Wattis, J., Wattis, L., Arie, T. (1981). Psychogeriatrics : a national survey of a new branch of psychiatry. *Brit. Med. J.*, **1**, 1529.

参 考

Leeming, J. T. (ed.) (1976). *Doctors and old age*. British Geriatrics Society, Surrey.

British Medical Journal (1981). The future of cardiology and psychogeriatrics. *Brit. Med. J.*, **283**, correspondence, 377, 494–496, 671–672, 791.

第四章　高齢者の精神障害の分類

老年精神医学に関係のある障害は次のように分類される。

1　精神疾患

a　器質性

(i)せん妄（急性錯乱状態）

(ii)痴呆（慢性錯乱状態）

b　機能性

(i)感情病　うつ病、躁病

(ii)妄想状態

(iii)神経症

2　人格および行動障害

精神障害は原因があまりよくわかっていないので、身体障害のように正確に分類することはできない。

「精神疾患」と「人格および行動障害」との区分には次のような意味がある。すなわち、「精神疾患」が以前の自分とは別人になるような異常な精神状態を表すのに対して、「人格障害」は、老化の時期になって取り扱いに困るようになった持続性の人格特徴を表し、また「行動障害」とは、全人格の変化とは関係のない行動の異常である。「器質性」と「機能性」精神疾患の区別は原因の違いによるものである。すなわち、「器質性」群は脳疾患の結果であることがわかっているものであり、「機能性」群はわかっていないものである。しかし、それ以下の分類は、主として病気の一番目だつ特徴の記述に基づいており、決して、どうして発現したかということを示唆するものではない。

このような分類表示は、障害の一般的な性質、それが他のものとはどのように違うか、どのように発展する可能性があるかを示し、また教育と研究に一つの基礎を与えるという点で有用である。例えば、「うつ病」は、脳疾患の直接の結果であることがわかっていない気分の障害であり、そのために患者は異常な悲哀を味わうが、知性の障害はない、ということを意味している。一方、「痴呆」は、知的能力の喪失（その中で最も明瞭な徴候の一つは、記憶がきわめて悪いことである）を意味し、それは永続的で、通常、進行性の脳疾患によるものであり、いかなる感情障害もおそらくは二次的なものである。それぞれの障害を有する患者群についての研究は、これらの障害は異なったものであり、別々な経過をたどる、ということを示している。うつ病には回復への自然の傾向があるが（その期間は各種の治療により短縮されうる）、痴呆は決して改善することはなく、反対に悪くなり、数年以内に死亡する。以下の各章において、私はこれらの障害およびこの章のはじめに表記したその他のものについて、別々に取り扱っていきたい。

しかし、これらの状態は「純粋な」形で存在することもあるが、現実にはそうなることはまれである。医師は、一人の病人に見出された所見をすべて、一つの疾患過程によって説明するように教えられるが、高齢者においてこのような見事な診断が可能であることはまれである。ここで必要な才能は、純粋型に対して異型を考えることであろう。後期高齢者にとっては、身体的ならびに精神的な数種類の違った病気に同時にかかることは普通のことである。あるものは他の病気の結果であるが、あるものは全く別の病気である。最近私が診察を頼まれた七〇歳の男性は、担当医によれば、糖尿病、高血圧、虚血性心疾患、古い脳卒中、関節炎、前立腺肥大および白内障にかかっていた（それでも彼はよく歩き回ることができた）。彼は過去には躁うつ病であると考えられていたし、時には錯乱することもあった（おそらく脳への血液供給がアテロームによって障害されたためであろう）。近頃は、自分の妻に対して強い妄想をいだくようになり、私が診察を求められたのはそのためであった。病院ではこれらの診断の大部分が確認された（躁うつ病についてはあまり自信がなかったけれども）。しかし糖尿病は、コントロールが非常にむずかしかった。その理由は、彼が肺結核にもかかっていたためであった！

一つの精神障害が存在するということは、別の障害が存在する可能性を否定するものではない。また診断名というものは一定の範囲では有用であるが、その範囲はあまりに広くはない。抑うつ患者や痴呆患者にしても、それぞれの中では一般の人たちにみられるのと同じ程度の違いがある。人格は、そもそも一つの病気が発現するかどうかをしばしば決定し、臨床像にさまざまな色合いを与え、結果に実質的な変容を生ぜしめる点において、最も重要なものである。そこで精神医学においては、診断を一つの系統的説明（フォーミュレーション）すなわち素質、人格、ストレスの過去および現在の簡単な歴史的記載の中に組み入れる。これらすべては、老年期におけるこの特殊な反応の発展の一因となりうるものである。

第五章　せん妄（急性錯乱状態）

大部分の人たちがせん妄について考える場合には、アルコール中毒者のドラマチックな振戦せん妄がもとになっている。振戦せん妄の際には、這いまわる虫につきまとわれた、悪夢のような失われた週末（有名な映画に登場するレイ・ミランドのように）に苦しむか、あるいは気持ちよく酔いしれながら、幻の光景に悩まされる。

しかし普通には、せん妄はより軽い形をとり、脳が未熟か、あるいは完全に機能しないような人たちがかかりやすい。熱に苦しんでいる子供たちが、夜、不自然なほどはっきりと目ざめて、ぺらぺらしゃべり続けることがよくある。その様子は、彼らが白日夢を演じ、幻の人たちをみて話しかけ、現実生活の状況を誤認しているようにみえる。同様に高齢者も、さまざまなストレスによって容易にせん妄状態になる。ストレスは、主に脳機能を障害するような身体的なものであるが、それだけではない。アテロームによって妨げられて、脳の血液供給が不安定になった高齢者はとくにせん妄にかかりやすい。一般に高齢者の場合には、「急性（あるいは亜急性）錯乱状態」という言葉が、「せん妄」より好んで使われるが、その理由は明確でないし、論理的でもない。

発病はかなり急激で、一～二日のうちに正常から顕著な障害にまで至る。器質性精神疾患の基本的症状である、錯乱はつねに存在し、重症度は変動する。とくに最近の出来事に対する記憶の障害（大部分の患者は回復後、せん妄についてほとんどあるいはまったく覚えていない）と失見当識があり、患者は自分のいる場所、時刻、自分の周囲の人たちがわからないことがある。錯乱は典型的には、光が弱りはじめ、周囲の状況を知覚しにくくなる夕方に、非常に著明になる。思考は障害され、理解と推論には誤りが多い。状況や周囲の事情についての基本的な情報を間違ってとらえる。すなわち頭が混乱して困惑した状態が典型的である。話し方は遅かったり早かったりで、ほとんどつねに話のまとまりが悪い。きわめて簡単で短いものを除いて、すべての発言がじきに要点を外れてしまう。

覚醒の障害はせん妄の基本的特徴（Lipowski, 1980）であり、嗜眠状態（意識混濁）、不眠、鮮明な夢、あるいは覚醒度の高まった状態として現れる。一日のうちにあるいは数分以内にさえ著しく変化し、ほぼ清明な状態から、片言のまとまらない状態にまでなる。集中はきわめて不十分である。患者は注意力を持つことがむずかしく、それを維持することは、いくぶんかは著明な転導性のために、さらにむずかしい。

気分は不安定で、夢みるようなぼーっとした状態が、当惑するほど突然に、恐れ、怒り、興奮、邪推、困惑の状態に変化する。

重病であるにもかかわらず、長い間安静にしていることができないで、のたうち回り、寝具を投げ捨てたりする。さらに病気が重い時には、ただ寝具をつかもうとするだけで、眠るのはほんのひと時にすぎない。しばしば、昼間より夜に目をさましていることが多い。時には家や病棟内を歩き回り、何かをさがし回ったり、なじみの行為（例えば、縫い物とか、カーテンのあけしめ）の身振りをしたり、道をさがし求めたりする。

誤解がみられるのが普通である。人物を誤認し、彼らの行為を誤解し、それが妄想を生み出すもとになることがある。錯覚（すなわちまちがった知覚）が起こり、通常は視覚的なものであり、とぼしい明かりやなじみのない音で助長される。例えば、壁紙の模様がごきぶりの群が動いているようにみられたり、毛布のけばが真菌植物の葉状体が波打つようにみられたりする。あるいはまた、夜勤報告をする看護婦の低い声が、陰謀や脅迫の声として聞かれることもあろう。

幻覚も起こる。これは外部からの刺激のない知覚で、そこにない姿や声をみたり、聞いたりする。これもまた主として視覚的なものであるが、それが器質性障害の特徴である。幻覚は、患者の覚醒度がきわめて低い時に起こることが最も多い。あるいは患者が目ざめた後、幻覚が悪夢に続くこともあるので、本当に眠っている時にさえ幻覚は起こる。

妄想（精神疾患の経過中に生ずる、確固たる誤った信念）は普通にみられ、ほとんどつねに被害的であり、患者は自分が迫害され、犠牲にされていると信ずる（イーブリン・ウォーの半自叙伝的な『ギルバート・ピンフォールドの試練』の中に、このような驚くべき話が載っている）。通常、妄想は一過性で、漠然としたものであるが、攻撃的行動や行動障害の発作の基礎になりうるものである。

患者はほとんどつねに身体的疾患を有するが、きわめて急性な状態の時は重症である。頻脈があり、しばしば発熱し、脱水（乾燥した舌、落ちくぼんだ目、弾力のない皮膚）や手のふるえ（振戦せん妄の「振戦」はここからくる）がある。せん妄の基礎疾患の、より特殊な徴候もみられる。

若い患者に比較して、高齢者のせん妄はより誘発されやすく、あまり劇的でなく、症状がより長時間持続しうる——時に数週間にさえなる。このような亜急性のタイプは、身体的基礎がまったく明らかでないことがあるので、非常に面倒である。

せん妄の経過はすなわち基礎疾患の経過である。通常は一～二週間以内に、完全に回復するか、死亡するかで終わる。しかし時折ではあるが、後に痴呆が残ることがある。

せん妄は発熱と同様、全身をおかし、いろいろな仕方で——すなわち、細胞が利用できる酸素や細胞内のブドウ糖の蓄えを減少させ、細胞を毒素で充満させ、細胞の酵素を抑制し、細胞から水分を奪い取り、電解質のバランスを乱すことによって——脳活動を障害する中毒過程の症状である。インパルス（電気的興奮）は、一つの神経細胞から次の神経細胞にノルアドレナリン、セロトニン、アセチルコリンのような神経伝達物質によって伝えられるが、このような化学物質の不均衡もまた原因になるかもしれない。これらの状態は、高齢者を錯乱させることのあるストレスの多様性をよく現しているので、ここで、少し詳しく考察してみたい。

1　感染、とくに肺の感染。高齢者の慢性気管支炎は肺炎を引き起こしやすいが、肺炎の中には最初、錯乱以外の他の症状がほとんどない場合がある。発熱さえもない。蜂巣炎（皮膚および皮下組織の急性炎症）も、しばしば後期高齢者のせん妄と関係がある。尿路感染症は高齢者ではごく普通のことであるが、重症な場合には錯乱の一因となりうる。

2　脳低酸素症（脳における異常に低い酸素水準）は、次のような状態から生ずる。

(a)　脳への血液供給の欠乏状態。これは主としてアテローム性動脈硬化症、すなわち、アテローム

（コレステロールから形成される蠟のような沈着物で、冠動脈血栓症の原因にもなる）で動脈がつまり、動脈壁が厚くそして硬くなることのためである。アテローム性動脈硬化症は、急性錯乱状態の最も普通の基盤である（肺炎が次に続く）。脳表面の広い範囲を養う動脈が突然閉塞すれば、循環が回復するまで、数日から数週間にわたって錯乱が発現する。これらのエピソードが、数週、数ヵ月あるいは一年以上の間隔で連続して起これば、結局、大きな卒中か痴呆の発現をもたらす（第六章をみよ）。時には同様な結果が、頭部に分布する大きな動脈、すなわち内頸動脈や椎骨動脈が、頭蓋に入る前で閉塞されて生ずる。この場合には、ごくまれであるが、外科処置が可能なことがある。脳への血液供給障害の、もう一つの治療可能な原因として、小さな凝血、すなわち塞栓が、左心耳から飛んで、脳循環に入る場合がある。これは、古いリウマチ熱、甲状線機能亢進、高血圧あるいは心壁自体への血液供給不足による心疾患の特徴である、心房細動と関係がある。その結果として起こる無効な心耳の収縮が、主内腔から離れて開口している嚢状部内に凝血を生じさせ、この凝血の小片がときどきはがれて脳に入る。治療は、血液の凝固傾向を減ずる血液凝固阻止剤と、心収縮をより有効にするのを助けるジギタリスあるいはジゴキシンによって行われる。ひどい錯乱のために、一般内科病棟では治療できなかった心疾患の婦人を、これらの方法で、完全に回復させた記憶が私にはある。心不全は、心拍出量を減少させて錯乱の原因となることがある。急性心不全は冠動脈血栓症によって起こりうるが、その症状として、胸痛よりも錯乱を呈する場合がある。側頭動脈の炎症（動脈炎）が、時に亜急性錯乱の原因となる。

(b)　肺における血液の不十分な酸素処理。気管支炎、肺気腫、喘息あるいは肺炎によって起こる（肺炎は、肺の部分的な硬化をもたらし、その部分がガス交換に利用できなくなるため、低酸素症と感染によって錯乱を生ずる）。

(c)「とぼしい血液」、すなわち貧血性さらにいいかえれば血色素量の低い血液（酸素はこの色素と結合して、肺から脳に運ばれる）。貧血は、食物中の鉄あるいは葉酸の欠乏、慢性出血（例えば消化性潰瘍、癌、痔核からの）あるいは体内でのビタミンB_{12}生成不能——悪性貧血から起こる（B_{12}の欠乏は、貧血を通してのほか、直接に脳をおかす）。

貧血は、おそらく急性錯乱状態の一因となるであろうが、それの直接の原因になることはまれである。しかし亜急性状態の原因となることがあり、痴呆類似の状態さえも引き起こしうる。

3　栄養失調症、この場合には、食物にB群のビタミン、すなわち主にサイアミン、リボフラビン、ニコチン酸が不足している。これは、貧困、身体の不自由、うつ病による全般的な食物不足からも起こるし、奇行や食べ物の好き嫌い、高齢者にも決して存在しないわけではないアルコール中毒などからも起こる。ビタミンB不足とアルコール中毒が結びつくと、振戦せん妄が起こる。

4　脱水症、これは通常、極度の虚弱や深い抑うつ状態による不十分な水分の摂取から起こる。脱水は電解質の不均衡と関係し、持続性の下痢や嘔吐の後では、この不均衡が錯乱をいっそう助長する。

5　腎不全（尿毒症を生ずる）や、肝硬変などと関係する肝不全のような、代謝障害。

6　内分泌障害、最も重要なのは糖尿病である。コントロールされてない糖尿病は、非常に危険なケトージスの状態の原因となることがあり、これは当然、昏睡の前に一過性の錯乱を引き起こしうる。しかし、糖尿病における錯乱のより一般的な原因は、おそらく、この障害を調整するために投与される薬物の、不規則で慎重さを欠く自己投薬であろう。この薬は、過量に服用すれば、血糖を正常値以下に下げてしまう。

甲状腺の機能亢進および減退は、ともに亜急性錯乱の原因となりうる。甲状腺中毒症（甲状腺機能亢進症）のほうが、典型的なせん妄像を発現する可能性がより大きいが、機能減退症の場合には、錯乱がより慢性的で、痴呆に類似し、嗜眠、抑うつ、妄想症と関連する。

7　外傷、例えば、骨折、頭部外傷、外科手術に引き続いて、錯乱が起こることがある。大腿骨骨折による歩行不能が、ヒステリーのせいにされたのを私は知っているが、骨折は、錯乱の原因として簡単に見過ごすことはできない。錯乱状態はあらゆる外科手術、特に大手術や、眼や、心臓手術に合併して起こりうる。疑いなく麻酔薬は、外科手術と同じくらいに、錯乱と関係することがある。種々な神経学的徴候を伴い、数週間にわたって変動する錯乱がみられる時にはいつでも、頭部外傷の一つの結果を注意深く除外しなければならない。すなわち、慢性硬膜下血腫である。これは、その時には、まったく取るに足らないように思われた頭部打撲の後で、脳の外表面直下の出血の結果として形成される血の塊りである。それは急速に進行する脳腫瘍と同じ結果をもたらし、もし正しく診断して内容物を除去しなければ、致命的になるだろう。しかし、どんな重症度の頭部外傷にも起こりうる、より一般的な後作用は脳振盪であり、その後に数週間持続する錯乱が起こることがある。

8　頭蓋内異常、例えば脳腫瘍。原発性のこともあるが、高齢者の場合には、肺など他の身体部位の癌から二次的に生ずる可能性のほうがはるかに多い。脳膿瘍は、時に耳感染から起こる。脳を直接おかす感染――髄膜炎、脳炎――はこの年齢群ではまれである。脳の側頭葉から起こるてんかんは、せん妄の一型である「もうろう状態」を生ずることがあるが、老年期に初発することは非常にまれである。

9　化学的薬剤による中毒。これは主に医原性であり、「医師によって引き起こされる」。すべての薬物は潜在的な毒物である。とくに高齢者では、それらを分解し排除する作用が、若い人たちより遅いので、このことがいえる。錯乱を抑制するために使われる薬物が、それを増強することがあるのは皮肉である。精神安定薬は、例えば嗜眠状態を引き起こしたり、血圧を下げたりすることで有害無益なことがある。一般に安全と思われているニトラゼパムのような睡眠薬でさえも、翌朝覚醒低下の持ち越し効果を生じうる。もし薬が毎晩投与されればその作用が累積されるだろう。主として心疾患の治療に使われる薬剤であるジゴキシンは、過量投与になりやすい。心不全で体内に蓄積される水分を除去するために、利尿剤が投与される場合には、カリウムを排泄しすぎて、錯乱と無気力の状態を生ずる危険がある。ステロイドは、喘息、リウマチ様関節炎や他のいくつかの型の炎症に使われて、有効な薬剤であるが、重大な副作用があり、そのうちのいくつかは精神的なもの――抑うつ、高揚、妄想症、錯乱――である。私は最近、錯乱して闘争的になり、高齢にもかかわらず、内科病棟を恐怖に陥れていた、八〇歳の老婦人を診察した。彼女は非常に重い喘息のために、大量のプレドニゾンを投与されていて、「ステロイド精神病」の徴候を示していた。治療における問題は、喘息を和らげながら、精神をおかさない水準にまで薬物を減量することであった。L・ドーパは、一部のパーキンソン症候群の患者に対しては非常に有効であることが証明されているが、空虚で多幸的な錯乱状態を引き起こすことがあり、精神的には無害で、身体的に有効な薬量に調整することが大変むずかしい。ベンズヘクソールは、パーキンソン症候群に対して、より普通に使われるもう一つの薬剤であるが、これも錯乱（および妄想症）を発現させることがある。ベンズヘクソールは抗コリン作動薬である。大部分の抗うつ薬もまた抗コリン作動性であり、抗うつ薬もまた時に急性錯乱の原因になりうる。血圧降下薬と血糖降下薬も、時に錯乱の原因となる。薬物は両刃の武器である。高齢者の場合には、薬物を代謝させるのが比較的遅いばかりでなく、忘れっぽいために服薬の仕方に信頼がおけないので、とくに注意して使用しなければならない。

10　低体温症が、非常に寒い天気のときに高齢者にとって危険であることについてはすでに述べた(第二章)、これはねむけと錯乱を引き起こし、さらに昏睡にまで至ることがある。

11　ヘルペス(帯状疱疹)急性緑内障(眼圧の急激な上昇)あるいは歯痛によって引き起こされるような激痛。慢性的な不快感、とくに糞便嵌入(摘便しなければならないような重症便秘)や掻痒による不快感が、時に錯乱の原因となることがある。

12　最後に、せん妄は通常、身体的障害の現れであるが、破局的な強さの心理的ストレス、例えば突然の死別とか、予期した、あるいは望んでいた移転が、時に急性錯乱を引き起こすことがある。

せん妄と鑑別する必要のある最も重要な障害は、同じように錯乱を主徴とする痴呆である。痴呆は不治の病いで、長期の処遇管理を必要とするが、せん妄はいったん診断されて、迅速かつ十分な治療がなされるならば、ほとんどつねに治療に反応するので、両者の区別は大切なことである。意識混濁、錯乱の変動、錯覚、幻覚は、痴呆に特徴的なものではない。錯乱を生ずるに足る身体疾患の徴候があれば、せん妄が考えられる。しかし患者が非常に不穏な場合には、このような徴候を見出すことは容易でない。はるかに有用な鑑別の方法は病歴である。もし錯乱が数日ないし数週間以内に発現しているのなら、それはせん妄によるものに間違いないので、その原因を精力的に探し求めなければならい。痴呆がこのように短い病歴を示すことは決してない。もちろん、すでに痴呆の人にせん妄が起こることは十分ありうることなので、たとえ錯乱が長期間続いていたとしても、それが最近悪化したのかどうか、またどのように悪化したのかを、病歴によって確認しなければならない。わかりきったことであるが、患者が自分から適切な説明をすることはできないであろうから、患者を知っている人から話をきかなければならない。このような情報を得ることは、必ずしも医師の仕事というわけではなく、資料提供者から話がきける時にいあわせた職員チームのメンバーの誰にもその義務がある。

高齢者における急性躁病は、初期にはせん妄に非常によく似ている場合がある。家族歴あるいは既往歴に躁病あるいはうつ病の発病が認められ、また身体疾患がない場合には、躁病が考えられる。この場合には通常、数日後には錯乱はおさまり、躁病の特徴が前面に出てくる。

行動障害が非常に強い場合に正しい診断を行うためには、冷静さと常識が必要であるが、早く鎮静しすぎたり、精神病院へ移すのを急ぎすぎたりすることが、正しい診断の妨げとなることがある。

身体状態の評価には、少なくとも十分な身体検査が必要である（患者が「あまりに不穏なので検査できない」という主張は、患者が協力的でないという理由で、自殺企図の患者の胃洗浄をしないのと同様に容認できない）。検査には、直腸検査、尿検査、検温（低体温症の症例では、低目盛の体温計の使用を忘れないこと）、脈拍および呼吸数の記録、胸部および頭蓋のX線検査、血液像が含まれる。脳波は、意識混濁に関して周波数の減少を示すが、他の点では、もし局在性の脳損傷がなければ有益ではない。

診断がつけば、次は治療である。まず、患者をどこで治療すべきかを決定しなければならない。もしそれほど悪くないか不穏でないならば、また住むに適した家で、世話する人がいるならば、なじみのある家庭環境がこのような患者にはいちばん適している。もし必要があれば、適切な治療を指示し、実施して、経過を観察するために、医師が毎日訪問し、地区看護婦がいっそう頻繁に訪れる。

もし入院が必要ならば、精神病院でなく総合病院にすべきである。精神病院には、重大な身体疾患を診断し治療する設備はない。身体疾患に比し、行動障害は第二義的なものである。急性錯乱の高齢者にとって理想的な場所は、おそらく老年精神科評価部門であろう。これは精神科医、老年科医および精神科的ならびに一般的訓練を受けた看護婦が協同して働く、総合病院の内科病棟である（第一二章参照）。

基礎疾患の特殊治療は別にして、患者には栄養と休息が必要である。これらを患者が十分にとっているかどうかを知るには、患者の取り扱いに熟練していなければならない。十分な水分摂取——一日に二リットル以上——が絶対必要である。もし経口摂取が不可能ならば、五パーセントブドウ糖を静脈内に注射しなければならない。しかしその時には、患者が急に心不全に陥る場合に備えて、観察を怠らないようにすべきである。食欲をそそるような、バランスのとれた食事が望ましいが、非常に衰弱した人に対しては、どうしても必要な栄養物は、半流動性剤の形で与える場合もある。普通は、一連のB群や他のビタミンが、筋肉あるいは静脈注射によって同時に投与される。

尿量と便通についても注意しなければならない。二四時間に一リットルの尿が排泄されなければならない。排泄量がこれよりずっと少なければ、大量の水分摂取を要する脱水か、尿閉が考えられる。尿閉と便秘は不快な状態であり、錯乱や苦悩を悪化させる可能性がある。もし必要なら、カテーテルや浣腸によってこの状態を取り除かなければならない。

明るく、飾りのない、十分に照明がいきとどいた環境、（時計やお気に入りの写真のような）なじみのある物体が一つ二つ置かれていること、静かな身体的な快感、変わりのない日課などは、いずれも不安を減じ、鎮静薬に頼らずに患者を落ち着かせる。もしも職員が、沈着で確信に満ち、注意深く、そしていつも患者に安心感を与え、新しい方向づけをしていくならば、おそらく回復は順調に、急速に進むだろう。これに対して、もしも職員が、こわがって拒絶的となり、薬で患者を打ちのめし、目のとどかないはずれの部屋に追いやり、栄養や温暖に対する基本的な身体の要求さえも無視するならば、患者を殺すことになりかねない。残念ながら、このような状況からもっと受容的な環境に患者を移すために、時には文字どおり救出しなければならないこともあった。

鎮静は控え目にすべきであり、患者が疲れ果ててしまうほど落ち着きのない時に行われる。精神安定薬が有用であり、定着して一番長いのが、経口あるいは注射によるクロルプロマジンである。その唯一の重大な不利益は、多少不安になるほど血圧を下げることがある点である。チオリダジンは、同じ種類のより穏やかな安定薬であるが、このような傾向は何も認められない。ハロペリドールは、患者を眠らせることなく鎮静できるのでとくに有用である。経口あるいは注射で使われる。この薬には、振戦、硬直、筋攣縮、流涎を生じやすいという思わぬ欠点があるが、この副作用は通常、パーキンソン症候群の治療薬の一つによって取り除くことができる。例えばオルフェナドリンあるいはプロサイクリジンを、安定薬を注射するのと同じ針を使って注射する。クロルメチアゾールは、せん妄患者に対するもう一つの有用な鎮静薬である。夜間に睡眠薬を投与する必要があるならば、普通ニトラゼパムのようなベンゾジアゼピン誘導体が投与されるが、時には作用時間のより短いトリアゾラムやテマゼパムの方が好まれるかもしれない。抱水クロラールは信頼できて確実な水剤の睡眠薬で、一部の高齢者には錠剤よりものみやすい。同じ薬の錠剤はジクロラールフェナゾンである。パラアルデヒドや、それ自体が錯乱の原因

となりうるバルビツール酸誘導体は、現在一般にはもう使用されていない（これらの薬剤の投与量については第一四章を参照）

文　献

Lipowski, Z. J. (1980). Delirium updated. *Comprehensive Psychiatry* **21**, 190.

第六章　痴　　呆

痴呆は、老年期の最も一般的な精神障害ではないにしても、最も重大な障害であることは確かである。六五歳以上の高齢者の一〇パーセントが痴呆であり、これら痴呆高齢者の半数が中等度に重い状態にある。また何らかの施設で介護されている者は、痴呆高齢者の五分の一にすぎない。

痴呆、すなわち慢性で広範囲の（全体的な）脳疾患から生ずる状態の本質的な特徴は、知能低下、特に最近の出来事についての記憶障害および失見当識であり、それらはすべて何らねむけ（意識のくもり）のない状態で起こり、持続的である。痴呆の定義のほとんどは、知らぬ間に始まり、経過が慢性、進行性で、不可逆性であることを強調している。このことは一般的には正しいが、時に例外もあり、その場合には衰退が停止するように見えるか、実際にかなりの臨床的な改善の見られることもある。いずれにしても障害の経過にあまりこだわりすぎる定義は、経過のまだわからない早期の例には不十分である。それゆえ私は「覚醒と注意の変動性の障害がなく、三ヵ月以上持続する全体的認知障害」というリポウスキー（一九八〇）の定義か、「はっきり目ざめた患者での高次精神機能の全体的障害の症候群」とのマースデン（一九七八）の簡潔な定義を選ぶ。

痴呆は知性のほかに人格をもおかし、親族関係を回復不可能なほど傷つける恐ろしい病気となりうる。時には身体の死のはるか前に、あたかも本性が失われたかのように見えることがある。その後の何年かの間に、不鮮明な戯画はがらがらと崩壊し、品位のない混沌と化す。最近まで、この悲劇的障害によってもたらされる困難はほとんど無視されてきた。痴呆と不可逆的な老化とを類似のものとする見方のために、臨床家や研究者は痴呆に背を向け、自分の技術をより多く生かせる領域へと向かった。「脳萎縮」という恐ろしい発見がなされて神経学者は興味をなくし、内科医や外科医は、痴呆のために退院が遅れると、急性病棟が「ふさがれる」といって憤る。老人ホームは錯乱した高齢者を避けるようになり、ケアの重荷は家族、一般医、地域社会、そして老人病院と精神病院の裏病棟に残された。そこは、一つの専門だけでは答えの出ない（痴呆は特にそうである）複雑な問題についてさまざまな専門家が集って実り多い議論のできる、教育病院のような優秀なセンターからはほど遠いところである。そこでは基本的ケアはかろうじて与えられるが、状態の経過を理解するための詳細な観察、調査および評価を行い、どうやってそれに影響を与えうるかの方法を考えるには資源がきわめて乏しい。

しかし容赦のない人口の高齢化、とくに非常に危険な状態にある六五歳以上の人たちの増加とともに、痴呆が保健、社会福祉事業を圧倒するおそれがあるという認識から、イギリスの保健社会事業省は一九七二年に、『老年関連性精神疾患に対するサービス』を出版した。その中で、痴呆高齢者はどこで、誰が介護すべきかについて、また彼らについてなすべき準備の規模について明白な手引きを示した。一九七七年には医学研究審議会が、神経学者、神経病理学者、神経生化学者、遺伝学者、免疫学者、精神医学者、老年医学者を含む会議の後で、科学者たちに向けて痴呆研究へ多大の関心を表明した。その後すぐに、老年期の最も重大な痴呆であるアルツハイマー病（後の頁を参照）に、特殊な神経伝達物質欠損があることが発見された。そのため痴呆研究の焦点が、死滅したか死につつある神経細胞から、治療可能性のある生化学的異常へと移り、痴呆研究への関心がいっそう高まった。

アメリカでは、痴呆患者の記憶を改善するリハビリテーション技術がフォルソム（一九七六）によって開発され、現在は他の場所で熱烈に受け入れられている。老年精神医学という細分化された専門分野の発展は、とくにイギリスにおいては、今やますます多くの精神科医が積極的に痴呆に関心を示していることを意味している。コンピュータ断層撮影法（CT）の発展は、以前は潜在的に危険性のある色素や空気によってのみ（しかも劣悪な形で）得られた脳の写真を、驚くほど明瞭に撮ることを可能にした。痴呆はかなり急速に、それが必要とする注目を集めている。

老年期痴呆の主要な形はアルツハイマー病（老年痴呆）と血管性（あるいは多発梗塞性）痴呆である。多分第三のより良性の形があり、それは老化に密接に関係しているであろう。

アルツハイマー病（老年痴呆）

これは痴呆の最も悪い形で、女性に多いように思われる。高齢になればなるほどますます女性のほうが男性よりも数が多くなるので、残念ながらアルツハイマー病も女性に多くなる。それは初期における、判断、自己批判、抽象的思考のような高次の精神能力の障害から、知性や人格の事実上の崩壊、まとまりなく抑制のない最終的な状態へと、通常は二、三年から数年にわたっての進行性の経過をたどる。健忘は初期の症状で、急速に範囲を広げ、記憶能力を喪失するようになる。最も古い記憶は最後に失われる傾向があり（リボーの法則）、このことから昔にもどるという特徴が生まれる。すなわち痴呆の年老いた妻や未亡人の多くが、名前を尋ねられると、四〇有余年の結婚生活を忘れて結婚前の名前を答えるだろう！　記憶障害は通常は間もなく失語症（正しい言葉を見出したり、言われたことを理解することの障害）を伴って悪化し、話すこと、理解することが困難になる。またアルツハイマー病に典型的なのは、脳の頭頂葉の機能不全によって、運動を組み立てるのが困難になる失行症で、たとえば着衣や食事の大きな障害になる。しかし痙縮や麻痺のような肉眼的な神経学的徴候はまれであり、出現しても末期になってからである。関心が急速に減退し、空虚な無感情に取って代わる。感情は不安定となり、すぐに泣いたり、笑ったり、怒ったりするかと思うと、またすぐにおさまる。何が起こっているのかということに対する洞察が、通常ほとんどないか、まったくない。他人の目にはきわめて明らかなのに、患者自身は記憶の欠損や自分で自分のことをする能力の欠如を、言葉たくみに否認する。時には否認の心理機制によって、自己認識が避けられている――「私の記憶はどこも悪くない」（記憶のギャップは、作話すなわち話をでっちあげることによって埋められることがある）。また投射の機制も働く――「自分の持ち物がみつからないのは、いつもみんなが持って行ってしまうからだ」。こうして非常に厄介な妄想期が出現することがある。その時には家族や友人が、不合理なのだが、とにかく猛烈な非難によってひどく傷つけられる。しかし結局は、痴呆の持続的な進行によって、患者はもはや妄想を形成することもできなくなる。一部分は無感情でかまわなくなるために、一部分は礼儀正しさや社会的態度が失われるために、そして一部分は失行のために、習慣は崩壊する。食べ物をこぼし、服装はむとんちゃくでだらしなくなり、洗面はいやいやながらでぞんざいになり、膀胱（それほど頻繁ではないが腸）の管理は気まぐれになる。失禁と不可解な攻撃が起こるようになると、家族は堪えられなくなる。しかし痴呆患者の敵意は実際にはほとんど危険でない。徘徊が大きな問題となることもある。時には、三〇年間も住み慣れたわが家が自分の家ではないといったり、自分の夫をみたこともない人だとか、自分の母親を捜しに出かけるのだとか主張する。真夜中に近所の人たちをたたき起こして困らせたり、もっと重大なのは、道に迷ったりする。ガスを点火しないで出しっぱなしにしたり、電気器具に手を出したりすることも大きな不安の種となる。

ひとり暮らしの痴呆老人には、自己無視の危険があることは明らかである。もし配偶者や子供たちと一緒に生活しているならば、問題はむしろ彼らの側にある。すなわち患者をどう取り扱うかとか、自分たち自身のきわめて複雑な感情をどう処理するかが問題である。痴呆のために病院か老人ホームに入れば、その患者は二年くらい生き延びるだろう。入院の際に無力さが目だてば目だつほど、その患者が長生きする可能性はますます少なくなる。痴呆の自然の成り行きは、寝たきりとなり、四肢の拘縮と褥瘡を生ずるようになるものと、以前は考えられていた。今では、これが患者を寝かせておくことの結果であることがわかっている。そして患者を起こして動かす方策がとられているので、死因は肺炎や心臓発作、あるいは（活動を奨励することによって起こる偶発的な事故であり、避けられないし、完全に容認できる）大腿骨骨折による場合が多い。

アルツハイマー病は病気であり、年とともに痴呆になる危険性は（心臓病や呼吸器病と同様に）大きくなるが、決して老化によるものではない。それが六五歳前に起こることはかなりまれで、最初にアルツハイマー（一九〇七）によってずっと若い患者に見出されたこの病気は、かなりはっきりとした家族歴を持つ別個の病気と考えられた。しかしアルツハイマー病の高齢患者と若年患者の脳の異常は全く同じである。ケイら（一九七〇）は、痴呆は六五歳から七四歳の人たちの二～三パーセント、七五歳から七九歳の人たちではその二倍、八〇歳以上では二二パーセントもの人たちに存在することを示した。このように年齢との関係は顕著であるが、当然の結果として八〇歳代以上の人たちのほぼ八〇パーセントは痴呆に罹患していないことになる。

　アルツハイマー病の原因は現在のところ全く不明であるが、いくつかの学説がある。痴呆は神経細胞あるいはニューロンの死が加速されて、生き残った細胞があまりにも少なくなり、思考、記憶、意図、反応を正常に成立させることができなくなった結果である、と長い間考えられてきた。年齢相応以上の、脳の表面すなわち皮質の萎縮と平滑化、割れ目すなわち溝あるいは大脳回の喪失、脳室の拡大、脳重量の低下などで示される痴呆の脳の灰白質の喪失は、数えるのが非常に難しいニューロンの喪失を示唆していることは確かだが、証明しているわけではない。一九七九年のエディンバラでのアルツハイマー病に関する会議で、高名な神経病理学のヴィースニウスキーは、「ニューロンは病気にかかっているが、回復の見込みがないわけではない」との観察について述べた。

　顕微鏡によってのみ見ることのできる患者の脳の特徴的な異常は、神経原線維変化と老人斑である。前者は、シナプスで他の神経細胞の突起と接続するために、神経細胞から四方に広がる細管線維あるいは神経突起の変化に由来するものである。電子顕微鏡で見ると、普通はまっすぐな神経細管が、互いにらせん状にぐるぐる巻かれた一対の線維（ＰＨＦ――対をなすらせん状線維）で置き換えられて、もつれた糸のように見える。この原因として考えられるのは、神経細管のタンパク質の変化である。老人斑は、脳の毛細血管あるいは小血管の間の空間を満たすアミロイドすなわちろう状のデンプン状物質の浸潤である。老人斑はおそらく、上述の過程あるいは血液に由来する何らかの毒素に対する反応によって損傷を受けて変性した神経線維の蓄積物であろう。老人斑は、羊のスクラピーの原因となる微生物の菌株によって、マウスの脳に誘発させることができる。これは実験目的のために便利な動物模型を提供するもので、感染性病原体によって伝染し、伝染性海綿状脳症として知られているまれな神経障害の一群とアルツハイマー病との関連の可能性をわずかながらうかがわせるものである。このような神経障害の中には、ニューギニアに限定された病気で、犠牲者の感染脳を食べた人食い人たちによってもたらされるといわれるクールーや、ヤコプ・クロイツフェルト病と呼ばれる非常に不可解な初老期痴呆が含まれる。後者は実験的にアカゲザルにうつされたし、まれには病気のドナーからの角膜移植によって、また特殊脳波のための脳に触れる電極から伝染した。アルツハイマー病が先天性で、その影響が現れるのにほとんど一生かかる「遅発性」ウイルスによって伝染されるという説が提唱されたが、現在では明らかに無理な考え方のように思われる。

より実用的な価値があるのは、先に述べたようにアルツハイマー病で死亡した患者の大脳辺縁系（特に記憶に関係する部分）では、ある神経伝達物質が欠乏しているという発見である、神経伝達物質は、神経細胞をつなぐ神経突起の終末間の間隙（シナプス）を通って情報を伝達している。アルツハイマー病で（この障害がなく死亡した高齢者と比較して）枯渇する物質はアセチルコリンで、痴呆の原因となるものは皆、この伝達物質を使用するニューロンを特に傷つけやすいように思われる（Davies & maloney,

1976；Perry et al., 1977）。これが痴呆の過程に本来備わっている部分なのか、その臨床症状の発現と関連したものなのかはまだわかっていない。しかし別の神経伝達物質ドーパミンの欠乏は、肢体不自由を生ずるパーキンソン病に関係していて、神経終末におけるドーパミンのレベルを上げるL・ドーパ投与によって、少なくとも多少は治療できる。同じように（まだ実現はしていないが）、まず第一に関係のあるシナプスにおいてアセチルコリンのレベルを上げ、次にその結果として痴呆における精神機能を改善するような物質の発見が期待される。

老年痴呆には遺伝性要因が確かにある。なぜなら、一組の一卵性でない双生児の一方がこの状態を発現した場合に、他方も同じ状態になる危険率は八パーセントであるのに、双生児が一卵性で、遺伝学的に双方が全く同一である場合には、この危険率が四三パーセントに増大する（Kallman, 1951）からである。またスカンジナビアの研究は、ある人が老年痴呆に罹患する危険率は、その人の近縁の人がこの障害を有する場合、一般住民の危険率の四倍にもなることを示している（Larsson, Sjogren and Jacobsen, 1963）。ダウン症候群（モンゴリスム）とアルツハイマー病との間には関係がある。三五歳以上のほとんどすべてのダウン症患者の脳に特徴的な変化が見られる。（Olsen & Shaw, 1969）。

老年痴呆は、とくに下層階級や異常性格者たちをおかすということがいわれている。しかし、気むずかしい人たちや恵まれない人々のほうが、精神病院へ入院させられやすいということはいえるだろうが、老年痴呆が人を差別する、すなわち人によっておかされる頻度が異なるということはほとんど考えられないだろう。

また、死後の脳に見出される変化は、生前にみられた痴呆の程度と一致しないことがしばしばである、との主張もある。このことから、痴呆の重症度を決定するのは、脳損傷の程度というよりむしろそれに対する人格の反応である、という考えも生まれてくる。しかし、ロンドンのコーセリス博士（一九六二）やニューカッスル・アポン・タインの心理学的医学部門（Blessed, Tomlinson & Roth, 1968）による精確な研究は、生前の痴呆の重症度（例えば評価尺度で記録されるような）と死後の脳の病理学的変化（主に神経原線維変化と老人斑の量）との間には、きわめて密接な関係があることを示している。

血管性（多発梗塞性）痴呆

これは、脳に分布する動脈のアテロームによる狭窄（五二頁で述べたような）の結果として生ずる。典型的には、一連の「小卒中」を経て進行する。小卒中とは、突然の脳循環不全によって生じ、時には小さな神経学的徴候（発語不明瞭、身体の一側あるいは単一肢の力が弱まる）を伴う錯乱のエピソードのことである。それは血管が完全に遮断されるか、何らかの理由によって血圧が、狭くなった動脈に血液を押し流すのに必要な水準以下に下がるかすることによって起こる。脳に対する動脈の網目は非常に豊富であり、数日ないし数週後には循環は回復する。その時は、次のエピソードが約数週、数ヵ月、時には一年以上も経って起こるまでの間、臨床的な改善が認められるか、あるいは完全に回復することさえある。しかし結局は、このような発作が連続するうちに回復の程度はますます少なくなり、「段階的」衰退過程によって、ついには老年性のものと同じような重度の痴呆が発現するまでになる。

痴呆以外の脳損傷の徴候は、アテローム性動脈硬化の過程の存在を示す。めまいの訴えは、初期にはごく普通である。実際に「眼前暗黒失神」が起こることも珍しくない。後にはてんかん発作さえ起こることがある。高血圧は症例の約半数で認められる。言語不明瞭、パーキンソン症候群〔随意筋の硬直と振戦〕、顔面あるいは身体、あるいはその両方の一側が弱くなること、視野の欠損〔例えば、いずれか一側をみることができない〕、四肢の痙縮などが普通みられる神経学的徴候である。アテローム性動脈硬化症患者は典型的な場合には、小またの引きずり歩き、すなわち「小刻み歩行」を示す。またしばしば、心臓疾患および脳以外の身体部位に分布する血管のアテローム性動脈硬化症の徴候がみられる。

それにもかかわらず、一方では重い血管性痴呆の患者が小さな身体障害しか示さないことがあるのに、他方では重症卒中が知能障害を示さない場合があることに驚かされることがしばしばである。これに対してはおそらく次のように説明できるだろう。すなわち、痴呆では、主に脳表面により近い、より小さな血管にアテローム性動脈硬化症の影響が現れ、脳のより深い部分にあって運動を支配する路にはほとんど障害を与えないのに対して、大卒中は大血管の閉塞から生ずるが、他の動脈には疾患の影響が比較的少ないことがある、ということであろう。

この疾患は脳の広範囲に及ぶが、老年痴呆の場合のように皮質が一様におかされることは比較的少ない。臨床像の変動や不一致、面白いほどの多様性が生ずるのは、このように障害部位がまだらであることと、閉塞が起こった後に多少機能が回復する傾向があることなどによる。

錯乱は変動しやすい。ある高齢者では、朝方はぼんやりしていて、昼過ぎになると意識清明で機敏になり、夕方には再びとりとめがなくなり、見当識を失うことがある、といった工合である。〔それゆえこのような患者を評価しなければならない場合には、一回だけの面接時に患者がどのように振る舞うかということだけに頼ることなく、病歴に綿密な注意を払うことが大切である。そうしないと、患者が故意に偽っている、という不当な疑いを抱くことがあるだろう。)

時に情緒性が非常に目だつことがある。涙もろさは、『不思議の国のアリス』のモック・タートルを思い出させるほどである。しかし必ずしも苦悩は浅くない。人格は痴呆の末期まで比較的よく保たれている。その結果、記憶障害に対する洞察が深刻なうつ状態、さらには自殺さえも引き起こすことがある。しかしこのうつ状態が、痴呆に対する反応性のものだけでないことは明白である。なぜならうつ病の家族歴の頻度は、うつ病だけに罹患している高齢者におけるよりも、動脈硬化性抑うつ患者の場合の方が一層高いからである(Post, 1962)。おそらくアテローム性動脈硬化症とうつ病との間には、素質的な連関があるのだろう。とにかく痴呆は、素因のある人たちに本当のうつ病を引き起こすことがある。

妄想期は、老年痴呆の場合と同じように、普通にみられる。この段階には、記憶検査のために作成された質問に対して、ひどく憤慨して、「破局的」な反応を起こすことがよくある。もちろん、知能欠陥を明らかにすることができずに、突然面接を中止しなければならないようになることがしばしばである。痴呆の被害妄想はつねに身近な人たちに向けられ、パラフレニーに特徴的な妄想のように、手の込んだ一貫した性質を備えるようになることは決してない。

人格は比較的よく保たれているけれど、障害を受けないわけではない。時には判断や自己批判の障害が記憶障害に先行することがある。既往歴に高血圧と、最近、錯乱のエピソード(ならびにうつ状態)を持ったある女性は、私に会う約束を非常に心配して、私が彼女を「見捨てた」のではないかと恐れた。このことについては問題はなかった。そして実際、面接に際して彼女はかなり見事に自分自身について説明した。そして事実、不必要に細かいことに立ち入り、ある事柄については二〜三回以上も話したが、見当識はまったく正常であった。しかし会話の終わり頃になって、彼女はたくさんの紙片を手渡した。そこには、彼女がその朝みていたテレビ番組についての彼女の意見が書き留めてあった。これは彼女の精神の正常さを証明するはずのものであった(彼女が正常であることは実際には疑われていなかった)。しかし実はそうでなくて、このように苦労して立証しようとしている点で、かえってそれは彼女の判断に欠陥があることを証明していたのである。このようなより高度な能力の衰退は、責任の大きい立場からかなりの手腕を発揮しなければならない人たち、例えば裁判官、外科医そしてもちろん、政治家などにおいて、最も重大な事柄である。

時には通常のパターンが逆になり、記憶が比較的障害を受けないうちに、人格が変質することがある。おそらくこのような例においては、無私、道徳感、自制といった人格のよりすぐれた特徴と大いに関係があると思われる前頭葉が、アテローム性動脈硬化によって比較的早くにおかされるのであろう。配偶者がよく訴えるのは、患者と一緒に暮らすのは決してたやすいことではなく、最近では不可能になったということである。すなわち患者はまったく自己本位で、無神経、残酷、粗暴で、爆発的に怒りやすいという。しかも知能テストの成績は、その年齢としては正常範囲にある。ある一人の患者は、家庭的危機を起こすたびに、週末に短期強制命令による精神病院への入院を繰り返していた(彼を送る医師も受ける医師も、その時にそのことを前もって知らないのが通例であった)。しかし彼は入院していることを望まなかったので、また精神保健法に基づいて彼を引き止めておくには根拠が不十分と思われたので、週の後半には退院を許された。この不幸なさすらい人は、自分の家と病院の間を行ったり来たりしている

表1　アルツハイマー病，血管性痴呆，良性老化性健忘の比較

	アルツハイマー病	血管性痴呆	良性健忘
起始年齢	45歳以後	45歳以後	80歳後
性　　別	女性に比較的多い	男性に非常に多い	女性に比較的多い
経　　過	進行性，全般性	「段階的」，限局性	緩徐，主に記憶をおかす
失語，失行	早　発	比較的早発あるいは比較的遅発	な　し
病識，知性，人格の障害	早　発	遅　発	遅　発
身体的症状	な　し	あ　り（頭痛，めまい）	な　し
身体的徴候	まれ，遅発（例えば把握反射）	頻　発（振戦，麻痺，痙縮）	な　し

うちに、ある日姿がみえなくなった。数ヵ月後に、彼の死体はちょうど門を入ったところにある雑木林の中で発見された。剖検の結果、皮肉にも家から出かける最中に、大量の脳出血で死亡したことが明らかにされた。

血管性痴呆も終局的には、進行した痴呆の病像を呈し、重度の記憶喪失、失語、無力といってよいほどの失行、失禁を示す。身体的な虚弱は、老年痴呆でこれに匹敵する段階よりいっそう著明である。死は重症の卒中から起こることが非常に多く、その時期はあまり遅くない。

死後の脳は「虫が食った」ようにみえることがあり、表面には多数の梗塞（軟かい、変色した部分で、血液供給不足のために、患者に先立って死滅した組織）が目だつ。一方、肉眼では全く正常にみえる場合もあり、その場合、病気の結果は顕微鏡下ではじめて見出される。

アルツハイマー病も血管性痴呆も、高齢者ではかなり一般的にみられるものであり、痴呆患者の約二〇パーセントの脳で、両方の疾患過程の徴候がみられるといっても意外なことではない。しかしそれぞれの短期予後と処

遇管理の計画には違いがあるので、可能なら両者を臨床的に鑑別する価値はある。アルツハイマー病は、ただ悪くなるばかりの可能性が強いが、血管性痴呆は、たとえ一時的であっても、最近の梗塞の結果からの回復策があるかもしれない。基本的な相違については、良性型痴呆を区別しうる特徴とともに**表1**に示される。

良性痴呆

第二章で述べたようにクラール（一九六五）は、痴呆と「良性老化性健忘」とは区別できると主張した。前者では出来事の全部を忘れるが、後者では、完全にではないが半分くらいは思い出せる。また時事問題についての一般的知識や認識は乏しいが、毎日の生活に不可欠なことは覚えている傾向がある。ロスとマイヤーズ（一九六九）は、この状態が一年後にははるかに悪化して、痴呆の特徴をより多く示すようになることを見出したが、比較的軽症の痴呆が高齢期の痴呆患者の数をふやしている可能性を示す状況証拠がある。

マクドナルド（一九六八）は、老年痴呆でキュー病院（メルボルン）に入院した患者に二つのグループのあることに注目した。一方は健忘のほかに失語、失行を有したが、他方は記憶の障害だけを持った。後者は年齢が有意に高かったが、生存期間が有意に長かった。その後ヘア（一九七八）は、老年精神科評価病棟の入院患者の追跡調査で同じような違いを認めた。錯乱のほかに失行、失語のある患者のほぼ半数が六ヵ月以内に死亡し、入院していない患者は五六人中三人にすぎなかったのに、単に忘れっぽかったけの患者のほとんどすべてが生存し、退院していた。最後に、痴呆患者でのCTスキャンの使用について報告したヤコビ（一九八〇）は、皮質の萎縮と脳室拡大が、超高齢者ではより若い高齢者ほど顕著でないことを示した。

このことは、健忘だけを痴呆の症状とする後期高齢者の一群のあることを示唆している。非常に年とった犬に新しい芸を（あるいは古いものでさえ）教えるのはむずかしいけれど、彼らは特に見当識訓練法には向いている。それゆえ後期高齢者での痴呆患者数の驚くべき増加の影響は、ある程度は軽減できるかもしれない。

老年期痴呆の他の原因はまれであるが、時には治療可能なことがある。梅毒はその中に入るが、初期感染後二〇年を経過するまで、脳がおかされた徴候がみられないことがある。進行麻痺は、神経梅毒性痴呆につけられた生き生きとした用語であるが、世紀の変わり目頃には、精神病院入院患者の二〇人に一人がこれによるものであった。男女の乱交が増加しているにもかかわらず、今日この疾患がまれなのは、大量のペニシリンを使うことによってどの時期にでも、梅毒の治療が可能だからである。それにもかかわらず、この診断を考慮に入れなければならないことがしばしばあるが、血液検査によって確証できることはまれである。身体的影響が明らかになる前に、痴呆を引き起こしうる別の状態として脳腫瘍がある。悪性（侵入性）というよりもむしろ良性（単に局所的な圧迫を引き起こすだけ）であるならば、それは治療可能なことがある。かりにも神経学的徴候がある場合には、あるいは検査の結果、脳の一側だけの異常が考えられる時には、脳腫瘍を考慮しなければならない。

頭部外傷、脳（くも膜下）出血、髄膜炎の既往歴のある人に、錯乱、失禁、歩行不安定（失調）が起こる場合には正常圧（交通性）水頭症を考えてみるべきである。これはCTスキャンで著明な脳室拡大が認められることで示唆されるが、診断を確認するためには、脳を包み脳室を満たす脳脊髄液の流れを検査する必要がある。治療は、過剰な脳脊髄液を頸静脈経由で心臓の右心房に返すシャント手術によって可能となるだろう。

アルバート（一九七九）は、病変か欠陥が中脳にある皮質下型の痴呆の存在を示唆している。きわめてまれなスティール・リチャードソン症候群が一例である。この場合には、体幹のパーキンソン筋強剛と、ある種の異常な眼球運動が、多少痴呆に似た精神鈍化と結びつく。このことは、パーキンソン病発病に続いて起こる知的障害の原因が、時には皮質下の欠陥にある可能性を示唆している。その欠陥は皮質を賦活する網様体系内のおそらく生化学的性質のものであり、それ故ある種の補充療法に敏感に反応する可能性がある。しかしいかなる皮質下痴呆も、その本質や可逆性についてはなおほとんど推測の域を出ない。

痴呆は、前章（五六―五七頁）で説明したように主として病歴によって、急性および亜急性錯乱状態と鑑別しなければならない。痴呆は、治療の可能性を事実上否定するという点で、破滅的な診断であり、それゆえ、性急あるいは軽率につけるべき診断ではない。とくに甲状腺機能減退症、ビタミンB_{12}欠乏症、慢性硬膜下血腫のような、遷延性の亜急性錯乱状態の原因を注意深く除外しなければならない。

先に、血管性痴呆とうつ病とがしばしば結合していることに注目した。しかし、錯乱した高齢の抑うつ患者がすべて、痴呆（あるいはせん妄）に罹患しているわけではない。高齢者に重症のうつ病が発現する場合、本当に錯乱しているようにみえることが時にあるが、この錯乱はうつ病にとってはまったく二次的なものであり、憂うつな気分が晴れれば錯乱も晴れる。本当の痴呆とこの抑うつ性「偽痴呆」との区別は容易なものではない。うつ病の既往歴か家族歴があること、記憶障害が現れる前にうつ病の症状が始まっていること、たとえ明らかなメランコリーや絶望がなくても倦怠、焦燥、不機嫌などが存在すること、早朝覚醒で、一日の初めほど具合の悪い傾向があること、自身の錯乱を否認したり、作話したりがどうしてもできないことなどはすべて、うつ病が基礎にあることを示唆している。しかし診断を確定するためには、抗うつ薬の「治療試験」、あるいは電気けいれん療法さえも必要となることがある。

ある七〇歳の男性は、退職以来、強要的な喘息の妻の世話をまめまめしくしていたが、もはやそうすることができなくなったか、したがらなくなって、妻はひどく不平をいった。彼は閉じこもりがちになり、落ち着きがなく、様子がおかしくなった。いくら質問してもそれには注意を払わず、たまに答えたとしても、短く、不明瞭で、長い時間を要した。彼はいつもくつろぐことがなく、また妻が何であれ電気を使うことを望まず、彼女が家事や料理をしようとするとじゃまをした。病院では肺癌が疑われた。彼はたばこのみで、最近ひどく体重が減少した。また胸部X線で不吉な影がみられた。しかし診断を確定するための気管支鏡検査を拒絶した。よそよそしく、ぼんやりとしていること、そしてむしろ拒否的で、非協力的な態度のために、彼は痴呆ではないかと考えられた。しかし彼を診察した老年科医は、重症な錯乱を認めず、失禁がないことに強い印象を受けて、痴呆の診断を下すことをちゅうちょした。患者は家に帰され、数ヵ月後に私が診察を依頼された。身体的には少しも悪化しておらず、癌の可能性は薄れた。彼は不精ではあったが不潔ではなく、回避的であったが敵対的ではなく、不安げではあったが本当に抑うつ的ではなく、情報の提供はできないが、見当識がひどく障害されているわけではなかった。

臨床心理士によるテストでは、言葉の知識は十分に普通知能の水準にあったのに比して、学習能力とか、パズルや問題と取り組む能力には決定的な障害が認められた。古い知識と現在の知的作業との間のこのような差違は、痴呆に典型的なものである。にもかかわらず、知的には一年前からほとんど悪くなっていないという事実が、痴呆とは矛盾していた。また、彼は以前にうつ病に罹患したことは一度もなかったけれど、引きこもり、焦燥、吝嗇（電気について）などはうつ病と合致していた。可能性の大きい診断として、臨床的な痴呆の段階にまで至っていない脳動脈硬化症か、抑うつ性偽痴呆のいずれかであろうと考えられた。得るものはあっても失うものはないと考えられたので、六回の電気治療が行われた結果、劇的な改善がみられた。彼は機嫌が良くなり、活発で敏捷になり、社交的で役だつようになった。実際、昔の彼自身にもどった。心理テストが行われたが、今度は正常な知的機能にもどっているのが認められた。「古い」知識と「新しい」知識の間の矛盾はなくなっていた。

痴呆の診断を確定するためには、患者および患者を知っている人たちから、できるだけ十分な病歴を聴取しなければならない。理想的には最初、家庭で評価すべきである。関連する社会環境、実際的問題、可能な方策は、家庭において一番正しく評価することができる。それに続いて十分な身体検査が行われるが、通常検査には、血液（血液像と生化学的プロフィール）、尿検査や胸部X線撮影はもちろん、血清学（梅毒を除外するため）や頭蓋X線撮影が含まれる。脳波、脳スキャン、CTスキャンは、一般的には七五歳以下の人たちで、病歴や身体検査から、脳の腫瘍、膿瘍、血腫、あるいは水頭症が強く疑われる場合に限るべきである。その他の場合、これらの検査は学問的には興味深いが、現実的にはその費用を、検査から得られる利益によって正当化するのはむずかしい。

脳波からは、痴呆が初期であるか、疑わしいという段階では、信頼しうる情報はほとんど得られない。ただ状態がかなり進行して、診断にほとんど疑問の余地がなくなる時に、しばしば大きな異常が認められる。しかし、脳の一側あるいは一つの領域に限局された脳波異常——とくに徐波、不規則波——が認められる時には、腫瘍、膿瘍、血腫の可能性が明らかであり、さらに検査を進める必要がある。腫瘍、梗塞、皮質萎縮はCTスキャンではっきり見えるし（萎縮が見られる高齢者の一〇パーセントは精神的に正常と思われるが！）、また側脳室の著明な拡大は、交通性水頭症を示唆しているかもしれない。腰椎穿刺（脊椎基部を穿刺して脳脊髄液を採取する）は、脳の感染あるいは脳被膜下の出血が予想される場合にだけ必要となるが腫瘍が存在する場合には危険なことがある。

心理テストは診断にはあまり役だたない。精神科医が痴呆の診断に自信が持てない場合には、心理テストの結果もあいまいなことが多くて、結局診断は不確かなままになる。痴呆の診断が臨床的にかなり可能性があると思われる場合には、患者があまりにも集中力を欠き、混乱し、不安定であったり協力的でなかったりしてテストができない。どんなテストも、脳損傷の患者を、うつ病による心の動揺やとらわれ（前述の病歴を参照）、あるいは集中を妨げるような他の機能性精神障害によってテスト成績が影響を受ける可能性のある患者から完全に区別することはできない。偽痴呆の患者は、自分自身の生活上の重要な出来事の正しい日づけを記憶し、世界の重大事件についての知識を持ち、正しい見当識を有している可能性は比較的大きいが、真の痴呆患者と同様、今話されたばかりの住所や数や物語を思い出すことはできないであろうし、単純な計算もできないであろう。

必要とされるテストとは、信頼性、妥当性があり（すなわち測定したいと思うことが測れる）、鋭敏で

（小さな微妙な変化を識別できる）、被験者にも受け入れられ、練習効果による得点のゆがみがなくてテストの繰り返しが可能なものである。現在一般に使われているテストはどれも、これらの必要条件のすべてを満たすものではないが、その中では次のものが高齢患者を評価する際に、時に有用なことがある。

ウェクスラー成人知能検査（ＷＡＩＳ）は、高齢対象者の得点が同年齢の正常者に比べてどうであるかを示す。検査は言語性テスト（以前の知能水準がよくわかる）と、現在の能力を示す動作性テストからなる。動作性テストの得点が言語性テストのそれよりも有意に悪い場合には痴呆が考えられる（しかし上述の病歴参照）。

ウォールトン・ブラック修正単語学習検査は、被験者に彼らの知らない一〇の単語の意味を教えることをめざし、一〇語のうち六語を正しく理解するまでの時間数によって得点がつけられる。この検査は痴呆のような器質性障害を、機能性障害、例えばうつ病から区別する。なぜならうつ病患者は最初は遅くとも、検査が続くにつれて情報の繰り返しに伴って成績を改善させる傾向があるが、痴呆患者ではそうはならないからである。

イングリス対連合学習検査は、三つの無関係の対語、例えばキャベツ――ペン、ナイフ――煙突、スポンジ――トランペットを被験者が記憶する所要時間数を測定する。これは高齢者の記憶障害の鋭敏な検査で、抑うつ性障害と器質性障害の識別に有用である。

ベンダー・ゲシュタルト・テストは、知能や記憶とは別の重要な機能――見えるものが何かを理解する能力を測定する。一定の図形の模写が課題で、模写の正確さに基づいて採点がなされる。

数字模写検査は、反応の速さ――二分間に模写される数字の数を測定する。

心理テストは臨床的評価を補足するものである。心理士は、精神科医が普通の臨床的面接でできる以上に正確に患者の能力障害を記述することができるし、単に記憶を冒すだけでない、もっと微妙な障害を見出すこともできるかもしれない。心理士は時には異常の局在診断を助けることができる。例えば、聴覚的よりもむしろ視覚的に学習し、両方の能力の間の不釣り合いが著明であるならば、側頭葉の損傷が考えられる。

心理士はまた所見を定量化して、継続的な検査によってどの点で改善や悪化があるかを示すことができる。痴呆尺度は、より一般的に使用できる簡単な道具であるが、同様な目的を持っている。グレシャムは、時間と空間の見当識、過去および最近の個人的出来事の記憶、全般的知識および病棟の見取り図に関する四つの部分から成り立つ。合計得点が三五以下だと病気の可能性がある。ブレスト（一九六八）によって記述された尺度は、患者と親しい情報提供者に、過去六ヵ月における変化、個人的、家庭的、社会的活動能力、および習慣、人格、関心、活力の変化について尋ねる。シルバー（一九七二）のテストは、記憶、語彙、計算、見当識を検査する質問表と、マッチ棒と玩具を使った言語および実践テストを含んでいる。三〇（四五のうち）以下の得点だと、家庭での自立がむずかしいのが普通である。

もし痴呆の治療法なるものがあるとすれば、それは初期に有効であるにすぎないだろう。一方地域社会での家族支持は、カウンセリングや実際的援助が早目になされるならば、より長期間あるいはより頻繁な継続が可能となるだろう、しかし精神科医がめったに見ることのない早期痴呆をある程度確実に診断するのはむずかしい。一九七九年にマーティン・ロス卿は次のように書いている。「痴呆を初期のうちに認めるわれわれの能力はきわめて低い。われわれ自身の地域調査によれば、四、五年後に明白な痴呆を呈するようになった人たちの五分の四についてそのことに気づかなかったし、痴呆と診断された他の例ではそが誤りであることがわかった。」

高齢者ボランティアについて年ごとに行われるデューク大学の研究（Gianturco & Busse, 1978）は、軽症痴呆と思われる例の経過は、寛解したり悪化したりできわめて変わりやすいことを示している。より重症な痴呆と考えられる例でさえ、誤診であることがまれならずある。神経科に紹介された（主に）初老期（すなわち六五歳前の）痴呆患者の追跡調査でマースデンとハリソン（一九七二）は、一〇六人中二二人（二一パーセント）が痴呆でなくて他の精神疾患、主にうつ病にかかっていたことを見出した。しかも最初に精神科で痴呆と診断された例についてである。ノットとフレミンガー（一九七五）は、三五例（五〇例中）の患者を追跡調査して、痴呆であったのは半分以下であることがわかった。一方ロンら（一九七九）は、ベスレヘム・ロイヤル病院とモーズリー病院に入院した五二例の患者のうちの五一例を五年から一五年にわたって追跡調査したが、一六例（三一パーセント）でもとの診断を不適切なものとして退けた。

そういうわけで、痴呆と診断することで満足しているわけにはゆかない。専門家とは、自分がどれほど誤りやすいかを知っている人たちである。注意深い観察と追跡研究によって、臨床での鋭い洞察力を磨くことが大いに必要になる。高齢者に問題が生じる時にはいつでも、例えば診療所や病院の外来にかかる時、家庭で特別なサービスを求める時、保護住宅への転居や老人ホーム入所を求める時には、痴呆の可能性を注意深く考慮すべきである。すべての証拠を慎重に考慮して、もし疑いが残るならば六ヵ月後に再調査すべきである。いつの日か、例えばアルツハイマー病の発現を示す実用的で信頼性のある生化学的検査が開発されることが期待されるが、まだいかなる検査も、それが生化学的、生理学的、放射線学的なものであれ、詳細な病歴と精神状態の調査に十分代わりうるものとはなっていない。特に丹念な調査が、個人のほかにその人の住む住居にまで拡げられる場合にはそのように言えるだろう。

何らかの治療が、アルツハイマー病か血管性痴呆のいずれかの進行を阻止する、という証拠はほとんどない。ビタミンは、痴呆の結果を悪化させる栄養失調症がないならば役だたないし、栄養失調症がある時でも、根本的な障害を阻止することはできないだろう。その価値は主として、患者の家族に（そしておそらく医師に対しても）、「何か」がなされているという慰めを与えるという点にある。しかし、ジゴキシンや利尿剤を投与して、衰えている心臓の出力をふやし、貧血を治し、感染を防止することは、痴呆性の脳がその残された能力を最大限に使うのを助けるだろう。高血圧の血管性痴呆患者において、血圧を下げるということは治療としては遅すぎる。それは動脈の消耗を軽減させるかもしれないが、アテロームによって狭くなった血管を通しての脳への血液供給を減少させることにもなりかねない。内頸動脈（頸部を上行して脳に分布する）に対する血管手術は、その血管の狭窄ないし閉塞の重要な神経学的結果のいくつかを軽減したが、痴呆のある場合はほとんどつねに、より小さい脳血管の広範囲の損傷があるので、好結果を得ることは滅多にない。痴呆（あるいは亜急性せん妄――そのほうが多い）が、細動性の左心耳内の凝血から生じた塞栓のために起こっている場合には、血液凝固阻止剤が必要になることもあるが、広範囲にわたる動脈疾患がある場合には適応とならない。

正直なところ、最初の評価で痴呆と思われた人たちの大多数が、その後痴呆であることが判明するという事実は認めざるをえない、甲状腺機能減退症、B_{12}あるいは葉酸塩欠乏症、あるいは神経梅毒を示唆する血清の陽性反応が同時に存在することがあるだろうが、少なくともこれらの治療が痴呆の重症度や経過に影響することはほとんどない。

脳血管拡張薬であるとか脳代謝賦活薬であるとか種々主張されている痴呆に対する薬剤についての有用な総説が一九七五年の「薬剤および治療薬雑誌」に掲載されたが、結論として、ある薬剤は実験室で脳やその血液供給に対して若干の作用を有するように思われたものの、どれも常用することはすすめられなかった。どの薬剤も、非常に重要な日常生活動作を有意に改善するとは認められなかった。イエサベージ（一九七九）は、ニューロンの代謝を改善すると考えられる薬剤（メシル酸ジヒドロエルゴタミン）のほうが、血管拡張作用だけを有すると考えられるもの（シクランデレート、イソクスプリン）よりも有効であることを、管理下試験の多くが示していることに注目した。しかしこのような薬剤は、見込める利益は小さく、高価で、副作用もあり、またコンプライアンス（服薬遵守）の問題も非常に大きいので、主要な価値はここでも扶養者や介護者に対するプラセボ（偽薬）効果ということになるだろう。塩化コリン、コリン・ビタルトレート、レシチン（フォスファチジル・コリン）のようなアルツハイマー病のアセチルコリン欠乏学説（前述を参照）に基づく治療薬は、どれもまだ有効性が証明されていない。フィゾスチグミンの場合には、短期間の効果があって多少の興味をそそるが、静脈注射で投与されねばならない。このような線に沿ってのさらなる研究は有望と思われるが（Kendall, 1979）、すぐに進展がありそうには思えない。

しかし心理学的、教育的接近法には、今何かを提供しうる可能性があるように思われる。アメリカのフォルソム（一九六七）は、見当識訓練法（リアリティ・オリエンテーション・セラピー）を提唱した。それは痴呆患者に、時間、場所、周囲の人たちについての簡単で基礎的な事実や、ありふれた物の名前と使用法を教える技術である。患者は学習し、再学習し、このような情報を繰り返し利用するように励まされる。日常の正式なクラスは、もし患者が施設ケアを受けているならば、職員がこのような情報を繰り返し伝えることで補われる。「おはようございます、グリーン夫人。私は看護婦のジョーンズです。ここはブリッドポートの聖アン病院のウェリントン病棟です。今日は曇りで雨になりそうです。少し朝食をいかがですか？　さあ食堂をさがしましょう」。言うまでもなく、これは看護婦の一人芝居ではない。患者はたった今言われたことを繰り返し、返答するように励まされる。

見当識訓練法の技法は、ホルデンとウッズ（一九八二）によって十分に記述されている。一方ブルックら（一九七五）およびウッズ（一九七九）による研究は、忘れっぽい高齢者に多少でも役立つ事柄を教えるのに、見当識訓練法がばかげたことではない（！）ことを証明した。対象患者として一番よいのは、人格がよく保たれていて、言語障害のない早期の血管性痴呆か良性痴呆の特徴を持った人たちである。いっそう思弁的なのは、リボーの法則（痴呆患者が現在よりも過去をよりはっきりと思い出すことができる傾向）を生かした回想（レミニッセンス）補助法や郷愁（ノスタルジア）技法の利用で、過去を呼び覚まし、自分が誰であったかを気づかせることによって、今の自分についての自覚を取り戻すのを助ける。古い歌、ポピュラー音楽、写真、器具あるいは香りでさえも利用される。通常はグループで行われる。

一般に痴呆に対しては、治療よりもむしろ処遇管理（マネージメント）のほうが適切な方法である。その主な目標は、患者も、世話する者も、それほど苦痛でないならばできるだけ長く在宅介護を続けることである。施設の収容能力には限界があるという事実はまったく別にして、錯乱した高齢者は、なじみの環境にいたほうが当惑することが少ないことは明らかである。この目標を達成するためには、痴呆の社会的側面を認めなければならない。

施設の痴呆患者の二〇パーセントは、単に錯乱が最も著しいだけではない。入院の要請があるのは、単に障害が重いという理由だけからのことはまれで、主要扶養者を巻き込む社会的危機がある場合が普通である。献身的な夫自身が急性疾患で入院するような場合もあるし、また、世話好きな隣人が引越してしまったり、面倒見のよい娘が夫の怒りを買ったり、子供が病気になるとか彼女自身が抑うつ状態になるとかすれば、もはや世話することができなくなるであろう。

貧しい、孤立した痴呆高齢者が、精神病院に入院する可能性が最も大きいことについては前に述べた。多くの中流階級の家族は、体面上身内の痴呆高齢者のために、ナーシングホームへの入居や私的看護婦を雇うような他の処置をとるだろう。愛情深い夫婦は、痴呆によって別れ別れになる可能性は少ない。実際、前に述べたように、病気の妻を世話することに退職後の存在意義を見出している夫たちもいる。固く結ばれた家族は、とくにロンドンのイースト・エンドのように互いに近くに住み続けている地域では、錯乱した両親をどんなにしてでも家庭で世話する努力をする。一方、友人や家族との死別や疎遠、仲たがいしやすい性格特徴などのために孤立した高齢者は、施設保護に委ねられる可能性が最も大きい。非常に大きな家族は小家族に比べて、進んで年老いた両親の世話をすることが少ないように思われることがしばしばであるが、おそらく子供たちが、幼い頃に両親と親しい個人的なつながりを持つことが少なかったことによると思われる。概して、子供たちに多くの愛情を注いだ親は、年老いてから今度は子供たちから深い愛を寄せられる。「陰徳を施せばいつかは報われるだろう。」

家庭で患者の世話をするためには、痴呆の診断がつけられたらできるだけ早く、主として患者の面倒をみる親族や友人、隣人に対する支持を組織化しなければならない。この支持に対しては、ボランティアや他の親族（二八八頁参照）も関係するが、一般医や社会福祉事業局がとくに責任を持たねばならない。支持は精神的にも物質的にもなされねばならない。

痴呆の本質について、また予想される経過や終局の結果について説明することは、精神的な支持の中に入る。これらのことは、この章で詳しく述べたとおり正直に話すべきである。時にはびっくりするような人格変化がみられることや、不合理な感情爆発が起こりうることについても知らせておくべきである。激励したり、親身になって話を聞くことも必要である。家族や友人たちの過度の不安、罪責感、過保護、怒りなどの感情の表出を助け、適切な助言を与えるためには、彼らの間にこれらの感情がいかに多く起こりうるものであるかということを認めることが必要である。さもないと、長い、骨の折れる世話をしても、その報いが患者が悪くなるばかりだということになれば、周囲の者は抑うつ的になり、すべてむだだという気持になり、ついには患者を拒絶するに至るであろう。支持を与えるには実状を認識しなければならない。それは負担が重すぎて休息が必要であることを知るためだけではない。さらに高齢者が、うかつにもほかの家族の問題で身代わりの山羊にされるような状況を知るためにも欠かせない。例えば、不適切な住宅だとか、精神障害児だとか、当然それ自体として解決されねばならないのに、高齢者の罪にされることがある。支持は、説得のために一度だけ訪問するとか、散発的に立ち寄るとかいう問題ではなく、規則的な、信頼のおける契約の問題である。

実際的な支持には、適当な場合の、ホームヘルプ、食事配達サービス、デイケア（デイホスピタルあるいは地方当局のデイセンターでの）の提供が含まれる。これらはすべて、孤独な患者を支えるとともに、主要扶養者を、仕事やレクリエーションのために解放するのに役だつ。バーグマンら（一九七八）は、このような援助は、もしすべての人たちの要請に十分に答えられないのであれば、介護による家族の疲労度の強い家庭に優先的に行って、介護が続けられるようにすべきである、との結論を下した。ひとり暮らしの痴呆高齢者は、もし病識に異常がなければ、おそらく結局は何らかの施設ケアが必要となるだろう。ベイカーとバイルン（一九七七）は、痴呆高齢者にデイホスピタルやデイセンターを広く使用した結果、継続的な病院治療の必要を大幅に減らすことが可能だと主張したが、多くの人たち例えばジョリー（一九七七）は、これに異議を唱えた。イギリスにおける多くのデイホスピタルは、継続的施設ケアが確実に必要な痴呆高齢者を、施設に入所できるまで単に預っているにすぎない（Greene & Timbury, 1979）。イギリスの保健社会保障省（他のほとんどの国々のデイケアの発展の先頭に立つ）は、六五歳以上の高齢者一〇〇〇人ごとに二～三個所、痴呆患者のための施設をデイホスピタルに設けるように勧告している。地区あるいは地域精神科看護婦、地域保健担当員、入浴介助者、管理人（団地か特別な保護住宅団地かの）、「留守番子守役」（もしどこかでみつかるならば）の援助、失禁者洗濯サービス、病院あるいは老人ホームへの（休日）入院などは、すべて負担を軽減する。時には、介護手当が、高齢者を家庭で世話しようという扶養者の決意を強める。報酬目当てということではなく、身内にひとりでおくことができない高齢者がいるために、働きに出ることができないような場合、収入の範囲内で生活することがむずかしいことがあるためである。「善き隣人」計画の適用によって、孤独な高齢者に対する援助を確保できる場合もある。これは適任で、関心のある隣人が、高齢者の世話を規則的に行うことに対して手当が支給される制度である。室内用便器の提供や、規則的に特に食後に、患者を洗面所に連れていくように指導することで、失禁を少なくすることができる。戸口のドアの外側にさし錠をつけることによって徘徊を減ずることができる。火がつかないままガスがつけっぱなしにされるという苦情に対しては、患者がひとりの時は元栓を切っておくとか、電気炊事器を提供する（患者を保護するより、国にとってはずっと安上がりである）ことで対処できる場合がある。

痴呆の経過中には必ず、患者は自分の用事を処理することができなくなる。このような障害は、例えば年金未受領の時、家賃や勘定が未払いの時、そしてその結果として立ち退きや他の法的処置が取られる危険のある時には非常に重大になる。患者が裕福であればあるほど不安は大きい。代行権限が妥当性を持つことはまれである。なぜなら痴呆のために患者は、この権利を他人に与えることが何を意味するのかわからないからである。その代わりにイングランドでは、相談のできる適当な機関として、保護裁判所の事務弁護士がある。この事務弁護士は患者の禁治産の医学的な確認を受けて、患者の用務を直接処理するか、信頼できる親族、時にはソーシャルワーカーに処理を命ずる。もし補充給付が支払われているならば、例えば賃貸料を源泉で差し引く手はずが整えられる。

鎮静はきわめて控え目にすべきである。錯乱しているとはいえ健康な高齢者を、無感情な、うとうと眠そうな人にすることは非常にたやすい。しかし、少量のフェノチアジン系安定薬を慎重に使うことによって、激越、徘徊、敵意を軽減できる場合がある。プロマジンはきわめて穏やかな作用を持っている。この薬剤が好まれるのは、副作用が少ないことと、おそらくは患者に対する「偽薬」効果のためである。多分、「何か」がなされているという感じが慰めとなるのだろう。そして、たとえ「何か」が実際にはごくわずかなものであっても、この感じが患者の態度を変えることがある。クロルプロマジンはいっそう有効であるが、血圧を下げて失神の原因となることがある。

チオリダジンの効力はプロマジンとクロルプロマジンの中間で、副作用が比較的少ない。これとハロペリドールは不穏な痴呆患者に最も一般的に使われる精神安定薬である。ハロペリドールはむやみに鎮静することなく心を静めるが、パーキンソン症候群や筋攣縮を引き起こすことがあり、その時にはオルフェナドリンのような抗パーキンソン薬で治療しなければならないだろう。ジアゼパムのようなベンゾジアゼピン誘導体はほとんど価値がないが、作用時間の比較的短いクロルメチアゾールがその代わりになり、有用である。精神安定薬と鎮静薬は、あいにく多くの患者で全か無かの傾向があり、患者はもとのままか眠ってしまうかのどちらかである。こうして老年精神医学の問題を老年医学の問題に変えてしまうのはいとも簡単である。

痴呆の状態での持続的な苦悩と抑うつは、身体の痛みと同様（可能なら）軽減する必要がある。普通は三環系抗うつ薬（例えばアミトリプチリン、ドチエピン）が処方されるが、しばしばアンフェタミン（デキセドリンの形で）のほうが有用であると私が知っていることを告白しなければならない。痴呆高齢者における習慣性の危険は重要ではない。

時には睡眠薬が必要となるが、翌日、過度の鎮静の「持ち越し効果」でねむけが強く、就寝時間になってから病気と戦いながら目覚めている、といったことにならないように注意しなければならない。クロラールが水化物として一回分の水薬としてか、ジクロラールフェナゾン錠として試みられる。ニトラゼパムは高齢者で最も広く使われる睡眠薬であるが、どちらかというと長時間作用型である。そうした理由で、トリアゾラムやテマゼパム、あるいは化学的にはまったく異なるクロルメチアゾールのような、より作用時間の短いベンゾジアゼピン誘導体がしばしば好んで使われる（これらの薬剤の適用量については第一四章を参照）。

これらの手段にもかかわらず、患者が自分自身にとって危険な存在となるか、家族が強いストレスを受けるまでになるならば、できるだけ速やかに施設で保護すべきである。もし精神科医、老年科医あるいは福祉司が、できれば家庭での評価によって、あらかじめ患者について知っているならば、施設保護を実現できる可能性がいっそう大きくなる。この段階においてさえ、保護は長期間になってはならない。患者の状態に改善がみられるかもしれないし（とくに痴呆が血管性の場合）、ひと休みした後で、親族がまた負担を引き受けようとする気になることもあるだろう。あるいは病院や老人ホームが、以前に利用されていたよりも広範囲の地域資源を配備できる可能性もある。老年精神科評価部門（第一二章）が設置されているところでは、最初はそこに入院することが多い。非常に落ち着きなく、破壊的、攻撃的で、また（おそらくは）両便ともに失禁であるような患者だけが精神科病棟での長期保護を必要とする。保健省は、六五歳以上の一〇〇〇人ごとに二・五から三病床が、この目的のために利用されるべきであると試算している。ほかにも病気があって、しかも歩けない痴呆高齢者、および病気があるか歩けないかいずれかの痴呆高齢者は老人病棟に入るべきである。他の点では健康な痴呆高齢者で、家庭生活を続けることがもはやできなくなった人たちは、老人ホーム――地方当局によって用意される第三部宿泊施設か民間非営利施設に入る。一部の地方には、痴呆高齢者に一番必要な「精神的に弱い高齢者」（ＥＭＩ）のための特別なホームが用意されている。

施設保護が必要な場合に、現在宿泊施設が利用できないという理由で応じられないと、適当なケアを提供し志気を維持するにあたって重大な問題を引き起こす。社会福祉事業あるいは老年精神科チームは、自分たちが批判している遅れを見逃しているようで、ばつの悪い思いをするだろう。不幸にしてこのような遅れは、（明らかに地域ケアをしばしば多少犠牲にして）資源のより多くを施設に投じたスカンジナビアや北米のようないくつかの他の国々におけるよりも、おそらく老いて貧しいイギリスにおいてより一般的である。

特に施設においては、あまり自由に鎮静を行うべきではない。薬物は運動と作業のよくない代用品である。高齢者には夜間五〜六時間以上の睡眠は必要でないこと（高齢者は昼間好んでうたた寝をすることがあるが）、また多くの施設において、高齢者たちが一四時間続けてベッドで過ごしているのは、患者ではなく職員の便宜のためであるということを認識すべきである。老人ホームや老人病棟で失禁が多すぎる一つの原因は、過度の鎮静であり、これはまた転倒の一因にもなる。夜勤者より日勤者の方が多いので、夜勤者が勤務につく前に患者を床に入れなければならない、という議論をしばしば聞く。しかし四時のお茶の後で誰も彼も一律に押し込み始めることを、良い習慣とみなすことはできない。夜勤看護婦が寝られるように——この貧しい少女たちは他の仕事で一日中働いている——患者たちを寝かさなければならない、ということが話されているのを（ふまじめにいわれていることは疑いないが）聞いたことさえある。残念ながら、職員が不足しているところではこのような状況が全然知られていないわけではないと思うが、これを大目にみることはとてもできない。

いったん施設保護が定着した時には、居住者や患者を人間として尊敬し、彼らが多少の個人的な持ち物を持つことを認め、できる限り自分の着物を着せ、多くの空間、運動、ある形の単純作業を伴った一定の養生法、自由な訪問、そして寛容で理解があり、ユーモアを解する良識を持った十分な数の職員を提供することなどが、高齢者の最後の年月をできるだけ楽しいもとするのに役だつ。作業療法と、時には言語療法は、依存を少なくして痴呆の顕在化を軽減し、職員ならびに患者の志気のためには大いに役だつだろう。理学療法士は、職員が仕事を適切に積極的に続けられるように手助けする。自由訪問は、家族が年寄りたちの世話を分担し続けることを可能にし、仕事を他人に渡した後でしばしば体験するような痛みと罪責感を軽減し、また職員の手助けともなる。

今までのところでは、多くの施設の状態は理想からはかけ離れている（『老いぼれて何もなし』のようなセンセーショナルな出版物に描かれているほど悪いことはまれであるが）。職員や楽しみが不足しているということは、基本的なケア以上のものはほとんど与えられていない場合があまりにも多いことを意味している。しかしながら、最近の保健省の高齢者および精神障害者に対する関心の中に反映されているような諸要求に対する自覚が、よりよき教育、態度の改善、より大きな支出、最善のケアのより広い適用となって実を結ぶことを期待したい。

職員は自分たちの役割を、高齢者が利用できる範囲内のすべてのサービスとの関連で見ることが大切である。痴呆は必ずしも生ける屍ではない。多くの患者たちは、機会と適切なケアが与えられるならば、満足のゆく生活を送ることができる。記憶力に欠けるというだけで、みじめで不要な人間とみなす必要のないような高齢者に対して、安楽死はまったく不適切であろう。一方には、その空虚で極端に悲惨な生活は長引かす価値がない人たちもいる。彼らは、どのような致命的と思われる病気（普通は肺炎）に

表 2　1974 年 1 月から 1977 年 10 月の間に，継続ケア目的でロンドン病院（聖クレメント）に入院した高齢痴呆患者の生存期間

生存	3ヵ月	3〜6ヵ月	6ヵ月〜1年	1〜2年	2〜3年	3〜4年	4〜5年	5年	計
男	6(27%)	—	5(23%)	4(18%)	3(14%)	3(14%)	—	1(5%)	22(100%)
女	3(10%)	1(3%)	6(20%)	5(17%)	4(13%)	4(13%)	4(13%)	3(10%)	30(100%)
計	9(17%)	1(2%)	11(21%)	9(17%)	7(14%)	7(14%)	4(8%)	4(8%)	52(100%)

なろうと、通常は楽にする以上の治療は受けずに死ぬことが許されるべきだろう。より積極的な治療（抗生物質のような）を差し控えるとの決定は、最後は医師がすべきものであるが、親族や病棟スタッフと相談の上でなされるべきである。

ちなみにロスは一九五五年に、老年精神病の診断を受けた患者の六〇パーセントが、入院後六ヵ月以内に、八〇パーセントが二年以内に死亡したことにとくに注目したが、それから二四年後の私自身の病院での所見は非常に違ったものになっている（**表 2**）、この表は平均生存期間が二三ヵ月（男一七ヵ月、女二七ヵ月）で、男性の三一パーセント、女性の五〇パーセントもが二年以上生存したことを示している。私の数字は、評価入院と休日入院は徐外して継続ケアのために多少遅れて入院した高齢者だけを調べているので、ロスの数字と厳密に比較はできないかもしれない。ほとんどの人たちが入院前の数年間は明らかに痴呆の状態にあったが、その状態で生き残って入院したということは彼らのたくましさを示していたのかもしれない。しかし患者や居住者に対する職員の合理的な比率や良質なケア、ある程度の質の生活のために、施設計画者が考えた以上に長く、痴呆患者が施設で生き残ることができたのであろう。ジレンマは明らかである。すなわち彼らがとどまる間は居室を取り上げることはできないし、おそらくよりよいケアが地域社会の痴呆患者にとっていっそう重要な問

題であろう。それにもかかわらず、あまりにも多くの施設においてケアは初歩的な段階にあり、職員にはその骨の折れる仕事に対してわずかな使命感しかなく、居住者にとっての生活は単調でつまらない屈辱的な日常的雑務である。改善の余地はなおきわめて大きい。政府当局の関心、次のような専門団体（イギリスにおける）の発展、例えば老年精神医学部門、英国老年医学会、保健助言サービス、英国看護協会、特別な関心を持つソーシャルワーカーグループなどの発展、エイジコンサーン、マインド、全国高齢者介護組合のようなボランタリー組織のエネルギーと率直な提言によって、継続的な進歩が可能となるだろう。

文　献

Albert, M. (1979). Subcortical dementia. In : Katzman, R., Terry, R. (eds.), *Alzheimer's disease, senile dementia and related disorders.* Raven Press, New York.

Alzheimer, A. (1907). Über eine eigenartige Erkrankung der Hirnrinde. *Allg. Z. Psychiat.*, 64, 146.

Baker, A. A., Byrne, R. J. F. (1977). Another style of psychogeriatric service. *Brit. J. Psychiat.*, **130**, 123.

Bergmann, K., Foster, E. M., Justice, A. W., Matthews, V. (1978). Management of the demented patient in the community. *Brit. J. Psychiat.*, **132**, 441.

Blessed, G., Tomlinson, B. E., Roth, M. (1968). The association between quantitative measures of dementia and of degenerative changes in the cerebral grey matter of elderly subjects. *Brit. J. Psychiat.*, **114**, 797.

Brooke, P., Degun, G., Mather, M. (1975). Reality orientation, a treatment for psychogeriatric patients : a controlled study.

Brit. J. Psychiat., **127**, 42.

Corsellis, J. A. N. (1962). *Mental Illness and the Ageing Brain.* Maudsley Monograph No 9, Oxford University Press, London.

Davies, P., Maloney, A. J. F. (1976). Selective loss of central cholinergic neurones in Alzheimer's disease. *Lancet*, **2**, 1403.

Department of Health and Social Security (1972). Services for Mental Illness Related to Old Age. HM (72) 71.

Drugs and Therapeutics Bulletin (1975). Drugs for dementia. **13**, 85.

Folsom, J. C. (1976). Intensive hospital therapy for psychogeriatric patients. *Curr. Psychiat. Ther.* **7**, 209.

Gianturco, D. T., Busse, E. W. (1978). Psychiatric problems encountered during a long term study of normal ageing volunteers. In : Isaacs, A. D., Post, F. (eds.), *Studies in Geriatric Psychiatry.* Wiley, Chichester.

Greene, J. G., Timbury, G. C. (1979). A Geriatric Psychiatry Day Hospital Service : a 5 year review. *Age and Ageing* **8**, 49.

Hare, M. (1978). Clinical check list for diagnosis of dementia. *Brit. Med. J.,* **2**, 226.

Holden, U., Woods, R. (1982). *Reality orientation therapy.* Churchill Livingstone, Edinburgh.

Jacoby, A., Levy, R., Dawson, J. M. (1980). Computerised Tomography in the Elderly.
1. The Normal Population. *Brit. J. Psychiat.*, **136**, 249.
2. Senile Dementia : Diagnosis and functional impairment. *Brit. J. Psychiat.*, **136**, 256.

Jolley, D. (1977). Hospital in patient provision for patients with dementia. *Brit. Med. J.,* **1**, 1335.

Kallman, F. J. (1951). Comparative adaptational social and psychometric date on life histories of senescent twin pairs. *Amer. J. Hum. Gener.*, **3**, 65.

Kay, D. W. K., Bergmann, K., Foster, E. M., McKechnie, A. A., Roth, M. (1970). Mental illness and hospital usage in the elderly : a random sample followed up. *Compr. Psychiat.*, **2**, 1.

Kendall, M. J. (1979). Will drugs help patients with Alzheimer's disease ? *Age and Ageing*, **8**, 86.

Kral, V. A. (1965). The senile amnestic syndrome. In : *Psychiatric disorders in the aged*. W P Symposium. Geigy,

Manchester.

Larsson, T., Sjogren, T., Jacobsen, G. (1963). Senile dementia. *Acta. psychiat. Scand.,* **39**, suppl., 167.

Lipowski, Z. J. (1980). A new look at organic brain syndromes. *Am. J. Psychiat.,* **137**, 674.

Lishman, W. A. (ed.) (1977). *Senile and presenile dementias*. Medical Research Council, London.

Marsden, C. D. (1978). The diagnosis of dementia. In : Isaacs, A. D., Post, F. (eds.), *Studies in geriatric psychiatry*, Wiley, Chichester.

Marsden, C. D., Harrison, M. J. D. (1972). Outcome of investigations of patients with presenile dementia. *Brit. Med. J*., **1**, 249.

McDonald, C. (1968). Clinical heterogeneity in senile dementia. *Brit. J. Psychiat*., **115**, 267.

Nott, P. N., Fleminger, J. J. (1975). Presenile dementia : the difficulties of early diagnosis. *Acta. psychiat. Scand*., **51**, 210.

Olsen, M. I., Shaw, M. (1969). Presenile dementia and Alzheimer's disease in Mongolism. *Brain*, **92**, 147.

Perry, E. K., Perry, R. H., Blessed, G., Tomlinson, B. E. (1977). Necropsy evidence of central cholinergic deficits in senile dementia. *Lancet*, **1**, 189.

Post, F. (1962). The Significance of Affective Symptoms in Old Age. Maudsley Monograph No. 10, Oxford University Press, London.

Ron, M. A, Toone, B. K., Garralda, M. A., Lishman, W. A. (1979). Diagnostic accuracy in presenile dementia. *Brit. J. Psychiat*., **134**, 161.

Roth, M. (1955). The natural history of mental disorder in old age. *J. Ment. Sci*., **101**, 281.

Roth, M. (1979). Introduction to Positive approaches to mental infirmity in elderly people. 1978 Annual Conference Report, Mind, London.

Roth, M., Myers, D. H. (1969). The diagnosis of dementia. *Brit. J. Hosp. Med*., **2**, 705.

Silver, C. P. (1972). Simple methods of testing ability in geriatric patients. *Geront. clin*., **14**, 110.

Woods, R. T. (1979). Reality orientation and staff attention in a controlled study. *Brit. J. Psychiat*., **134**, 502.

Yesavage, J. A. (1979). Vasodilators in senile dementia. *Arch. Gen. Psychiat.*, **36**, 220.

第七章 うつ病

「梅毒を知れ、そうすれば医学がわかるだろう。うつ病を知れ、そうすれば精神医学がわかるだろう」といわれている。この言葉は、特に老年期のうつ病にぴったりあてはまる。

抑うつはもちろん正常な感情であり、喪失や失望に対する自然な反応である。それはちょうど、不安が不安定や切迫する危険に対する反応であるのと同じである。治癒に付随する炎症や、感染に対する身体防衛の一部である発熱と同様、抑うつは喪の本質的な特徴である。それは、大切にしてきた何物かをわが身から引き離すために、そしてそれなしで生き続けるために、なさねばならない精神作業である。抑うつは、それを引き越こしたと考えられるストレスと対比して、その強さ、あるいは持続時間が、またはその両方が度はずれである場合にだけ異常（すなわち病的）である。実際、いわゆる内因性うつ病は、いかなる明白な喪失とも全く無関係な、深いメランコリーである。

青年期以後のあらゆる年齢において、うつ病は最も普通の精神医学的疾患である。老年期における器質性障害の重要性にもかかわらず、うつ病は、頻度からいえば少なくとも痴呆の倍はみられる状態である。種々の要因がうつ病の素因となる。遺伝はとくに若い人たちでは重要であり、五〇歳以前に重いうつ状態になる人たちの八〇パーセント、六五歳以後にこの障害が発症した人たちの四四パーセントに、うつ病（または躁病）の家族歴がある。抑うつ患者の相当多数が崩壊家庭の子供であり、人生の早期に両親と死別している。老年期にうつ病にかかりやすい典型的な人格は、強迫的、まじめで良心的、徹底的、堅苦しい、内向的、攻撃を表面に表すことができない、などの特徴を持つ。

純粋に身体的なストレスもうつ病を促進しうる。すなわち、感染、とくにウイルス、例えばインフルエンザ、またステロイドとかラウオルフィアのようなある種の薬物などがそれである。ラウオルフィアは高血圧症患者の血圧を下げるために使用されたが、深い、自殺傾向さえ示すうつ病を誘発する危険があるために見捨てられた。

しかし、高齢者のうつ病のはるかに重要な原因は心理的ストレスである。第二章で論じられたさまざまな喪失はすべてうつ病の原因となり、それが老年期にうつ病の頻度が増大する理由である。その中で最大のストレスは配偶者の喪失である。また、そのほとんどは比較的小さいものであるが、人生上の出来事の集積がうつ病のはじまりに先行する例が、統計上有意に多いことが見出された（Brown & Harris, 1978）。攻撃の挫折もうつ病の原因となりうる。そして晩年においては、これは、互いに密着していて、腹を立て憤慨しても喧嘩のできない夫婦の間に生ずることが一番多い。その時には、外に表せない攻撃が内に向けられ、うつ病は自己に対する敵意としてある程度説明できるように思われる。

このような敵意のもっとも極端な形は、もちろん自殺である。高齢者、とくに男性において、自殺率が最も高い。若い自殺者と比較して、高齢の自殺者には不安定な人格を持つ者が少なく、より多くの人たち、実際大多数の者がうつ病に罹患している。悲しいことにバラクラフ（1971）の研究によれば、自殺した老年のうつ病患者の大多数は、うつ病に罹患してから約六ヵ月しか経っていなかった（したがって、平均して一年以上経過してから精神科医に紹介されている人たちより、治療の可能性は大きかった）、また大部分の者が死ぬ一週間前に医師の診察を受けていたが、うつ病の治療を受けた者はほとんどなかった。うつ病が時に学習性無力状態を表すことをセリグマン（一九七五）の実験は示唆している。この状態では被験者は、何をしても自分のおかれた不快な状況を変えることはできないという憂うつな結論に達している。もちろんこういう状態は、高齢者の、特に施設にいる時の運命として生ずることがきわめて多い。

逆境にある患者が多いにもかかわらず、うつ病はあらゆる精神医学的疾患の中でいちばん治療の可能性がある。しかし病気が認められないままに経過することがあまりにも多く、自殺ほど重大な結果はそれほど多くないにしても、長引く苦悩によって多くの人生が不必要に傷つけられる。うつ病を見出してその治療に成功することは、老年精神医学に携わる者に与えられる特別な喜びの一つである。

うつ病は本来一種類なのか二種類なのかについては、精神医学上の長い間の論争がある。一つの学派（Lewis, 1971）は、うつ病は両極を有する単一疾患であると考えている。一方の端にはその状態がまったく環境に起因する患者がおり、他方の端にはほとんど完全に抑うつ性素質に原因のある患者がいる。大部分の患者はこの両極の間のどこかに位置している。他の学派（Carney, Roth and Garside, 1965）は、第一の学派が仮定した両極の状態にほぼ相当する二種類のうつ病（それぞれ「内因性」および「反応性」と名づけられる）があるが、本質において基本的に異なっている、と主張している。すなわちそれぞれ異なった人格をおかし、異なった経過をたどり、また治療に対する反応も相違すると考えている。統計的な証拠からは、第二の学派の見解の方が妥当と思われるが、いずれの側にも加担するのを避けるために、この章では「重症」と「軽症」という単純な表題の下にうつ病について記述しようと思う。

重症うつ病

重症うつ病は、ストレス、例えば死別によって促進されることがしばしばであるが（つねにではない）、気分変化は正常と考えられる限界をはるかに越えている。苦悩は激烈、持続的で、失われたものばかりでなく、生活のあらゆる面と関連している。深い絶望感がある。少なくとも、人生は生きるに値しないとみなされる。寝入って、もう目覚めることがなければうれしいだろうに、と患者が認めることもある。この段階を過ぎると、患者は積極的に自殺を考えるようになる。自分を人生にとどめておくような何ものもない、自分は全く生きる資格がないのだと感じる。しかし特徴的なことは、朝が一番悪く（うつ病でなくとも、われわれの多くは朝が最も具合が良いわけではない）、夕方近くになると明るくなる、このような気分の日内変動が非常な顕著な場合があるので、違った日の違った時刻に患者を診察すると、患者の気分の評価を誤る場合がある。

抑うつは通常、非常に強い罪責感を伴う。それは過去および現在の行動によって決して正当化されないもので、はっきりいえばおそらく妄想的なものであろう。これは最も軽い形としては、「所属していない」、仲間入りできない、という感情として現れる。うつ病の高齢女性に共通した観念は適当な衣服がないということで、どんな場合もそう考える。病院に行かないとか、電気けいれん療法を受けないとかの理由として、このことを熱心に主張しているのを聞いたことがある。人間として値打ちがないという念慮が強く表明されることがある。「入院は私にふさわしくない。あなたは私を壁の前に立たして射殺すべきである。」「私は地獄にいる――そこが私にふさわしい場所である。」これらの線に沿った妄想は、現在ニュースになっているどんな災害――洪水、地震、戦争――にも個人的な責任がある、と確信するようなまったく奇妙なものとなることがある。一人の高齢女性は自分自身をヨナのような者であると考え、彼女が治療を受けていた精神病院に、自分以外に一五〇〇人の患者がいるということは彼女の責任であると確信した。また、彼女が私に会うごとに私の白髪がふえるのも彼女のためであると確信していた。このような妄想はしばしば幻聴――患者を軽蔑し、ののしる声を伴う。「彼女はきたない、臭い、売春婦だ!」そして患者は、その声の判断に同意しがちである。ほとんどの者が患者の恥辱を知っており、それについて非難し、批判的な批評をしている、という被害妄想的信念のあることもある。しかしパラフレニーと対照的に、患者はこれらの想像上の批判によって悩まされるが、普通はそれを不満に思うことはなく、それらの批判は正しいと感じている。

特に高齢男性には、貧困念慮がみられることがある。これはときどき、退職年金の使い方についての不安、とくに所得税の請求に応じることができないという恐れから生ずる。没落、そして投獄さえも事実上確実であるように思われる。財源が十分にあるといくら説明しても安心させることができない、このような少数の患者は、そもそも年金の資格について疑い、事実、飢えるほどの生活を送る。

飢餓は、重症な抑うつ状態の特徴である極端で異常な心気症の結果としても起こる。便秘はうつ病の普通にみられる合併症であり、腸がまったく止まってしまったという信念をいだかせることもある。食物が体内で腐っていくとか、喉から直腸にわたって堅い塊りを作り、体腔内にこぼれ落ちるとか考える。そのためにうつ病で普通に認められる食欲や体重の喪失の度が強められ、脱水や憔悴のために生命に危険を伴うような、食物や水分の完全な拒絶にまでなる。この状態は救急（すなわち週末を待ってではなく今日）処置を要する精神医学的な緊急事態である。尿が排泄されない、という同様な妄想もみられ、この場合にはその結果として、水分摂取の制限が起こる。排尿していることを患者に実際に示しても、念頭から追い払われてしまう。彼にとっては、身体機能が著しく障害されているという「イメージ」のほうが、身体が実際に機能していることよりもいっそう真実であるように思われる。さまざまな他の心気的恐怖には、毛がなくなるとか、しらみがたかっているといったものが含まれる。

深い抑うつとこれらの極端な思考に伴う行動には、対照的な二種類のものがある。少数の者は抑制（制止）を示し、思考と行為が著しく遅くなる。自発言語がなく、応答は単音節で、しかも非常に遅い。あるいはまったく無言の場合もある。同様に身体的活動もほとんど、あるいはまったくなく、心は非常に深い陰うつに沈み、表情はただ苦悩だけを表している。抑うつ性昏迷では動きがまったくなく、患者は自分の座っている場所でたれ流しの状態になり、褥瘡を生じやすい。

対照的な型の行動は激越（焦燥）で、高齢のうつ病患者にいっそう典型的なものである。抑うつよりも、極端に落ち着きのない不安のほうがいっそう著明である。患者は絶えずあちこちと歩き、通りがかる人のスカートや折りえりをつかみ、安堵を求めるが、拒否される。おそらくこのような行動が結局引き起こすことになるいらだちを察して（理解のある親族や職員でさえ、このようなしつこい苦悩を非常に腹立たしく感ずる場合がある）、患者は自分の抑うつをより生々しく伝えるために、芝居じみた言動、あるいはきわめてヒステリックな活動に訴えることがある。不幸なことに、おそらくそれは逆効果になるであろう。すなわち、「ヒステリー」は顕示欲として、そして患者はいかさま師として片づけられてしまう。高齢者のヒステリーには重大な基盤があるということを述べる必要がある。またこのような患者がそれほど緊急に、やかましく注意を要求するのは、通常そうする必要があるからといわねばならない。激越うつ病患者は最も自殺傾向が強い。

食欲および腸機能障害についてはすでに述べた。睡眠も障害される。特徴的なことは、睡眠を持続することより寝入ることのほうが障害が少ないことである。非常に特徴的なのは午前三時とか四時の早朝覚醒であり、この時刻に患者の気分は最も沈んでいる。

(二〇〇～三〇〇年前、魔術の罪を負わされた不幸な高齢者たちの間で、重症うつ病患者が目だっていた、ということは本当かもしれない。普通の人格からの変化があまりにも際だっているために、迷信的な大衆には悪魔つきとしか思われないであろうし、誰も患者自身がした以上に猛烈な非難をあびせた者はないだろう。おそらくきっと、治療されるより罰せられたい、そして地上から苦しんで抹殺されたい、という患者の願望があまりにも容易にかなえられたのであろう。)

軽症うつ病

これは劇的な要素がはるかに少なく、特徴のより少ない障害で、そのために見過ごされやすく、正常老化に帰せられやすい。にもかかわらず、人生がものうくなり、不安に満ちたものとなり、また治療が効果的でありうるので重要である。

どんなストレスがあろうと（関節炎や気管支炎による障害のような）、抑うつの程度との対照はあまりはっきりしたものではないが、非常に似たような問題に対して、多くの高齢者がいかにうまく反応しているかを考えるならば、この抑うつはやはり不相応である。

高齢者の軽症うつ病には、重症うつ病の抑制および激越型にほぼ相当する二つの主要な型がある。

第一型は便宜上、無感情性うつ病と名づけてよいであろう。以前の、とくに社会的な関心の喪失が顕著である。人に会ったりするのに大変な努力がいる。室内に座ってふさぎこむ傾向がある。新聞も読まず、テレビにも魅力がなくなり、ラジオ放送は無視する。もう好きではないからというわけではなく（そういう印象を持つ友人もあるかもしれないが）、会話をするのがつらいという理由で、友だちを避ける。引きこもりが強まり、ベッドに就ききりになることもある。多少の自己無視もあるが、重大な問題になることはまれである。

軽症うつ病のもう一つの型の主な特徴は不安であり、主として心気症として現れる。これには、重症うつ病における身体機能についての妄想にみられる奇態な性質はなく、医師はより文字どおりに受け取るだろう。患者は頭、心臓、腸のことを心配する。癌を恐れたり、あるいは単に衰弱していくとか、死ぬとかいうことを恐れる。めまい、耳鳴り、喉や腹部の焼ける感じ、飲みこみにくい、膨満感、ガスがたまる、下痢、便秘、胸や脇腹の痛み、あるいは下って足の痛み、背痛、「下へ沈んでいく奇妙な感覚」、かゆみ、しびれ、ひりひりする、などの訴えが普通である。十分に検査しても妥当な身体的原因を見出すことができない。当然のことながら異常をさがし出せることも時にはあるが、それを治療してみても症状の改善はみられない。このような患者は要求が多く、自分の意見で不必要に医者をよび出し、頻繁に救急外来を訪れる。彼らは専門医から専門医へと紹介されるが、誰も治療が効いたという満足を与えることができず、また治してもらったという満足も得ることができない。彼らは医師以外の人——友人、家族、隣人、ソーシャルワーカーおよび牧師——に助けを求める。しかし最初は同情をもって迎えられるが、後になると、精力的な援助によっても助けられそうもなく、そして彼らの要求が続くので、いやいやながら迎えられるようになる。彼らは自分でも厄介者と感じ、また他からもそう感じられているが、必ずしもそうではなかった。

軽症うつ病患者の気分は必ずしも実際に陰気なものではなく、ただ単に楽しむ能力がないだけのようである。しかし多くの者は実際に不幸な気分に陥っており、気が動転しやすく、涙もろい。一日を通じての気分の変化は、目覚めた時よりむしろ夕方にいっそう疲れや悲哀を感ずるという形をとる。日ごとの変化もあり、時には短期間の完全な中休みがあるが、一週間以上も抑うつがなくなることは決してない。罪責感が軽症うつ病の特徴であることはまれである。代わりに刺激性と易怒性が普通であり、それは主に辛抱強い娘や配偶者に向けられる。若い患者できわめてしばしばみられるような強い恐怖症は目だたないが、不安は心気症のほかに、外出についての実際の恐れ（単に気がすすまないのではなく）として現れることがある。軽症うつ病患者は重症うつ病患者よりも「元気づけ」に動かされやすく、もしなだめたり、おだやかにおどすなら、社交的な会合に参加することもないとはいえない。そしてこのような刺激がなければ急速に気落ちしてしまう。

エネルギーの喪失は関心の欠如に伴い、貧血のような衰弱の身体的原因が考えられるほどに著明なことがある。食欲が障害されることもあるが、体重減少は数ヵ月の経過中に一ストーン（九〜一〇キログラム）にすぎないのが普通である。食欲が増加することもある。食べ過ぎはどの年齢でも不幸の代償として普通にみられるものであり、「笑って太る」よりも泣く人のほうがはるかに多い。睡眠障害は入眠に際してみられる。患者はしばしば眠れないことを苦にしながら、目が覚めたまま横になっている。

うつ病の軽症状態は精神科病棟ではきわめてまれである。それがしばしばみられるのは、一般および老人病棟、老人ホーム、デイセンター、デイホスピタル、外来診療所、地域社会全般など、ほかの場所である。この状態は限界をあまりはっきり決められないので、正確な頻度を決定するのはむずかしいが、重症うつ病よりは実際かなり普通にみられる状態である。ニューカッスルの調査では、六五歳以上の高齢者における感情病と神経症の合計頻度は二六パーセントであったが、大多数の者が軽症の範疇に入ることが示された。

かなり典型的な次の病歴は、軽症うつ病の主要な特徴を明らかにしている。

七三歳のブラウン夫人は、二度目の夫と一緒に、快適な古いテラスつきの家に住んでいた。その家はイースト・エンドの驚くほど静かな袋小路にあった。彼女は「今度は」約一ヵ月ほど具合が悪かった。「何か飲むとすぐ体中が焼けるような感じがします。胃も、上の方も、脇腹も、背も、あちこちがそうなります。ひどく汗をかきます。少しも力がつきません。誰かが私に会いに来ても声が出ないのです。」彼女は睡眠薬なしでは眠れなくなった。前年中に体重が一ストーンぐらい減量していた。食物や他の物にも関心がなく、生活を楽しむことができなかった。この一ヵ月間は外出しなかった。日が沈む頃が気分が最低である、と夫はいった。比較的具合のよい日も数日ぐらいはあった。

これは、一〇年とまではいかなくても、少なくとも六年間も患者を苦しめてきた障害の最近の状態を述べたにすぎず、障害はますます強くなっていることが判明した。彼女は一〇年前に胆嚢を摘出したが、その時以来すっかり具合よくなったと感じたことはなく、何度か衰弱の病期を経験した。過去六年間はさらに具合が悪かった。夫は三年前に退職して、この一年間は家事、炊事、買物いっさいをした。そのどれについてもいやがる風にはみえなかった。

彼女は双生児で九人兄弟であった。姉が最近死亡したが、おそらくこれが現在の病気を促進したように思われた。一卵性双生児の妹の方は新しい町に住んでいたが、彼女も「神経病」にかかっていた。子供の頃は幸せであった。父は彼女が一五歳の時に死に、母は七二歳で死んだ。裁縫業に従事した後、二〇歳で最初の結婚をした。外出して大酒を飲んだ夫は「心臓病」で一九三七年に死亡した。彼女は三人の子供の世話で忙しすぎて、喧嘩どころではなかったので、この夫婦は折り合っていけた。子供たちは現在みな結婚して、比較的近くに住んでいたので、二週間に一度はみなと顔を合わせることができた。一人の子供は、彼女と同じイースト・エンドに住んでいた。

二度目の夫は初婚で、彼らの間には子供はできなかった。彼は退職前はペンキ屋で、ある地方市議会の契約装飾業者であった。最近の外来診察で、夫のことを「室内装飾業」と不正確に述べたことについて、彼女はひどく悩んでいた。彼らは仲のよい夫婦で、決して喧嘩などはしなかった。全身不快感が起こるようになるまでは、彼らは十分な社会生活を楽しんでいた。年金で生活し、個人家主に家賃を支払っていた。テラスは公営住宅団地に場所をあけるために、結局は取り壊されることになっていた。彼らは二人とも、近代的なフラットに自分たちの持ち物をすべて入れることができるかどうか心配していた。

手術を受ける前、あるいは症状がそこまで進む前には、ブラウン夫人は健康であった。再入院はしなかったけれども、手術を受けた大きな教育病院の外来患者として、外科のほか内科にも通院を続けた。また一般医から、事実上あらゆる種類の「三環系」抗うつ薬ならびに緩和精神安定薬による治療を受けていた。

面接の際には、彼女が悲しい気持ちで、落ち着けず、不安である点が注目された。知的にはむしろ鈍いように思われた（決して精神遅滞ではなかったが）。問いに対して彼女は、夫のほうばかりみて助太刀を求めていた。そして夫は、むしろあまりにも簡単にそれに答えすぎた。しかし自分で答えるように強く求められた時には、きわめて適切に答えることができ、錯乱は認められなかった。心気症は目だつが、決して妄想的なものではなかった。身体は丈夫で、完全に歩行可能であり、視力、聴力は正常であった。全体として混乱している状態を反映して、髪は乱れていたが、服装は小ぎれいであった。夫は目だって大柄で、親切、沈着であり、妻に対しては頼もしい支えとなった。

系統的に説明すれば、彼女はわりに正常な背景（イースト・エンドについて）と病前性格を有し、最初の結婚生活では相当きびしい生活をよく切り抜け、子供たちの愛情をつなぎとめた。彼女より数年若い中年の独身者との二度目の結婚は、みたところ彼女に対して要求することはほとんどなく、一〇年前に手術を受けてからは、ずるずるとますます依存的な状態になっていた。このことについては夫にも責任があったように思われる。過去六年間、彼女には不安と心気症の目だつ軽症のうつ病期が何度かあった。一卵性双生児の片方も「神経異常」になっているから、遺伝性要因があるのかもしれない。成人してからの生活では、決して怒るようなことはなかったらしい。現在の病期は多分以前のものより少し悪いように思われるが、姉の死によって促進されたのかもしれない。

治療にはソーシャルワーカーが加わった。彼の仕事は、ブラウン夫人と夫を力づけ、彼らがお互いにあまり依存的にならないように援助することであった。彼ら二人を近くの年金生活者クラブに入れることによって、社会的なリハビリテーションが試みられた。しかし、ブラウン夫人をデイセンターに参加させることによって夫婦間の緊密な提携をゆるめようとする計画は、どういうものか失敗した。モノアミン酸化酵素阻害薬（MAOI）が投与された（この種の抗うつ薬は以前には彼女に与えられていなかったが、この型のうつ病には「三環系抗うつ薬」よりいっそう有効であるように思われる）。そして、妙な身体感覚が完全になくなったわけではないが、二週後にはかなり明るくなり、不安も少なくなった。このような治療方式に基づいて彼女は比較的良い状態を保っているが、彼女の病気は挿間性の型をとっているので、再発はないというにはまだ早すぎる。

錯乱とうつ病

通常、錯乱を欠くことがうつ病と痴呆の最も重要な差違である。しかし、(1)うつ病と痴呆が同時に存在する場合、(2)抑うつ性偽痴呆においては、錯乱と抑うつがともに見出される。
1　痴呆は老年人口の一〇人に一人、またうつ病はおそらく四人に一人の割で起こるので、偶然だけを基礎にして、二つの状態がともに起こることがまれでないとしても驚くにはあたらない。また、記憶と知性の進行性の喪失に対する洞察のある人たちにとっては、痴呆は恐ろしい病気であり、そして実際それは、うつ病の原因となる。前章で述べたように、血管性痴呆の場合には、人格の低下が知性のそれよりはるかに遅れる傾向があるので、この状態を背景にうつ病がみられるのはきわめて普通のことである。浅薄な情緒性は、卒中による脳損傷患者には普通にみられるが、特にうつ病の家族歴がある場合には、うつ病が重症になる可能性がある。重症うつ病の素因と動脈硬化症のそれとの間には、素質的な関連さえもありうるのである。

現在、うつ病と痴呆とをともに有する患者では、以前にもうつ病期があったかもしれないが、今回のうつ病期には痴呆が先行したことが病歴によって明らかになるだろう。脳血管疾患のほかの症状や徴候もあるだろう（六九〜七四頁）。

2　高齢者の重症うつ病における放心、抑制、引きこもりは、時に見当識や知能テストの成績を障害することがある。患者は病的な思考に心を奪われてしまって、質問を理解できない。あるいはあまりにもみじめすぎて質問を気にするどころではない。あるいはまたあまりにも遅すぎて、許容時間内に答えることができないことがある。ここから偽痴呆の病像が生ずる。重症うつ病に対する老化の影響――抑制うつ病患者の不活発と遅鈍、激越患者の振戦と不合理な恐怖、前屈姿勢、引きずり歩き――がそれに色合いを加える。しかし七七頁で説明したように、「痴呆」はまったくうつ病によるものであり、気分が正常に戻ればこれは消失する。

反応性うつ病

　私の意見では、これはまったく喪失に対する正常な反応である。突然の死別とか癌であることを知るとかいうように、喪失が非常に大きい場合には、反応性うつ病は強烈である。またストレスに対する人格の耐性が低い場合にも、反応の激しいことがある。反応性うつ病の主な特徴は次の二点である。⑴うつ病が、患者の境遇(患者自身の目に映った)から当然起こりうると考えられる。⑵このような境遇の変化に伴って気分も変わる。

　若い、未熟な、あるいは不適合性の成人にあっては、反応性うつ病が自殺企図の基礎になることがしばしばである。たいていの場合、このような自殺企図を引き起こすうつ病は、専門家の援助や普通は入院後にみられる親友、縁者の回復努力によって急速に軽減される。高齢者ではこのような行動ははるかにまれなことであるが、起こることもある。

　七〇歳のホワイト氏は独身でひとり暮らしであったが、石炭ガス中毒の結果、無意識状態で総合病院へ入院した。回復した時彼は、癌の疑いで内耳の手術を待っていたのだと説明した。最近数ヵ月の間に、二ヵ所の別の病院で耳だれについて専門医の診察を受けていた。二度とも、彼はすべてうまくいったという印象を受けたが、二度とも、よばれて聞かされた説明はそれとは違っていた。手術を待つ間の緊張、まったくわからないその結果、予想される痛み、変形、これらは彼にとってはあまりにも耐えがたく、彼は自殺を試みた。しかし病院では、彼に耳を傾け、関心を持ち、彼の代わりに外科医に接する人たちのおかげで、非常に元気になった。手術を受け、うまくいって（少なくとも短期間においては）、三ヵ月後に帰宅した。二日後にまた自殺を図って再入院したが、この時は、最初の入院の際に与えられた抗うつ薬を過量に服用したものであった。この薬は入院中必要もないのに続けられ、また退院に際して軽率に与えられたものであった。過量服薬のために、彼は最初ひどく錯乱していた。このことと、彼のグロテスクな容貌の結果——耳のあった場所の裂け目をかくすために羊毛のかつらをつけていたし、手術のために一側の顔面が麻痺していた——、一部の職員は彼を痴呆患者とみなして敬遠した。しかし精神科病棟に移されて一日のうちにまったく正常になった。彼がどれほどおびえ、心細く感じていたか、また耳の痛みにどれほど苦しみ、癌の再発を恐れていたかということを、退院の際に彼は語った。彼は長いこと苦しんで死ぬことを予期して、純粋に反応性のうつ病にかかっていたものと思われた。また人と一緒にいる時には元気でいられたが、ひとりになると不安に圧倒された、と考えられた。この結果、彼を老人ホームに入居させる準備がなされた。やがて彼はそこに安住した。過量服薬から回復した時以来、うつ病の徴候は認められていない。

反応性うつ病を誘発するストレスは、重症であれ軽症であれ、高齢者のうつ病をしばしば促進するストレスと同じものである。ただ前者における反応ははるかに直接的でありストレスの程度に比例する。

処遇管理においては、可能な場合にはストレスの軽減、思いやりのある支持、そして比較的安定していて、能力がよく保たれている者には、変えることのできない境遇を甘受するのを援助するための精神療法、急性の危機を乗り切るための短期間の鎮静、これらはすべてそれぞれの役割を持っているが、抗うつ薬の有用性は少ない（そして上記の病歴のところで説明したように害を与えるかもしれない）。

うつ病の経過

うつ病には自然軽快の傾向がある。このことは、近代的な治療が行われるようになる前ですらそうなのであって、精神病院のうつ病患者はもし栄養失調症や自殺、施設なれに屈することがなければ、数ヵ月ないし一～二年後には自然に回復する傾向があった。抗うつ薬の発見によってうつ病を見出すことはやりがいのある仕事になったが、それ以前には軽い気分障害はそのように診断されないことがしばしばで、「貧血」、「増殖性線維組織炎」、「ビタミン欠乏症」、「甲状腺機能減退症」あるいは「変化」などと名づけられることのほうがいっそう多かった。そのような時でさえ、やがてほとんどが軽快した。近代的治療の結果、長期うつ病は短期うつ病よりも重視されなくなった。すなわちこの疾患は、自然の経過をたどらないうちに、短期間で治癒するようになった。

しかしうつ病はいったん罹患すると、繰り返す可能性がきわめて大きい。まもなく再発することもあるが、多年の間再発をみないこともある。あとのエピソードのパターンは、最初のそれにぴったりと従い、同様な回復傾向を示す。

うつ病の分類法はたくさんあるが、反復性うつ病を単極うつ病、双極うつ病に分けるのもその一つである。単極うつ病では患者はうつ状態だけを繰り返すが、双極うつ病では時には躁状態になる。双極うつ病の方がリチウム療法（一五〇頁参照）が有効な場合がはるかに多い。

老年期にあっては、うつ病を引き起こすのに環境的なストレスが非常に重要であり、また人格の適応性が減退しているために、若い患者よりもうつ病の予後は不良である。頻繁な再発、不完全な治癒、慢性的で取り扱いにくい激越と憂うつが、若い人よりはるかに普通にみられる。

ベスレム病院のフェリックス・ポスト博士は（Post 1962, 1972）、治療はほとんどの患者ではじめは成功するが、その後彼らの半数が心理的および社会的に廃疾になることを示した。次の特徴はすべて良好な予後と関係があるが、これらのうち、高齢のうつ病の患者に典型的なものはほとんどないといわざるをえない。年齢が七〇歳以下、躁病あるいはうつ病の家族歴、五〇歳前の（完全に回復した）重症うつ病の既往歴、外向性格と穏やかな気質、症状が重症で奇態ですらあるが完全に寛解していること。一方不良な予後と関係があるのは、高齢と老けた様子、脳損傷の証拠、すなわち神経学的徴候と痴呆、障害を残す重い身体疾患、二年以上も持続したうつ病歴などである。これらの他に、私自身の臨床経験からさらに次のものをつけ加えたい。一つは、患者とその配偶者の間の慢性的な敵意（本人同士は認めていないのだが）であり、もう一つは、患者が依存的な廃疾者のままでいることから、無意識のうちに利益を得ている、非常に面倒見の良い配偶者または親族とのなれ合いである。

うつ病の診断

隠遁者の場合以外には、重症のうつ病が見逃されることはほとんどないであろう。深い抑うつ、強い自己非難、言語、運動の著しい遅鈍化、それよりいっそう著明な激越、奇妙な貧困、身体障害妄想、典型的な睡眠障害、気分の日内変動などから、通常正しい診断は容易であり、適切な病院治療の手配が迅速になされる。心気症が目だつ場合には、便秘あるいは尿閉の疑いで、最初に内科あるいは外科病棟に、検査のために入院することが時にある。しかし身体的異常が認められず、うつ病の他の症状が認められることから、無関係なもののむだな追求は中止され、速やかに精神科医に紹介される。抑うつ性「偽痴呆」の診断についてはすでに十分に論じた（七七頁と一一二頁）。他の唯一の落し穴は、激越うつ病患者の演技をみて、不注意な者が「ヒステリー」の診断をつける場合である。この言葉は、特殊な人格――浅薄、感情的、顕示型――と、心理的利得のために無意識に病気を装うような神経症の一型の、両方を意味している。しばしば「ヒステリー」のこのような二つの意味の違いが、この言葉を使う人たちの考えの中ではっきりしていない。いずれにしろ両方とも、激越うつ病に使われる時には非常に誤解を生じやすい。もし患者が芝居じみた人格とみなされるならば、患者の現在の苦悩は本気では受け取られないだろう。また患者が「そういうふりをしている」と疑われるならば、共感や理解を得ることがむずかしいだろう。

グリーン夫人は慢性的な激越うつ病に罹患し、それはさまざまな病院の精神科医や他科の医師の最善の努力にもかかわらず軽快しなかった。彼女には多くの身体症状があり、それについて精力的に検査がなされた。それによって脊椎の骨関節炎のような小さな異常は見出されたが、理学療法、首のまわりのカラーの装着、牽引などもほとんど効果がなかった。抗うつ薬、電気ショック療法も無効であった。彼女は紹介された新しい医師のすべてに難題をぶつけたが、誰にも良くなって報いることはなかった。基本的な困難は家庭にあるように思われた。そこでは受身でやさしい夫が彼女を甘やかし、不安を助長させ、他の誰もがますます強く望んだようなしっかりした処置を、彼女に対してとることができなかった。

彼に対して治療にかかわりを持たせようとする試みがなされたが、効果はなかった。グリーン夫人は「きらわれ者」であった。そのために彼女自身も苦しみ、他人もまた苦しまされた。彼女は悲惨のどん底にあり、未来に対して望みがなく、絶えず援助を求めているが、提供される援助を使うことがまったくできない。精神療法は失敗した――彼女は自分の感情を直接表現したり、自分の困難を他者との関係という観点からみることがまったくできず、何もかも彼女のたいくつな「身体言語」に翻訳した。彼女は、発病前にそうであったという証拠はほとんどないが、完全な不適合人格とみなされるようになった。彼女が次々に大げさな自殺ジェスチャーをみせるようになった時には、なおいっそう共感を失った。二～三回過量の薬物を服用したが、生命が本当に危険になるような状態にはならなかった。帰宅途中に二度、夫の車から身投げを試みた。二度は村の池に身を投じた。事実水は相当に深かったが、ひどい目にはあわなかった。病院で二回、身を投じて階段を転がり落ちた。さらに正確にいえば、彼女がそういったのである。二回目の後で行ったX線撮影は椎骨の一つの圧迫骨折を示していた。それゆえ、おそらく彼女は本当のことを話していた。しかしこれらすべての試みには「行動化」的なところがあった。彼女は長期滞在病棟に移すべきなのか、それとも脳白質切断術を受けさせてもよいものかどうかについて議論がなされた。しかしある夜、彼女が病棟の自分のベッドのまわりのカーテン・レールで首吊りをするという、「顕示欲者」の極端な行動をとったために論争は終結した。職員は驚き、狼狽するだけであった。「われわれは彼女がこのようなことをしようとは考えもしなかった。」

高齢者のヒステリー行動は額面どおりに受けとられてはならないが、ちょうど熱が感染の徴候であるように、その下にある重大な障害の顕在化であるということは、いくら述べてもいい足りないほど重要なことである。

軽症うつ病は、無視されたり身体的疾患と誤診される可能性がある。高齢者の正常な社会的行動として期待されるものはきわめて不明確なために、ひどく引きこもって不活発な生活を送り、家にいて数ヵ月間ほとんど何もしなくても、異常とはみなされない場合がある。抑うつ性無感情への低下は非常にゆるやかに起こるので、家族や友だちには何が起こっているのか、ほとんど気づかれないだろうし、他方はじめて患者に出会う人たちには、彼は普通こうではないのだということがわからない。何年も前のエジンバラでの調査で、在宅高齢者でのうつ病例の四分の三が一般医には気づかれなかった（Williamson et al., 1964）ことが示された。しかし地域ワーカー――ソーシャルワーカー、地域保健担当員、地区看護婦、ホームヘルプ、ボランティア――は、「広角レンズ」でもって自分の義務に取り組んでいるので、直接関係があるクライエントに注意しながら、近所の他の人たちに起こっていることにも気がつく。彼らは、高齢者が沈みがちで、反応が少なく、外見をあまりかまわないことから、あるいはただ滅多に顔をみないということによって、高齢者の状態の悪化に気づくのに良い立場にある。その時に質問すれば、医師の注意を引くに十分なうつ病の証拠を引き出せるかもしれない。

無感情性および心気性うつ病患者、とくに後者は、身体的疾患とみなされる可能性がある。例えば甲状腺機能減退症、貧血、パーキンソン症候群は、エネルギーの減退と喪失を引き起こす状態であり、うつ病と間違われやすい。しかし不安性うつ病患者の症状を共有する障害は数限りなくある。脳の基底および後部への血液供給を制限したり、神経や脊髄を圧迫する頸部の関節炎、目まいを引き起こす内耳疾患、息切れ、脈拍の不整（動悸に類似）、あるいは胸痛の原因となる心疾患、肺疾患、消化性潰瘍、肝臓・胆嚢・腎臓疾患、腸および子宮の異常、高血圧、糖尿病、甲状腺機能亢進症、関節炎、どこかの癌。症状が重要な身体的障害を示唆している場合には、注意深い診察と適切な検査とによってそれを除外しなければならないことは明らかである。しかし、たとえ異常が見出されたとしても、それが患者の障害と関係のない場合もある。

ブラック夫人はひとり暮らしの七三歳の未亡人で、つねにどちらかといえば神経症的な女性で、たいしたことのない不健康を「楽しんでいる」ようなところがあった。しかしきわめて小さな卒中にかかるまでは、普通の活発な生活をしていた。この卒中は短時間の意識喪失と数日間の言語喪失を引き起こした。その後彼女は外出する自信を失い、家庭できわめて限られた生活を送った。さらに、彼女が用意した昼食を食べに、毎日職場から彼女のところに通って来ていた息子が、その地方から転勤することも彼女にとっては打撃であった。彼女はつらそうで生気がなくなり、一般医を紹介されたが、医師はその外観から甲状腺機能減退症を疑った。このことは、検査によってまったく疑う余地なく確認されて、適切な治療が始められた。まもなく甲状腺機能減退症の徴候はなくなった。外観ならびに甲状腺機能検査は正常であった。しかし彼女の症状にはまったく変化はみられず、心配の多い、不幸な、元気のない生活が続いた。医師は彼女を精神科医に紹介した。精神科医は、ブラック夫人が一五年前、夫の死亡後にうつ病の治療を受けていたことを知った。その時の症状は本質的には現在と同じであった。彼女に対して抗うつ薬の治療が行われた。また週に二回、デイホスピタルに通うように勧められた（交友、刺激、支持を得るために、また突然の死や永続的な障害の恐れについての「現実検討」のために）。そして一月のうちにほぼ軽快した。

ジョーンズ氏はひとり暮らしの七四歳の男やもめで、脈拍の不整を引き起こす（しかし決して心不全は起こさない）心疾患にかかっていた。また六年前に視力をほとんど失ったが、これは脳の視覚を記録する部分への血液供給不足の結果であった。彼の楽しみ――読書、テレビ観賞、酒場への立ち寄り――は容赦なく奪い取られたが、はじめはこの障害によく適応した。しかし過去一年間は健康ではなかった。すなわち疲れやすく、不安で、上腹部痛に悩まされ、食事を取らず、体重は減少した。鎮静薬なしに眠ることができず、服薬した時でさえ、わずか三～四時間後には早くも目覚めてしまった。ちょうどクリスマスの前に、彼が心臓発作と考えた事件のために検査入院した――心臓が非常に不整であるように思われ、胸部にびっくりするような動悸と連続的な鼓動を自覚していた。この症状を十分に説明できるような異常は見出されなかった。胃癌の可能性が考えられたが、X線検査によって否定された。しかし心電図は異常であり、心拍動を調節する治療が行われた。しかし退院二日後には、動悸と対処能力欠如のために再入院した。精神科医はその時、彼の暗い陰気な表情、リラックスできないこと、浅く腰かけて自分の両手を絶えずもみ絞っていることに注目した。気分について尋ねられると、ジョーンズ氏はすぐに、彼に死にたいという気持ちを起こさせたうつ状態について話した。また死を恐れさせた不安について語った。彼は、近頃孤独感にさいなまれ、未来に対して大きな不安を持っていることを話した。しかし孤独が彼のうつ状態のすべての原因ではないことを認めた。抗うつ薬を投与して三週間後には、前よりかなり元気になり、自信を持つようになった。そしてデイホスピタルの支持を受けながら、家に退院することができた。

両例とも病歴はうつ病を強く示唆していたが、この場合身体所見が最も重大な問題から注意をそらせてしまった。痴呆において、そして実際に医学の大部分においてそうであるように、診断をつけるのは病歴である。しかし病歴は、患者を潜在する病気の貯蔵所としてではなく、人間として考慮する必要がある。プロクルステスの寝台のように、患者を圧搾したり歪曲したりして、無理にオーソドックスな医学診断に合わせるよりは、むしろ結果を常識的に最も妥当な原因に結びつけ、そして、高齢者の間にうつ病の頻度がいかに高いかを知ることが、誤診をはばむ道である。

軽症うつ病は、また反応性うつ病と誤診される可能性がある。うつ病に対する治療が必要であるのに、それをしないで例えば新住宅への移転など、環境を変える思い切った処置がとられるならば、事は重大になる。

ジェイコブズ夫人は長いこと未亡人で、子供がなく、七〇歳代でひとり暮らし、通常それで十分満足していたのに、かかりつけの一般医が、ひどく孤独に悩んでいるとして、病院へ送りこんだ。この医師は、彼女を至急老人ホームへ入れる必要があると感じたが、あまり急いでとても部屋がみつからないので、一時、間に合わせに病院へ送ったのである。長年ひとりでいたのに、なぜこの状況がそれほど耐えられなく感じられたのか、彼女と話し合おうとしたが、敵意と怒りを受けた。彼女はホームに入りたかった、それだけだった。彼女は過去何年間か続いて、冬期になるとしばらくの間、だいたいこれと同じような感じを持ったことが明らかになったが、決してそれほど強く、緊急なものではなかった。他の点ではしかし、交際を望まず、社会的な集まりを避け、人と交際せず、彼女の家族で存命する人たちからの手紙に返事をすることなど気にもとめなかった。彼女の抗議にもかかわらず、うつ病の診断が下され、孤独感は原因というよりむしろ症状とみなされて、抗うつ薬で治療された。三週間の経過で、やかましい要求も次第におさまり、試みに週末を家庭で過ごしてみるようにとの説得にも、たやすく応じるまでになった。帰院した時には、すごく幸せな気持であったと報告し、退院を希望した。次の冬に同じエピソードが繰り返されるまでは、すべてがうまくいった。

生化学的検査のデキサメタゾン抑制試験は、若干の重症うつ病患者で認められるコルチゾールの過剰産生を被験者で証明するので、現在、診断の補助に使用することができる。

治　療

うつ病は、高齢者においても若い人たちとまったく同様に、精力的に治療すべきである。重症うつ病は、ほとんどつねに精神科病棟で治療すべきである。苦悩が激しく、自殺傾向があるか、あるいはほとんど食物を摂らない患者は、熟練した寛容な職員による観察と処遇管理を必要とする。

三環系と四環系の抗うつ薬は非常に価値がある。三環系抗うつ薬は定着して久しいが、四環系抗うつ薬は心臓病、特に不整脈、心筋梗塞の病歴あるいは刺激伝導障害の証拠のある場合に好んで用いられるようである。最も古い三環系薬はイミプラミンであるが、まれでなく起立性低血圧（起立する時に血圧が下って失神することもある）を起こしてあわてさせることがあるので、高齢者では避けるにこしたことはなかろう。アミトリプチリンはイミプラミンと同じ頃から使われており、その鎮静効果に対して若年者よりも耐容性があるように思われる高齢者ではより有用である。なおいっそう鎮静的に作用するのがトリミプラミンで、そのために抗うつ効果同様、催眠効果を期待して使われる。鎮静作用は激越患者に対して有用である。その他ではドチエピンが私の一次選択である。それは一般的に有効であり、また服用には十分耐えられる。最も強力な三環系薬はクロミプラミンであるが、抗コリン性副作用（すべての三環系薬である程度生ずる可能性がある）がとくに著明である。口渇、発汗、便秘、時に近くの物を見る時に焦点が合わなくなる視力調節障害や尿閉、また時折、振戦もみられる。これらすべての薬剤の通常の用量は七五ミリグラムで、二四時間に一回、夜間に投与されるが、二五ミリグラム程度の少量で十分な場合もあるし、時には一五〇ミリグラムあるいは二二五ミリグラムもの量が必要とされることもある。少なくとも一つの薬剤、ノルトリプチリンに対しては治療効果のある「適量」があり、薬剤が多すぎるのは少なすぎるのと同様に効果がない。したがって薬剤の血清中濃度の測定が可能な場合には、よりたやすく正確に標的に達することができる。

同類の薬剤でこれまで述べてきたもの以上ではないにしても同様に有効で、心臓病患者に対してはより安全で、副作用がより少ないと主張されているのが、四環系薬のミアンセリン、ノミフェンシン、マプロチリンである。これらの主張の正しいことは、高齢者においては多分アミンセリンが何よりもよく証明しているだろう。抗コリン作用がほとんどないので、一部の三環系薬よりも耐容性があり、緑内障や尿閉の危険性のある人たちにとってはより安全である。一部の三環系薬と窮極的に全く同じ効果があるかどうかは確かめられていないが、これらの三環系薬が奏効するのに二、三週間かかるのに比べて、もっと速効性であるように思われる。しかし鎮静作用が厄介な副作用になることがある。用量は夜間に二〇から六〇ミリグラムである。マプロチリンとノミフェンシンの両者は、三環系薬と同じような用量で投与される。これらの薬は多くの場合に、三環系薬が有効でなかった時の代用薬品として使われる。その理由はこれらの薬が比較的新しいもので、まだ他の薬剤よりも圧倒的に有利であることが示されていないからである。理論的に考えて、アルツハイマー痴呆の患者の脳ではアセチルコリンが欠乏していることから、症状として錯乱も認められるようなうつ病患者では、抗コリン作用の少ない抗うつ薬が好んで使われる。

非常に焦燥感の強い患者には、精神安定薬、普通はクロルプロマジンも必要となろう。しかしこれではねむけが強すぎる患者に対しては、チオリダジンあるいはロラゼパムを代りに投与することができる。厄介な被害妄想は、トリフロペラジン一日一〇～二〇ミリグラムで軽減する。しかしこれらの薬物が大量に使われる場合には、パーキンソン症候群を防止するための薬物、例えばオルフェナドリンが必要とされるだろう。

栄養について注意深く観察しなければならない。患者が十分に摂取していることが疑われる場合にはいつでも、毎日の水分の摂取と排泄を図示しなければならない。摂取量が一日二リットル以下であってはならない。また排泄量は一リットル以下であってはならない。

水分摂取が不十分で、患者の苦痛が抗うつ薬の効果を待っていることができないほど激しい場合、患者が積極的に自殺を試みるような場合、あるいは薬物に対する反応がみられなかった場合には、電気けいれん療法（ＥＣＴ）が適切な治療である。作用時間の短い麻酔薬によって患者を無意識状態にし、麻酔薬に続く注射によって身体のすべての随意筋を完全に弛緩し、続いて頭蓋にあてた電極から脳底部におよそ一〇〇ボルトの電流を約半秒間通じることによっててんかん発作を起こす。病気をなおす力があるのは、電気ではなくて発作である。筋弛緩薬は発作を非常に緩和するので、身体は単に単収縮するにすぎないが、脳はあたかもけいれんが起こったかのような影響を受ける。一五分から三十分で患者は完全に意識を取り戻し、最初に麻酔薬注射の針を刺した後の経験は記憶がないが、今はいつでも日常生活が続けられる。治療は週に二回（しかしもし患者がきわめて抑うつ的で食事を摂っていないならば、はじめはもっと頻回に）、合計四回から一二回行われる。

最近ECTは、主として精神科医でも重症うつ病患者でもない人たちからの新聞紙上での評判が悪い（Kendell, 1978）。しかしそのような攻撃に耐えて、老年精神医学の臨床では依然として尊重されている。ECTは正直にいって長い間、経験的な治療、すなわち効果があったから効いたのだ、として容認されていたが、現在では中脳の生化学的過程に影響することによって効くのではないかと考えられている。同じことはジギタリスの作用が理解されるようになるまでの、衰弱した心臓に対する「ジギタリス葉」の効果についてよく当てはまっていたし、アスピリンの疼痛軽減作用については今なお通用する。それは患者をおどかすか、「魔法をかけて」、正常に戻す方法ではないが、効果はしばしば劇的である。それは四〇年後もなお、重症うつ病に対してわれわれが持つ最も効果的な治療である。効果は大部分心理的な症状に対してであるが（食欲、エネルギー、睡眠も回復されるが）、作用は脳機能に対しては生理学的なものである。この治療はきわめて安全であり（後期高齢者に対してさえ）、近代的な技術によって、大部分の患者が苦もなく切り抜けられる楽な処置になった。「あわれな老人――なぜ彼らは老人をそっとしておかないのだろう？」という高齢うつ病患者に対する態度は、善意によるものだが、完全に間違っている。しばしばECTは命の恩人であり、それをしないでおくことは、窒息している人の気管から障害物を除去しないのと同様に怠慢であろう。「当時そして今」と題した別れの手紙の中でポスト（一九七八）は、電気けいれん療法導入後のクライトン・ロイヤル病院の慢性うつ病患者の状態の変貌を述べている。

すべての患者、そして高齢患者の大部分は、二、三回の治療後に最近の記憶を一時的に失うことがある。この記憶喪失は、通常長くて六週間で消失するのが常であるが、より長く続き非常に厄介なものになる場合がある。この健忘が患者を改善させるものであるという考えはまったく間違っている。それは迷惑な副作用であり、可能なら例えば、改善に向かい始めた時には治療頻度を少なくするとか、脳のいちばん少なく利用される側、すなわち右利きの人では頭蓋の右側に電極を置くことによって、それを最も良く防ぐことができる。

ＥＣＴは永続的な治療法ではなく、反応する患者はおそらくやがて再発するであろうという反論がある。これは真実であり、外科治療よりもむしろすべての内科治療についていえることである。抗生物質によって肺炎がうまく治癒したということは、患者が再び決して肺炎にかからないという保証ではない。しかしそのことは、患者が肺炎で死ぬのを放っておく理由には決してならない。ＥＣＴがうまくいけば、うつ病の今回のエピソードは短くなり、自分だけの地獄に生活しているうつ病患者にとっては非常に値打ちのあることである。この病気の性質上、エピソードはまた起こるかもしれない（確実ではないが）、しかし数ヵ月とか数年の間にではない。

食物や水分の拒絶は、しばしば最初の一、二回の電気治療に反応する。しかしもしそうならなければ、経口的に十分摂取できるようになるまで、五パーセントブドウ糖の静注か経管食によって、患者の栄養を確保しなければならない。

軽症うつ病は、通常一般医が家庭で治療することができるし、精神科医が外来診療所あるいはデイホスピタルで治療することも可能である。また抗うつ薬が非常に効果があり、三環系抗うつ薬が第一選択である。それは重症うつ病患者に対するのと同様に投与されるが、通常一二四頁に述べられた一回量のより少ない方で十分である。軽症うつ病患者（精神的苦痛によって、それほどひどく取り乱していない）は、副作用に対して、あまり我慢強くないので、おそらくドチエピンの方がアミトリプチリンよりも良いだろう。

しかし、もし一ヵ月経っても患者が良くならなければ、電気けいれん療法かモノアミン酸化酵素阻害抗うつ薬（ＭＡＯＩ）かの二者択一を考えなければならない。電気けいれん療法は、症状が傍点を打った重症うつ病のそれに類似する場合に必要とされる。早朝覚醒、昼間の終わり頃にはっきりと良くなったと感じることなどがとくに良い指標である。

電気けいれん療法は、外来患者に対しても、もし彼らが前に少なくとも四時間の間何も食べず、飲んでいないことがはっきりしているならば、また、治療後数時間にわたって錯乱がひどい場合があるので、患者を家に送って行ける人がいるならば、まったく安心して施行することができる。それはまた、いずれのタイプの抗うつ薬治療とも併用することができる。

ＭＡＯＩは、不安性心気性うつ病の患者で、気分が日ごとに変わり、日中の終わりに気分がすぐれない傾向があり、ねつきが悪く、抑うつ的であるとともに刺激的である人たちにいっそう有効であるように思われる。ある食物——チーズ、イーストエキス、塩づけにしん——は食事から除かれなければならないし、医師の承諾なしに他の薬物を服用してはならないが（第一四章参照）、ＭＡＯＩは、高齢者では非常に耐容性があるし、副作用は非常に少ない。フェネルジン一日三回、一回一五ミリグラムが最も一般的に使用される。

単独ではどちらの種類の抗うつ薬にも反応しない少数の患者には、両者の併用が非常に有効である。併用は通常安全でないと思われているが、おのおのの種類の中のある種の薬剤は互いにうまく混合される。しかしこれは専門的な分野の治療であり、練達の精神科医が実施すべきである。

有効であることがわかった抗うつ薬治療は、少なくとも三ヵ月間は投薬量を減らさずに維持すべきである。もし発病がかなり最近のものであれば、それから除々に減量して、次の二、三ヵ月の間に中止してよい。もし再発するならば最初の薬量に戻し、減量前にさらに三ヵ月間維持投与しなければならない。再び再発があれば、薬剤は無期限に続けた方がよい。同様にもし長いうつ病歴（一年あるいはそれ以上の）があるならば、おそらく抗うつ薬を中止しない方が賢明であろう。長期間の抗うつ薬治療を受けている患者が、薬剤により何らかの危険にさらされているという証拠はまだ知られていないし、うつ病の再発の危険性はおそらく少なくなっている。

ほかに選びうる抗うつ薬としては、〇・五〜一ミリグラムずつ一日二回投与のフルペンチキソールがあり、それは時には数日以内に患者に元気を出させるが、重症うつ病を治すまでにはいかないだろう。また炭酸リチウム（次章参照）は現在のうつ病エピソードを短縮することはめったにないが、次の病期との間の間欠期を延長する可能性がある。

不安性軽症うつ病患者は、通常抗うつ薬のほかにしばらくの間緩和安定薬を必要とする。クロルジアゼポキサイド、ジアゼパムおよびオキサゼパムなどがほとんど同様に効果がある。ロラゼパムはむしろそれ以上であるが、一部の患者では鎮静効果が強すぎる。

　抑うつ患者はすべて、気分が正常に戻るまでは睡眠を障害される傾向があるので、しばらくの間睡眠薬を必要とする。ねつきの悪い場合には、作用時間の比較的短い睡眠薬——クロルメチアゾール、テマゼパム、トリアゾラムが適しているが、典型的なうつ病の早期覚醒に対しては、作用時間のより長いニトラゼパム、抱水クロラール、ジクロラールフェナゾンのほうがより有効である。必要以上に長期間にわたって夜間の鎮静を続けないことがいちばん大切なことである。このためには、うつ病が軽快しつつある徴候が認められた一週間後には、患者に睡眠薬なしに過ごし始めるように勧めるべきである。

　身体的な治療法を論ずるにあたっては、どうしても精神外科を度外視するわけにはいかない。高齢のうつ病患者の中には、抗うつ薬を単独で、あるいは種々とりまぜて、あるいはECTとともに与えても、みるべき改善の現れない、少数の不幸な人たちがいる。これまで彼らの環境は、実際的に可能な範囲で改善されてきた。そして、彼らの葛藤あるいは秘められた敵意の状態を探求し、明るみに出すためにあらゆる努力がなされてきた。しかし彼らは依然としてきわめて悲惨な状態から抜け出せない。これらの患者の一部、とくに慢性的な緊張、激越状態にある者は、脳の前頭葉を間脳の視床から分離し、こうして思考と情動を結ぶ路を切断する手術によって、驚嘆すべき永続的な緩和状態が得られる。この効果は、「厄介な神経を切断してしまう」という素人の表現がよく表している。これは正式には白質切断術（葉切断術）とよばれ、線維を円刃刀で切る手術であるが、確かに緊張を緩和する一方、しばしば好ましくない人格変化、すなわち利己的な無関心へ導く変化を起こし、そのために人気を失ってしまった。しかし最近、南部ロンドンのブルック病院のジェフリー・ナイト氏によって、きわめて精巧な技法が開発された（Bridges, 1973）。それは定位的神経路切断術という方法で、放射性「密封線源」を脳の最も有効で、最も害の少ない場所へ、X線の助けで正確に植えつけるもので、その成績は大変すばらしいものであった。

たいていの患者は実質的に改善され、悪化する者は本当に少ない。最もすぐれた効果の現れた人たちの中には、非常に長い期間のうつ病にもかかわらず、その生活の完全な破滅から免れた人たちもある。激越うつ病を一〇年間も病んだ人は誰でも、同時に持続性の施設なれに陥る。その影響を取り除くことは、緊張の軽減だけではほとんど望めない。もし患者が二年足らずの間でも病気が持続する場合には、「見込みなき患者」と刻印を押される前に、なるべく神経外科医に紹介すべきである。

心理的治療は感情移入から始まる。そして患者のうつ病を、人間的問題の結果とみる。これはかけ離れた思弁を用いなくとも、通常可能である。若い時代に経験した手痛い喪失が、晩年の他の喪失後のうつ病の一因となるとも考えられるが、それにしても「今この時」の系統的説明のほうが、遠い過去に基礎をおく理論よりも価値がある。もちろん、人格を考慮に入れてのことだが、いかなる明白なストレスとも無関係な、真の内因性うつ病は高齢者では非常にまれである。そしてオーブリー・ルイス卿が批判したように（Lewis, 1934）、真実はいつでも残らず口に出されるものでなく、また一見普通な事件でも、患者には特別な意味のあることなど、観察者がうかがい知れるはずがなく、これらを考え合わせると、高齢者の内因性うつ病の頻度はさらに低くなるであろう。

しかし、正直なところ私の経験では、深い悲しみや絶望的怒りとなって発現するうつ病の「力学」を、患者とともに理解し合い、それによって患者の苦悩を真に和らげることなどほとんど不可能に近い、といわざるをえない。私は、重症の激越うつ病が適切な解釈によって迅速に消散することがある、と聞かされてきたが、私はかつて一度もそれをみたことがない。そして私は、そのような主張は幻想以外の何ものでもない、と未だに信じて疑わない。しかしながら、患者自身の内部あるいは彼をとりまく人たちとの葛藤の状態を洞察することは、その治療にあたる者にとってきわめて有益である。彼らは患者を一個の人間として、感じやすい者として理解する。そして治療に際して、このような人間性を探求することは決して無益ではないであろう。彼らは、患者がなぜそのように行動するのか、職員や他患に対していかに反応するか、それを理解する手がかりを持っている。転移という現象の説明によると、人は時に自分の周囲の者を、自分が過去から関係していた重要な人たちであるかのごとく取り扱う。例えば、患者にとって医師は父であり、婦長は母であり、他の患者たちは兄弟、姉妹であり、親の愛——それは強力で有効な治療に変えられる——を独占しようと争う競争相手である。患者の行動は、彼の人生における重要な人物に対する感情によって説明され、またその感情を説明する。おそらく最も重要なことは、患者の治療にあたる者が患者を理解することによって、達成可能な治療効果を現実的に予想でき、そして雌豚の耳から絹の財布を作ろうとするようなむだな努力をしないですむことである。

七〇代半ばのトマス夫人は、癌の手術を受けた夫が退院したいといい張って以来、五年間、抑うつ状態が悪くなったり、良くなったり、を繰り返した。その翌年中は夫が死ぬまで、「私は一睡もできなかった」とこぼした。彼女は夫と別の部屋に寝ることを主張し、夫はそれを恨んだ。「彼はあなたの前でいえないことを求めるのです」と彼女はいった。「私はドアに錠をかけねばなりませんでした。彼は裏部屋では寝たくないというのですが、それは裏部屋ではなくて、私の居間なのです。」夫は死ぬまで非常に気むずかしかった。しかし以前には結婚生活が不幸でなかったことを彼女は認めた。「もちろん、彼はよく飲みました。マラリアにかかったことがあり、そのために時に乱暴になったこともあったけれども、何とかやってきました。」彼の死後彼女はひとり暮らしを続け、しばしば九人の子供たちのところを訪ねた。彼らはみな結婚しており、数マイル以上遠くに住んでいる者は一人もなかった。「みな良い子です。彼らはそれぞれ自分の生活を持っていて、私は彼らの重荷になるような気がします。もっと近くに住めば、私にとって申し分ないのですが。」彼女は、その素振りにはっきり現れていることを口に出そうとしなかった。それは、もっと、もっと子供たちと一緒に暮らしたいということであり、彼らが訪ねて来ないのを心よく思わなかった。しかし質問すると、短くうなずいて話を続けた。「彼らは私の欲しがりそうなものをすべて届けてくれました。しかしそれは私の必要とするものではないのです。」彼女はいまだに眠れなかった。それは、何年かの間に二度小さな盗難にあったので、盗人の侵入がこわかったからだといった。寝る前に、彼女は玄関のうしろに彼女に動かせるだけの家具を積み重ねてバリケードを造り、朝は非常に早く起きて、何時間もガウンを着たままで踊り場を歩き回るのが常であった。面接の間に数回彼女は叫んだ。「もし物事がもっとよくならなければ、私は自殺します。私は一体何のために生きているのか。何もありませんよ。そうでしょう？」と。最近彼女は自分のみじめさで頭がいっぱいで、例えば道で誰に会ったのかなど、他のことには気がつかなかった。しかし彼女の周囲の出来事にはひどく敏感なところもあり、自分のことを何といわれているか、どんな噂が流れているか、気にしていた。「何か私についていうことがあろうと、私はちっともかまわない。私はいつも立派に生活しているのだから。」

彼女は小肥りな容色の衰えぬ女性で、きちんとした毛皮のコートに身を包んでいた。彼女の話は、完全に一貫性があるわけではないが、嘆願するように感情をこめて語った。彼女の苦悩についてはまったく疑いがない。その上、聞く人は自分にも責任があるように感じ、自殺の話を聞くと事実心配になった。おそらく彼女の子供がそうだと思うが、彼女の言葉からは圧迫感を受けやすかった。

彼女は、デイホスピタルで治療を受けるようにという提案にとびついたが、ほとんど即座に、そこで出される物は食べられないと思うといった。彼女はいつも自分で非常に高級なものを作っていたのである。サラダもときどき出ると話すと、それは大変結構だといいながら、「私は何か特別な取り扱いを求めていると思われたくありません」と続けた。面接は「あなたに御面倒をおかけしたくありません」という彼女の言葉で終わった。

彼女の話は、瀕死の夫に対する彼女の嫌悪感や、子供たちが彼女を放りっぱなしにしていることに対する彼女の怒りの合理化や、自己憐憫や、否認でいっぱいだった。はっきりいって彼女はぺてん師であった。そうした認識は、彼女の治療を拒否することを意味するのではなかった。治療することは、彼女の苦悩、苦境の現実から当然のことであった。そうでなく、彼女があまりにも多くを要求し、満足させることが困難で、その上他人を互いに対立させて得をしようとする気配に、大きく目を見張りながら治療にとりかかった、ということである。彼女の真の姿を完全に彼女自身に暴露しようという考えはわれわれにはなかったが、彼女の自己の悲しみをもっと正直に話させるように手を貸そうと計画した。われわれはまた、彼女がデイホスピタルの患者の中では、より健康で、より機敏な方であったので、自分が受身で無力であるという考えを捨てて、自分よりももっと虚弱な人を助けるよう励まし、その依存心をなくそうと望んだ。抗うつ薬治療がなされた。以前のアミトリプチリン投与が失敗したので、その代わりにフェネルジン（MAOI）を与えたが、われわれは二、三週のうちに彼女がずっと快活になり、リラックスするだろうという根拠ある確信を持っていた。しかし彼女の気分は明るくなりそうだったが、一方彼女の根本的に自信のない、ごまかそうとする、そしてきわめて防衛的な人格は、そのまま残りそうに思われた。せいぜいできることは、うつ病を軽減し、たとえなお神経症的であっても、もう少し機能できるように助けることであった。

精神療法は、患者との率直な話し合いによって、患者の寛容性や自分自身についての理解力の増進を目的とするものであるが、これは、敵意が十分に認識されないことがうつ病の要因である場合に、いつでも用いられる（しかし身体的治療の代用としてより、その補助として適用されるほうが多い）。この治療には、家族の他のメンバー、とくに配偶者の参加が必要になろう。そして患者と一緒に面接することも、個別にする場合もある。この場合、ソーシャルワーカーが特に有益な役目を果たす。共同面接では、苦情を吐露し、それを怒らせせずに注意深く考慮させることがしばしば可能である。「第三者」として専門家が参加すると、憤りの根拠を客観的に検討できるように、その場の状況を十分、冷静に保つことが可能である。

病棟やデイホスピタルでは、集団療法の方が「一対一」の個人精神療法より、敵意がもっと自由に打ち明けられることが多い。職員や仲間の患者を現実に批判できることがわかり、それによって報復をさせずに、かえって理解が深まることが発見されれば、それは治療につながるだろう。医師のような強い一個人より、集団の支持を受けるほうが、依存や退行（小児様行動への逆行）を生ずることがより少ない。特に退行と行動障害を伴い（例えば金切り声を出したり、崩れるように倒れたり、離床を嫌がったり、失禁したり）、多少扱いにくいうつ病に対しては、行動療法のほうが薬物や病院治療あるいは力動的精神療法よりもいっそう効果的だろう。いちばん多く使われる形はオペラント条件づけで、この方法では患者の望ましい行動に対してはつねに報酬が与えられるが、望ましくない行動にはそれが与えられない。高齢者にふさわしい報酬を工夫することはそれほどたやすいことではなく、とくに何事にもほとんど喜びを感じないうつ病患者に対してはそうである。とくに病院での報酬としては、看護婦がその患者に話しかけたり、話を聞いたり、一緒に仕事をしたりしながら一定時間をその患者とだけ過ごすような、職員の親切な行為が望まれることが多い。食べ物や甘いお菓子、たばこ、外出などの項目から報酬を選ばせるのもよいだろう。倫理上の問題は、好ましくない行動をやめさせる時に起こるだろう。患者たちはいたずらな子供たちのように、それが罰せられるとは思っていないが、報酬を与えてはいけないことは確かである。時には特別扱いが差し控えられる。途方もない「病的な要求」に対してはこれを無視する。子供っぽく破壊的な行動によって他の患者たちの集まりが妨害されそうな時には、一時的に集まりを中止しなければならない。目標を設定して達成するため適切なプログラムを工夫する際には、心理士の協力がきわめて重要である。

六七歳のワーナー氏は老年精神科の対象年齢になったばかりであったが、彼の場合のうつ病は二年前の退職後すぐに始まっていた。特に午前中の激越がひどく、いつも頭を壁に打ちつけたり、自殺するとおどしたりした（だが試みたりはしない）。彼は結婚して五人の子供がいたが、みんな家を離れて生活していた。結婚生活の大きな緊張のために、彼の妻はアルコール依存に陥っていた。この緊張が彼のうつ病の原因か結果かは決して完全には明らかでなかったが、彼も、妻や子供たちも入院を強く望んだ。抗うつ薬と精神安定薬の効果は限られた一時的なものであった。保護作業所に、次いでデイホスピタルに参加したが、時間をわきまえぬ執拗な入院要求のために失敗が繰り返された。数ヵ月の入院中に、一連のECTと抗うつ薬併用療法、およびクロミプラミン静注は全く無効であることがわかった。アミタールナトリウム解放反応（注意しながら静注される薬剤の脱抑制作用による感情の放散）はうつ病を強めるだけであり、結婚療法では妻の協力がうまく得られなかった。最後に精神外科が勧められたが拒否された。彼はまったく病院にいついてしまい、そこで慢性患者になる運命のように思われた。

しかし、心理士が痴呆の証拠のないことを確かめてから、患者の芝居がかった「無力で絶望的な」行動をやめさせ、自立を促すための行動修正プログラムが工夫された。非常に基本的な、例えば起床、着衣、洗面、ひげそり、食卓を準備して朝食を運ぶといった活動が、援助なしにできたかどうか、言語的鼓舞、全面的あるいは若干の身体的援助が必要であったかどうかが、毎日図表で示された。このようなプログラムを実施することによって、職員の関心が喚起され、職員の注目と賞賛がワーナー氏にとっての主な報酬となった。しかしまったく期待されていなかったボーナスは、妻の熱中と参加、夫への思いやりの多少の復活であった。

二週間で彼の行動は大幅に改善された。院内では何でも自分でしたし、気分はむしろ陰気で敗北主義的なままであったが、頭を打ちつけるエピソードはまれになった。何人かの自分より障害のひどい同僚患者の援助を始め、その間は憂うつな自我没頭から気をそらすことができた。間もなく家で数日を過ごすようになり、その後週末は家で過ごすようになった。いつもうまくゆくわけではなく、動揺し、いら立った妻が予定よりも早く帰院させることも何度かあった。しかしたびたび家庭を訪問した病棟職員の支持と助言によって、彼女は報酬と阻止の治療方式を学びそして実行した。

プログラムを開始して三ヵ月後、入院して約一年後にワーナー氏は自宅へ退院した。彼が以前の退行性うつ病に後もどりしないように監視するために、地域老年精神科看護婦が最初のうちはほとんど毎日訪問した。彼は逆もどりすることなく一応安定して、週に五日病院に通い、昔の趣味を取りもどして、木工細工に励んだ。

彼は相変わらず引きこもりがちで、神経質で不安を生じやすく、気落ちして取り乱しやすかったが、時には楽しむこともできるようになり、いら立つ病気の子供のような振る舞いはもう見られなかった。たくさんの骨の折れる仕事が彼のリハビリテーションにはちょうどよかった。それはしばらくではあったが、薬物療法やＥＣＴよりもはるかに有効であった。

地域看護婦の退職で、訪問は数ヵ月後に中止された。ワーナー氏はその後一年家にとどまったが、妻との関係は悪化した。夫婦は彼が入居できる老人ホームを捜し求めた。彼はもう三年以上病院にもどることもなく、ホームではまず落ち着いた生活を送っている。

もう一つの技法は断行療法で、うつ病は学習性無力であるとの考えに基づいている。患者はできることは何でもするように励まされる。テーブル掛けをたたんだり、お茶を入れるようなことでもよい。そうすることが、まったく何もできないわけではないという感じを彼に与えるだろう。次に電話をかけたり、買物をしたり、食べ物を選んだりする。さらにサイコドラマや役割演技で決定を守り、意見を持ち、それについての議論もする。うつ病は効果が上がるにつれて消褪してゆくだろう。

病院内で（そして数は少ないが、地方当局がそれを実施している地域では家庭において）行われる作業療法、可能な場合には、問題になっている身体障害の軽減、および社会的リハビリテーション——しばしばデイホスピタル、センター、クラブで行われる——なども、うつ病の完全な治療を目的とした他の重要な補助手段である。

うつ状態が正常に機能している人格と対比して明らかに病気である者に対しては、症状がなくなった後間もなく治療を終えることができる。しかし病気がそれほどはっきり現れず、ストレスが続き、回復が不完全な大多数にとっては、絶えざる支持が必要である。すなわち持続的なデイケア、外来診療所通院、ソーシャルワーカーや地域保健担当員の訪問、一般医の往診などを続けなければならない。再発の徴候がみえたらすぐ、最初の発病の際に一番有効であった処置をとるべきである。うつ病のよく記録されている病歴のある患者で、例えば三環系抗うつ薬とかＥＣＴによく反応した者が、二、三年後に再発し、最初の発病の際と同じ症状を呈しながら、貧血を疑われて検査のために一般医のところに紹介される時にはがっかりさせられる。

老年精神医学の仕事では、常識が重んじられるが、不幸なことに、このことが全然常識になっていない。

文献

Barraclough, B. M. (1971). Suicide in the elderly. *Recent developments in psychogeriatrics*. Brit. J. Psychiat. Special

Publication No. 6. Ashford, Kent : Headley Bros.

Bridges, P. K., Bartlett, J. R. (1973). The work of a psychosurgical unit. *Postgraduate Medical Journal* **49**, 855.

Brown, G. W., Harris, T. (1978). *Social origins of depression : a study of psychiatric disorders in women*. Tavistock, London.

Carney, M. W. P., Roth, M., Garside, R. F. (1965). The diagnosis of depressive symptoms and prediction of ECT response. *Brit. J. Psychiat.,* **111**, 659.

Kendell, R. (1978). Electroconvulsive therapy. *Journal of the Royal Society of Medicine,* **71**, 319.

Lewis, A. J. (1934). Melancholia. A clinical survey of depressive states. *J. Ment. Sci*., **80**, 277.

Lewis, A. J. (1971). Endogenous and exogenous ; a useful dichotomy. *Psychol. Med*., **1**, 191.

Post, F. (1962). *The significance of affective symptoms in old age*. Maudsley Monograph No. 10. Oxford University Press.

Post, F. (1972). The management and nature of depressive illness in late life. *Brit. J. Psychiat*., 121, 393.

Post,F. (1978). Then and now. *Brit. J. Psychiat*., **133**, 83.

Seligman, M. E. P. (1975). *Helplessness : on depression, development and death*. Freeman, San Francisco.

Williamson, J., Stokoe, I. H., Gray, S., Fish, M., Smith, A., McGhee Stephenson, E., (1964). Old people at home: the unreported needs. *Lancet*, **1**, 1117.

第八章　躁　病

精神科医はこの頃、躁病という語を努めて避ける傾向があり、代わりに軽躁病という言葉を使う。躁病はおそらく、そこまで達する人はほとんどないような極端な状態とみなされ、軽躁病は「それほど重くない躁病」を意味する。しかしうつ病の概念が、軽度の憂うつから、自殺傾向の絶望までも含めて用いられているので、なぜ躁病も同様に、さまざまな程度の病的高揚を含めてはいけないのか理由が見当たらない。

躁病患者は、ほとんど文字どおり「狂ったように陽気」である。妨害されなければまったく楽しそうだが、妨害されると不機嫌になり、攻撃的にさえなる。よく笑い、冗談をとばし、何物かに駆られているごとく、限りなく話し続ける。諷刺が口をつき、語呂合わせ、押韻が自由自在である。アイディアが湧き起こり、それを全部、同時に実行に移そうとする。朝は夜明け前に起き、夜はたとえ眠ってもわずかであるが、それでもなお一日が十分長くは感じられない。ものすごいばかりの活動にもかかわらず、エネルギーの方向が誤っているために、達成されるものはほとんどない。そそっかしく、向こうみずで、集中力はきわめて少なく、持続性は著しく制限されている。仲間が欲しくてたまらず、どんな社会的集会をもリードする。最初はパーティーの人気の中心であるが、まもなく手のつけられないような厄介者になる。性的欲望が強く、一番軽い場合でも、いちゃつきの傾向が著しい。意のままに、向こうみずな浪費をする。食べたり、寝たりする暇もなく、絶えず活動していなければならない。

躁病はうつ病の逆であるが、これらの状態は同じ硬貨の両面であり、双極うつ病といわれる。躁病患者のふざけ方はいかにも病的である。ある意味では、断腸の思いを秘めた道化役者のように、泣き出さないために笑うこともある。われわれの多くは、ときどき「躁病的な否認」を実行している。すなわち、不愉快な現実を軽視することによってそれから逃避したり、「絞首台上のおどけ」を使ったり、ブラック・コメディを好んだり、悲しみや失望から気をそらすために、狂ったような精力的な追求に身を投ずることなどがそれである。躁病ではこの正常な心理的防衛が病的なほど極端に使われる。

躁病患者は誰でもまた、重症うつ病期も持ちやすい。これは時には躁病と交互に、時には躁病期よりもっと頻繁に、また時にはそれよりまれに起こる。したがって躁うつ病患者は、いつも「高い」か、低いか、あるいは正常かのいずれかの状態にあるが、ほとんど全人生を躁か、うつか、いずれかの状態で過ごすような不幸な人たちも少数いる。

躁病では、純粋なうつ病の場合より、素質的な要因がいっそう重要である。大多数の躁病患者で、躁病とうつ病、あるいはそのいずれかの家族歴が認められる。古典的に躁病の素因とされている人格は、外向性で、元気のよい、陽気な人たちであり、うつ病だけにかかりやすい、真面目な、強迫的な人間とは非常に違っている。丸い身体に丸い頭を持ち、背が低く、ずんぐりとして、率直で、善意とこっけいに富んだ人たちのほうが、背の高い、やせた人たちよりも、躁病にかかる可能性が大きい。

促進的ストレスは、うつ病を誘発するものとほとんど同じであるが、躁病では、老年期に初発する場合以外は、それはあまり目だたないのが普通である。シュールマンとポスト（一九八〇）は、躁病になる高齢男性にはしばしば、主として外傷か卒中による脳損傷の既往歴あるいは最近の病歴があることを見出した。

躁病は通常、二〇歳から四〇歳の間に初発する。発病は突然なこともあるし、より緩徐なこともある。それゆえ後者の場合には、「爆弾のような行動」をするようになって、普通でないと思われ始めてから、精神病と認定され、破産のふちに追い込まれ、あるいは重大な困難に陥るまでには、相当な時間が経過する。躁病期の持続期間はおよそ二ヵ月ぐらいであるが、その時間の経過は患者にとっては非常に早く、見守る人たちには非常に遅く感じられる。最初の病期の後おそらく数年間は、第二の病期がくることはないだろう。しかし結局は再発するか、あるいはうつ病が、数回以上はないにしても少なくとも数回は起こることはほとんど確実である。

全年齢において、躁病よりうつ病のほうがはるかに一般的である。一般の老年精神科病棟に入院する者の中でうつ病が原因である者はほぼ半数にもなるが、一方躁病による者は二〇人中の一人にすぎない。高齢者の躁病のエピソードは、単に一生涯の傾向が継続しているにすぎないことが多いが、躁病が六五歳以後に、それこそはじめて発病することもありうることである。実は、それは単極うつ病が後期高齢期に次第に減少する傾向を示すのではないのであって、躁病によるそもそもはじめての入院は本当に年齢とともに増加していく。

ブリッグズ夫人は七九歳で、夫が死亡して六週間後に、錯乱性興奮状態で老年精神科病棟に入院した。

精神病の既往症はなかった。結婚生活は長く、幸福なものであったが、子供がなかった。夫と死別して二週間後から、ブリッグズ夫人は朝非常に早く起き、ろくに着物も着ないで街を徘徊し始めた。牛乳屋が来ると、彼女は街の一人一人のために、一パイント(五七〇ミリリットル)ずつの牛乳を注文し、この厚意のための支払いについては、必ず工面できるものと信じていた。彼女は迷惑なほどおしゃべりになり、さしでがましいほど親切になった。そして彼女を慰めようと思っていた人々は、思いがけない様子をみて途方に暮れた。隣人たちの反応が期待はずれであったので、今度は注意を警察に向け変えて、警察署で彼らを悩ませた。彼女とつき合うために、一、二名の巡査を急いで差し回すように、繰り返して求めた。警察官が足りないと彼らがいうと、彼女は、自分の家の前を通りかかった頼もしい若者たちをよび止めて、警察に入るようにしきりに勧めた。彼女はみかけはだらしなく、ほとんど食事をとらなかった。食事配達サービスが手配されたが、それを食べるために室内にいることはまれであった。彼女はもの柔らかで、どんなに自分自身のことがほったらかしになっているかなど気にも止めていなかった。病院に行くことにはいつも応じなかったが、結局そうするように強制された時にも、大騒ぎをするようなことはなかった。実際彼女は、この出来事を大きな冗談とみなしていた。

病棟では、彼女は多少栄養状態が低下していることがわかったが、その他の点では健康であった。むしろたわいもなく陽気で、本当には錯乱していなかった。すなわち、最初は彼女の無頓着さのために、錯乱しているようにみえたが——彼女はどんな質問にも平然としていたから——、まもなく、話されたことをを覚えている能力や、自分の成すべきことを知る速さから、記憶障害のないことが明らかになった。気分は必ずしも高揚してはいなかった。いつでも三〇分間通して、まったく冷静で分別ある態度を取り続けた。また夫を失ったことについて、悲しげにというよりむしろなつかしそうに話すことができた。その後には、馬鹿げた、あるいはうわついた態度になるのが常で、自分が使えるお金が何千ポンドもあり、(実際には、年金以外にはなかった)、あと何千年も生きるつもりだ、などと自慢した。

彼女は軽症躁病の治療を受け、気分は徐々に正常に戻った。帰宅して、精神安定薬の治療を続けた。また、地域サービスによる十分な支援態勢が整えられた。三ヵ月後に、躁病の同様な症状で再入院した。その後病院でさらに二回の発病期間があった。その一回は躁病であり、あとの一回は、ついにうつ病の発現となった。

高齢者の躁病にはいくつかの特徴がある。

1　発病時の錯乱、これはせん妄と誤診される場合がある。躁病が急性であればあるほど、錯乱の特徴は余計に起こりやすい。これらは二、三日中に消退し、基礎障害の本質が明らかになる。せん妄との鑑別には、躁病期あるいはうつ病期の既往歴の存在と、せん妄の原因となるあらゆる身体疾患の徴候の欠如とが役だつ。

2　妄想症がしばしば顕著で、患者は明らかに妄想を抱き、敵意ある幻覚の声を聞き、馬鹿騒ぎが変じて不機嫌ないらだちにまで達することがある。しかし妄想性躁病患者の活発さと社交性とは、パラフレニー患者の用心深さや引きこもりときわめて対照的である。

3　うつ病が同時に起こり、「悲しい躁病」の複雑きわまる病像を呈する場合がある。これは、こっけい味のある激越うつ病に似ている。すなわち患者は落ち着きがなく、不幸で、実際に抑うつ性妄想を抱くことがあるが、それをおどけた態度で、あわれな機智を交えて表現する、典型的な躁病性の「観念奔逸」（その場合には、偶然的な連想の流れに従って話が進む）を避けることができないが、その内容は病的でメランコリーである。また気分が一方の端から他方の端に急激に転換し、たいていの日は圧倒的にはしゃいでいるのが、一瞬、自殺しかねないような抑うつにひしがれる。

4　多弁が本当の観念奔逸ではなく、冗長で要点について回りくどくいう（迂遠）形をとる場合のほうが多い。その結果、躁病の発現が見逃され、患者は単に非常に扱いにくい人と見なされ、そのような治療（誤った治療）を受けることがある。

デービス夫人は、二年間老人ホームで暮らしていた。七三歳の元気なウェールズの高齢女性であるが、「行儀の悪い」老婦人という評判で、従順な性質の、標準的な居住者には合わなかった。一部の職員は彼女を華やかな性質と評価したが、他の職員は彼女の厚かましさや下品な言葉、もめごとを起こすことに腹を立てた。彼女が荒れた青春期を送ったことは明らかで、違った父親との間に、私生児として二人の息子を産み、「道徳欠如者」というレッテルを貼られて、イングランド北部の大きな精神病院に送られ、そこで一五年間を過ごした。退院後多年にわたってある男性と同棲したが、その男は彼女を虐待した。彼女の背景については、ざっと記されていたにすぎないが、ロンドンに来て部屋と酒場の仕事を得る前には、精神病院――この時はイングランド南部の――に再入院していたように思われた。驚いたことには、酒も飲まず、頑張って働いていたようで、退職後まで、自分のことは自分ですることができたらしい。その後、つまらぬことに金を浪費したことから家賃に困るようになり、自分のことをかまわなくなり、近所の人たちと仲違いするようになった。周囲の人たちからたくさんの苦情が、彼女自身ばかりでなく、住宅局や社会福祉事業局に向けられた結果、彼女は老人ホームに移された。そこでは彼女が非常に扱いにくいことがわかった。すなわち、騒がしく、反抗的、挑戦的であった。そこで彼女の既往歴を根拠に、精神科医の診察が求められた。人格障害を示唆する証拠はたくさんあったが、精神病にかかっているという証拠はなかった。彼女は、肉体的には高齢女性であったが、まだ、愛情と注目とを渇望する一方で、乱暴な行動によって自主性と個性とを主張せずにいられない、不安定な青春の一女性であるようにみえた。しかし「直せないことはがまんしなければならない」という精神科医の助言は、快く受け入れられなかった。そして新しいホームがその都市に開設されるとすぐに、彼女は最初にそこに移される者の一人となった。彼女は大変怒って、大騒ぎをし、新しいじゅうたんに放尿し、夜間、閉ざされたドアのガラスをステッキで（彼女は膝の関節炎にかかっていた）破壊し、彼女の存在を広く一般に感じさせようと試みた。しかし寮母は、確固とした親切な行為で彼女を取り扱うことができた。彼女にはこのような取り扱いが必要であった。まもなく彼らは非常にうまく折り合っていくようになった。そして、翌年は落ち着いて幸せな生活を送った。

その後はっきりした理由もなしに、彼女はまた非常に騒々しくなった。前よりもいっそう怒りっぽくなった。いいたい放題に毒づき、一度は自分の食事を係員に投げつけたこともあった。夜になれば、窓を開けて、通行人に卑わいな言葉をあびせかけるのが常だった。彼女は、このような恥ずかしい野次を飛ばすのは、自分ではなく同じ寝室の老婦人だと、激しくいい張った。しかし彼女が一室にひとり移された後同じ叫びが続いて聞こえ、それを聞いたホーム外の一部の者が、彼女のために調査を行うまでに至った。彼女の行動はほとんど理解できなかった。なぜなら、彼女に面と向かうと、苦情を長々と述べたことはなく、自分はホームにいて幸せであり、長くそこにいたいと主張したからである。朝から夜半までしゃべりまくって、聞く人たちを疲れさせた。

これは、デービス夫人がまた悪いたずらをしているのだ、というのが一般的な見方であったが、寮母は、彼女の精神状態には明らかな変化が起こっていると考え、再び精神科医をよぶように手配した。精神科医は今度は、軽症躁病と診断してもよいだろうと考えた。デービス夫人の多弁さは、正常とみなしうる程度をかなり越えていた。彼女は非常な早口で話し、それは今の出来事ばかりでなく、過去のことにも及び、現在の問題とはあまり関係のない思い出話を持ち出した。要点からはずれた話をしたが、それは押韻とか語呂合わせとか、あるいは他の純粋に偶然の連想によるのではなくて、極端な冗長さのためであった。最初は面接を気にして、自分は「精神病」ではないから、またほうり込まれたくない、と弁じた。そして精神科医に、前に会った時に彼が、彼女は精神病ではないといったことを思い起こせた。実際彼女はまったく機敏であり、混乱したことは何もいわなかった。彼女はホームで幸せだったと主張した。同時に、われわれの警戒心を解くかのごとく、時には彼女が「厚かましかった」ことを自ら容認した。夜間、あのようなことを叫んだのは他の人だ、という嘘に彼女は固執した。そしてこれからは、とがめられないような行いをしたいと約束した。

彼女の多弁、興奮性、情緒性、それに最近、はっきりした原因もなく、彼女の障害がひどくなったという報告、これらすべてが躁病の存在を示唆していた。そしてこの躁病は、彼女の過去において人格障害の症状と考えられたもののおそらく一因だったのではないかと思われた。二種類の精神安定薬——クロルプロマジンとハロペリドール——による治療が行われた。一ヵ月でかなり平静になった。その結果、ホームとの幸せな関係も回復した。

躁病の治療は病院で行うのが最もよい。軽い躁病患者でさえ、家族や近所の人たちには相当な負担を与え、借金を作ったり、法律を犯したりの危険を冒す。私はある患者のことを思い出すが、彼は躁病が再発するといつも、自分の家に新たに塗料を塗り始め、その結果違った色の壁が、病気のすべてのエピソードを表していた（彼はこの仕事を決して最後までは仕上げなかったので）。別の患者は、自分の気に入った愛玩動物――子犬、子猫、鳩、ひよこ、陸がめ――で家をいっぱいにするのが常だった。彼の不幸な妻は、夫が入院するといつも、これらの動物の処分をしなければならなかった。もう一人の患者は、運転免許証を持たず、銀行には五〇ポンドしか預けてないのに、同じ日に高価な車を二台購入した。そして四番目の患者は、十代の少女にわいせつな手紙を書き、女子寮からショーツを盗んで――完全に性格に基づく行為――刑務所に送られた。これよりももっと重大な、生命に対する危険にさらされているのは、休息も栄養もとらず、極度の過労によって心身ともに疲れ果てる人々である。

入院を妨げる第一のものは、上記の詳しい実例で明らかなように、患者の病気についての周囲の認識不足であろう。第二は患者の洞察欠如である。自分に関する限り、病気でないばかりでなく、これまでに今ほど気持ちが晴々としていたことはないと考える。それゆえ、彼を病院に入れるためには多くの説得が必要であり、精神保健法に基づく強制入院が必要とされることもまれではない（第一七章参照）。

病院では（つねに精神科病棟）、主として精神安定薬による治療が行われる。クロルプロマジンとハロペリドールが最も有効である。これらの薬剤は、併用するのが一番よいことがしばしばである。そうするとクロルプロマジンによる過剰鎮静と、ハロペリドールによる筋攣縮の不利益を減ずることができる場合がある。ハロペリドール一・五ミリグラムずつ一日三、四回、クロルプロマジン五〇ミリグラムずつ一日三、四回、および夜間に一〇〇ミリグラム、というのが典型的な投薬法であろう。初期に、もし患者が非協力的であるとかひどく不穏であるならば、どちらの薬物も注射で投与されるだろう――クロルプロマジン一〇〇ミリグラムあるいはハロペリドール五ミリグラムを一日に三回まで。もしハロペリドールがパーキンソン症候群（筋硬直、振戦および流涎）を引き起こすならば、オルフェナドリンを投与すべきである。夜間には、クロルプロマジンとともに臨時の鎮静が必要となることがあろう――抱水クロラール、クロルメチアゾールあるいはニトラゼパム。

これらの薬物は躁病の症状を抑えるが、消滅させることはまれにしかない。躁病のエピソードの普通の持続期間は五、六週間である。薬物治療によってこれが短縮されることはなく、単に重症度が軽減されるにすぎない。

最近数年間に、炭酸リチウム塩が躁病の治療において、また躁‐うつ病のエピソードの再発を防止し、あるいは再発の頻度を減ずるのに、有効であるという証拠が増加した。多分その作用は、ナトリウム代謝への影響によるもので、ナトリウムに、ある程度リチウムがとって代わるのであろう。高齢者ではこの塩は、躁‐うつ病のエピソードが一年に一回以上も起こり、心不全がなく、腎機能が正常である場合に使用すべきである（そうでないと、血中リチウム濃度がきわめて高くなるために中毒の危険がある）。通常の投与量は一日に約一グラムであるが、血中リチウム濃度を規則的にチェックすることによって、投与量を監視しなければならない。このチェックは、投与量が予防効果を持つに十分であり、中毒を起こすほど多量でないことを確かめるために、はじめの一ヵ月間は毎週、それからの六ヵ月間は毎月、その後は三ヵ月ごとになされる。時折見られる副作用として、手の微細な振戦、体重増加および口渇を伴う多尿（腎性尿崩症）がある。リチウム中毒の初期徴候は、手の粗大な振戦、筋力低下、全身不快感、下痢、悪心、嘔吐などで、もしこれらの徴候が現れたら、この塩の投与は中止しなければならず、直ちに血中リチウム濃度をチェックしなければならない。時にリチウム療法は甲状腺の機能減退を引き起こすことがあるので、甲状腺機能の周期的検査が望ましい。リチウム療法を受けている患者では、塩化ナトリウム（普通の食塩）量を制限すべきではない。利尿薬服用中の患者では特別な注意が必要である。躁病あるいはうつ病の非常に頻繁で規則的な再発に苦しむ患者が、リチウム療法によって、その再発が完全になくならないにしても、正常な中間期がずっと長くなるとともに、発病期間と重症度が減ずるのに気づくことがまれならずある。もしそうならその利益は、上述のいずれの副作用による損失にも勝っている。もし患者が早期に注意深く管理されるならば、リチウム療法は外来で始めることが可能だろう。現に躁状態を呈している入院患者では、躁病が鎮まるまではリチウムに加えて精神安定薬が必要になるだろう。

一九五〇年代の初めにクロルプロマジンが導入される前には、重症躁病は電気けいれん療法で治療され、この状態が抑えられるまで、たった一日のうちに三回も実施された。現在ではＥＣＴは、混合うつ病に対して使用されるにすぎない。それほど重症でない例では、「悲しい躁病」が精神安定薬と抗うつ薬との併用、例えばハロペリドールとアミトリプチリンに反応する。

躁病患者を世話する職員は、辛抱強く、説得力があり、必要な場合には断固としていなければならない。老年精神医学においてしばしばそうであるように、ユーモアのセンスがまた大層役にたつ。彼らの仕事は患者の感情を抑え、彼らに耐えがたいほどの被抑制感を与えずに、錠剤の服用や、十分な休息と栄養の補給を守らせるように監督することである。身体的拘束を必要とすることはまれである。もし一、二日間重度の鎮静を要するほど患者が活動しすぎるのでなければ，はずれの部屋に隔離するのは過酷であり，閉鎖病棟は不必要である。患者は仲間に交じって床を離れ，歩き回り，体操をはじめとして，広範囲な活動にできるだけ十分に従事すべきである（患者は，これらの活動のどれにも，あまり長い間打ち込むことはないであろう）。この際には作業療法士がとくに重要な役割を持つ。患者は，逃亡しないことが信頼できるまではガウンを着せ，スリッパをはかせておくのが一番よい。これは効果的で，おしつけがましくない。軽い拘束の一形態である。

私の経験では，躁病患者はしばしば老年精神科病棟に対する強壮剤である。躁病患者は他の患者をいらだたせるかもしれない。しかし後者はまた，前者の乱暴や非礼に同情する。躁病患者がどんなにひどくても，職員が彼を拒絶したり抑えたりせず，職員の援助の下で彼が完全に回復するのをみれば，これはほかの患者にとっても治療効果がある。

文献

Shulman, K., Post, F. (1980). Bipolar affective disorder in old age. *Brit. J. Psychiat.*, **136**, 26.

第九章　妄想状態

病的な邪推は、ほとんどの老年精神医学的障害の特徴である。

せん妄や痴呆でみられる、錯乱に基づく妄想症についてはすでに述べた（第五、六章）。せん妄の際には、患者は不安が強く、困惑しており、忘れっぽくて、正常な判断ができず、事物を実際とは違ったふうにみたり、聞いたりするので、周囲の状況を誤解しやすく、したがって妄想症がきわめて発生しやすい。彼は短時間、わなにかけられ、投獄され、迫害を受け、想像もつかない恐怖の犠牲になったと感じ、それに対してパニックや攻撃でもって反応する。しかし妄想の形成は不十分で、はかないものであり、気が散ったり、気分が急に変わったりすると、妄想症も当分の間影をひそめる。

しばしば数ヵ月も続く妄想期は、通常、多少傲慢な人格で、痴呆のある場合にみられるのが普通である。記憶力減退の恐ろしい意味が否認され、他人を非難するために投射の心理機制が使われる。すなわち、「みんなが私を混乱に陥れ、私の持物を盗って行ってしまう」と考える。妄想的観念はただこの程度のものであり、決してパラフレニー（後の頁を参照）の組織化された妄想には発展しない。しかしその態度は、終わることのない不平の連続であり、家族に大きな不幸をもたらし、老人ホームでは、全く平和の破壊者となる。妄想症は結局は、痴呆の進行性の知能低下に伴って消滅するが、その時まで薬物治療に対する反応は期待できない。例えば大部分の妄想状態の治療で有効なトリフロペラジンは、錯乱のある場合の妄想症に対しては、軽減させるよりもむしろ身体障害を起こす可能性のほうが大きい。

感情病と関連した妄想症については、第七章および八章でも述べた。それは重症うつ病の特徴であり、その場合には、はっきりと妄想的といえるであろう。しかし患者は、みられているとか、批評されているとか感じて苦しむが、この敵意に腹を立てるよりも、それには十分な理由があると思う場合のほうが多い。躁病の場合、妄想症は患者の熱狂を抑えようとする者に対して起こる。あるいは、患者が自分は才能と幸運に恵まれていると想像し、それを持たない者が自分を嫉妬しているのだといって、自分の妄想を合理化する。彼はこの嫉妬を、楽しみながら、あるいはさげすみながらあしらうが、一方では時に、自分に加えられた制約を故意で独断的なものとみなして、一時的にせよ暴力的に反応することもある。

妄想性人格（第一一章参照）とは、「不満をいだいて喧嘩腰」で生きている人たちである。彼らはきわめて敏感で、劣等感にさいなまれ、現実あるいは空想上の軽蔑によってひどく傷つけられ、恨みをいだくようになるか、あるいは攻撃的、好戦的で、喧嘩をしかけ、些細なことからすぐに告訴するまでになるか、いずれかである。彼らは老年においてとくに問題になる。というのは、老化とともに彼らは「ますます本来の自分」にもどり、そのために以前より以上に気むずかしく、意地悪くなるからであり、あるいはまた、何年にもわたる彼らの他人に対する態度のために、彼らを助けるはずの者が離反して孤立し、老化による危険が増大するからであり、あるいはまた、依存的な立場になると（家族の世話を受けたり、入院させられたり、老人ホームに住むようになると）、彼らは耐えられぬほど怒りっぽく、うるさくなるからである。妄想性人格については、一八七〜一八九頁の病歴をみればよくわかるだろう。

妄想症を促進する状態には次のようなものが含まれる。

1　感覚遮断とくに難聴。耳が聞こえないと、いわれたことを誤解しやすく、そのためにまったく罪のない批評が、妄想的に解釈されることがある。しばしば難聴は、患者にとっても、彼と話し合おうとする人たちにとっても、いらだたしいものであり、多分このいらだちの気持ちが妄想症にきっかけを与えるのだろう。実際多くの耳の聞こえない高齢者は、難聴のために事実上社会的接触から遮断され——彼らに話しかけようとする努力がどんなに大変なものであるかをほとんどの人たちが認める——、この孤立が妄想過程の一因となる。教訓としていえることは、難聴の経過の早い時期に、社会的挫折の起こらないうちに、補聴器を手に入れることである。なぜなら後になってしまうと、残念ながらその効果的な使用法を覚えることが、ほとんどできなくなってしまうからである。

失明も難聴の場合よりは少ないが、妄想症の原因になる。何か目の手術をした後の急性視覚遮断が、包帯がとれるまでの一時的なものにすぎないが、一過性の妄想反応に関係することが時にある。

事実、患者を心配させ、不愉快にさせ、当惑させ、行動を制限し、つんぼさじきにおくような、病院での大きな処置が、急性妄想症を促進することがある。心臓弁膜の置換のような大手術や、時には、集中的な治療を受けるという慣れない、不安な経験がこれに含まれる。

2　重い病気や手術の後に起こるような、あるいは気管支炎や重症関節炎のような慢性、衰弱性障害に伴うような疲弊も、妄想症を誘発するように思われる。「洗脳」を受ける者は、不安で、成り行きがわからず、眠れないが、その洗脳のモデルが、施設ケアを受けているこのような一部の患者の存在形式に知らないうちに反映されている。すなわち、怒りっぽい病弱者が無視され、差別されていると感じる場合、しばしば明らかに妄想的になる。そして、患者が成人として扱われれば扱われるほど、個人的なケアを受ければ受けるほど、与えられる楽しみが大きければ大きいほど、そして何よりも、施設内での交流がうまくいっており、職員が患者たちが何をしているのかを本当に知り、患者に事情が十分に知らされるならば、それだけいっそう、妄想症の程度は低くなる。

3　なじみのない環境、見知らぬ国、文化、言語に適応しようと試みる移住者は、妄想症に特にかかりやすく、その範囲は、被害や犠牲のごく普通の恐怖から、完全な病気にまで及ぶ。もちろん多くの患者にとって、病院はなじみのない環境であり、高齢者にとって老人ホームがそうであるのと同様である。

4　無学は妄想症に通じる。無学の高齢者は読み書きできないハンディをもち、難聴者や外国人と同様に情報を誤解しやすいだけでなく、しばしばまた無学であることへの羞恥心を持ち、それが想像上の軽視や批判への過敏性を強める。

5　身体疾患の治療に使われる薬物は、時に妄想反応を誘発する。例えばステロイド（コーチゾンのような）とか、結核やパーキンソン症候群に使われる薬物の一部がそうである。

嗜癖性の薬物のうちのいくつかのものもまた、妄想症とさまざまな関係がある。過量のアンフェタミン（例えば、デキセドリン、メセドリン、「パープルハート」）は、統合失調症の一型に似た急性妄想状態の原因となるが、これが、過量の薬物が体内に残存している期間以上に長く続くことはほとんどない（しかしアンフェタミン嗜癖は、高齢者では実際には知られていない）。バルビツール酸誘導体の離脱は、規則的で多量の薬物依存に陥っている人たちの場合には、短いエピソードの妄想症を促進する。慢性アルコール中毒は、偶然だけから説明しうる以上にしばしば、慢性妄想性疾患の発現と関係する。この妄想性疾患は統合失調症の妄想型に酷似し、両者を区別することはできない、と一部の人たちはいうだろう。

6　脳機能をおかすが、必ずしもせん妄や痴呆を引き起こさないある種の身体疾患が、妄想症の原因となることがある。例えば、甲状腺機能減退による、いろいろな型の「粘液水腫性精神病」(Asher, 1949)の一つは妄想性である。また重症のてんかん患者は、発病後一五年ぐらい経ってから、重症の妄想性障害を発現する傾向がある。

パラフレニー

高齢者における妄想状態の中で、最も特異的な、輪郭のはっきりしたものはパラフレニーである。この場合の妄想症は、単に態度や、ストレスに対する誇張された反応、錯乱の影響、あるいは気分の障害などによるのではなく、また明らかな身体的原因に関係するのでもなく、妄想症自体が精神病の第一の特徴である。

パラフレニー患者は、典型的には女性で、ひとり暮らし、幾分か耳が遠く、変わり者であるが、重い精神疾患の既往歴はない(Kay & Roth, 1961)。患者は晩年、普通は六五歳を過ぎて、隣人に対する異常な邪推を構築し始める。彼らが自分のことを批評していると思う。最初は単に彼らの身振りからこのことを推論する。この身振りを、患者は自分に関係あるものと思う。もし彼らが話し合っているのをみると、自分のことを話しているに違いないと感じる。後には実際に幻覚性の声が聞こえ、それは声高く耳ざわりで、患者にとっては非常に現実的なので心をかき乱される。時にはその声は、一、二の部屋、通常、寝室と浴室あるいはトイレに限定される。彼らはそこで、患者のしていることを、敵意のある軽べつ的な態度で批評し、あるいは直接ののしる。時として家中至るところで聞こえるが、外出すると声から逃れることができる。しかし時には、声は彼女の行くところどこへでもつきまとう。

患者は望遠鏡やテレビジョンカメラ、無線受信装置やマイクロホン、テープレコーダーで探られていると信ずる。また患者は、有毒ガスがドアの中に吹きこまれる、不思議な光線が天井を通して照らされる（幻視が目だつことはまれであるが）、食物の上に粉がふりかけられる、水に毒が入れられる、放射線で攻撃される、自分の電気が奪われる、と思う。これらの妄想は通常、厳格に隣、階上あるいは道の向こう側の人たちに限定され、近所全部あるいは世間一般に向けられることはない。日ごとに変動することはなく、強固に維持される。

普通考えられるのは、邪悪な目的で使われ、日夜騒がしい音をたてる不思議な機械が現場にあり、他の誰もその音を聞くことはできないが、そのために患者は眠れない、ということである。色情妄想も知られている――「あの道を歩いて来るあの人が、Ｘ線で私を誘惑しようとしている」。私の患者で、七〇歳のある未婚女性は、以前に精神病にかかったことはないが、夜、遠隔操作で強姦され、ぞろぞろとたくさんの小さい赤ん坊を妊娠したが、赤ん坊は彼女の体内で生き、彼女の乳房の内部を食べている、と信じていた。被害的なテーマに基づく別な型は、どこか近くの呼んで聞こえるところで、子供が通常その残酷な親に虐待されている、という信念である。その時には、妄想症は患者自身のためというよりも、むしろこの不幸な小さな者のために存在する。

これらの妄想や幻覚に対する反応は、一般的にはまったく適切である。ある患者は驚いて、もしそうできれば転居する。しかしうまくそうできたとしても、およそ数ヵ月以内には、新しい場所で、迫害が再び起こるのがほとんど常である。また他の人たちは警察に訴え、事件は調べてやるからといわれてすっかり安心させられる。実際、地域社会におけるパラフレニーの頻度については、おそらく他のいかなる機関よりも警察のほうがよく知っているだろう、と私は思っている。より攻撃的な人たちは、迫害者と疑われる人たちを口をきわめてののしり、肉体的な攻撃を加えることさえあって、その結果患者自身が苦情の対象になる。またある者は、半ダースもの錠とかんぬきをかけたドアのうしろに籠城し、時には悪影響の侵入を防ぐために何枚ものシートや毛布を入念に配置して壁を絶縁する。このような状況では、明らかに自己無視の危険がある。またパラフレニーの患者は、重圧を感じてごくたまに自殺を試みることがある。

知性はまったく障害を受けず、錯乱は決してパラフレニーの結果ではない。少数の患者は、迫害者がやっていることを話すのに、自分だけの言葉を使ったり（言語新作）、普通の言葉を自分だけの意味で使ったり（換喩語）するが、その他の場合にはまったく普通に話すことができる。もし籠城状態に陥ることがなければ、自分のことは完全に自分でできるのが普通である。

ポスト（一九七九）はパラフレニーの三型を記述している。

1　患者の妄想は厳格に一人の特定の隣人に集中し、その隣人がときどき患者に話しかけてくる声が聞こえる。また患者はその隣人が患者の住居に入って来て、患者の持物を勝手にいじると確信する。

2　妄想がより広範囲に及び、しばしば近所や街にまで広がる分裂病様タイプ。話し合っている人たちを見ると自分のうわさ話をしていると考えるような関係念慮があり、車のライトが不気味に点滅され、特殊な光学装置や盗聴器が患者のことを探るために使われていると信じる。配偶者についての嫉妬妄想のあることもある。

3　若年患者にみられる妄想型の統合失調症とほぼ同じ分裂病性タイプでは、患者は三人称で自分のことを話し合う声を聞き、影響感情を体験する。すなわち遠く離れたところからの影響を受け、自分の考えが読まれていると体験する。これらは統合失調症特有の症状であるが、若年患者ではごく一般的な統合失調症の家族歴は認められないのが普通である。人格は比較的よく保たれる傾向があり、思考障害は、時たまみられる前述のような言語新作や換喩語に限られる。このような違いや、感情、行動反応がより適切であるという特徴は、パラフレニーが発病する年齢では、人格がいっそう確立され成熟しているということから説明できる。

パラフレニーは六五歳以上の人口の一パーセントに起こり、その年齢以上で精神科病棟に入院する患者の五パーセント余の入院理由になっている。

パラフレニーは、治療しなければ慢性、持続性の経過をたどり、いったん十分に発展すれば、おそらく死ぬまで変化することなく持続するだろう。患者は自分が病気であるという事実に対してまったく洞察がないので、医師を有力な同盟者になりうる人であるとみなさない限り、おそらく医師の力は求めないだろう。ただ、被害感から二次的に生ずる不眠や一般的な苦悩の軽減のために、医師の力を借りることはあろう。それでもやはり、パラフレニーは他の精神障害よりも、気づかれないままであることは少ないだろう。多分その影響がひどく目立って、はた迷惑なことが多いからだろう。しばしば新住宅への移転が求められて、時には役だつこともあるが、普通は一時的なものにすぎない。

妄想について患者と論じ合うのは無益なことである。心から同意することなしに彼らと一緒にやっていくか、あるいはせいぜい見解の相違としてそれ以上論争しないことがしばしばである。おそらく治療は、苦悩に対して患者を力づける手段として合理化されるだろう（後の頁を参照）。

軽症例では、処方した錠剤をのんでくれることが期待できるので、家庭での治療が可能である。少数の者にはデイホスピタルが適当であろう。しかし大多数の者は、しばらくの間精神科病棟に入院させる必要がある。一部の者は快くこれに応じ、迫害者から逃れられることに感謝するだろう。他の人たちに対しては説得を繰り返す必要があり、精神保健法の命令によって強制されて、はじめて入院するようになる人たちも少なからずいる。このような処置が正当と認められるのは、患者が他人に対して（それはきわめて珍しい）、あるいは自己に対して（自己無視のため）危険であるとみなされるか、緊急に治療を必要とするほど障害や苦悩が大きい場合である（第一七章を参照）。

いったん入院すると、多くの場合幻覚は消退するが、妄想は保持される。適量のチオリダジンやトリフロペラジンのようなフェノチアジン系安定薬に対する反応は、非常によいのが普通である。二、三週間以内に幻覚は消失し、妄想ももはや面倒なものではなくなる。しかし洞察が得られることはまれである。患者は、「私は病気でした」とか「そのように思ったのです」とはいわず、「彼らがそれを中止したのです！」という。

残念ながらパラフレニー患者の薬物療法では、服薬遵守（コンプライアンス）を確実にするのがとくにむずかしい。患者が、治療が必要なのは自分ではなくて迫害者であると思っていることが多いからである。この問題は「販売術」によってある程度克服できるだろう。例えば、迫害については議論しないで、錠剤やカプセルによって十分な休息を取って、迫害から自分を守らなければならない、と説得するのである。時には、患者の信念は事実かもしれないというわずかな可能性を医師が認め、しかしその信念が精神病によって起こっている可能性のほうがずっと大きい、と医師が考えていることを伝えて意見の一致が得られるかもしれない。

それからはおそらく薬物療法の試みが、どちらが正しいかを明らかにするだろう。時には精神科医にとって、自分が信頼しよく知っている同僚の一般医に処方を依頼するのが賢明である。患者にデイホスピタルに行くことを勧めたり、地域看護婦の援助を得ることも服薬遵守の改善に役立つ。

それでも治療を始めるように勧められた患者の多くが、しばらくすると治療を中断する。最初のうちはそうすることで気分がよくなるかもしれない——フェノチアジン誘導体が筋硬直を生ずる傾向は抗パーキンソン病薬によって完全になくなるわけではない——。そして数週後に幻聴が再発する時、患者はそれが治療を中断したためだとは思わない。

普通にみられるこの困難を克服するためには、作用持続時間が長く、筋肉内注射をすると一週間から数週間効果が持続するフェノチアジン製剤、デカン酸フルフェナジンとデカン酸フルペンチゾールがある。それは、同じ期間毎日経口的に投与されるトリフロペラジンと同程度に有効である。またそれは、妄想に対してパラフレニー患者の心を平静に保つのに、大変有用である。この注射は、往診の際に、あるいは医院、病院の外来(多くの精神科には、その目的のための特別外来がある)、デイホスピタルで受けることができるが、地域あるいは地区の訪問看護婦によっても行われる。これらの薬剤の主な欠点はその副作用で、トリフロペラジンと同様な副作用、すなわち振戦、硬直、不安定、落ち着きなさ、流涎がある。また注射は、一度行われれば撤回することができない。老年科・老年精神科合同部門へ入院する最も一般的で唯一の医原性の原因が、フェノチアジンデポー剤の注射であると知って面くらってしまった。それゆえパラフレニーは、本当に困る時だけに治療するのが一番よい。副作用を生ずる可能性がほとんどない最低量のフェノチアジンを使い、錯乱や身体虚弱のある時にはとくに注意する。ともかく服薬遵守が可能と思われる時には経口投薬を行い、パーキンソン症候群の徴候に目を光らせていて、必要な時には抗パーキンソン病薬を投与すべきである。しかし抗パーキンソン病薬を常用すると、後になって遅発性ジスキネジー（治療開始後長期間経って発現する厄介な不随意運動で、普通回復は不能である）が発現する危険性が大きくなるので、抗パーキンソン病薬を決まって使うことは避けたほうがよい、このような理由から最初は、一日三〇〇ミリグラムまでのチオリダジンを試みてみるべきだろう。もしそれでうまくゆかなければトリフロペラジンを一日に一〇〜四五ミリグラム投与すべきである（五ミリグラム錠でゆくか、一〇〜一五ミリグラムの徐放性の「スパンスル」を使う。後者は二四時間の経過で徐々に薬物を体内に放出する）。もし注射が必要とわかれば、デカン酸フルフェナジン六・二五ミリグラムかデカン酸フルペンチゾール一〇ミリグラムのテスト量から始めて、その後二週間の効果を観察し、引き続いてどのくらいの量を投与すべきかを決めるのが賢明である。ほとんどの患者は月にデカン酸フルフェナジン二五ミリグラム、デカン酸フルペンチゾール二〇ミリグラムで維持される。ほとんどの者が同時に抗パーキンソン病薬を服用する必要があるだろうが、残念ながらまだいずれの抗パーキンソン病薬にも持続性のものがないので、錠剤に頼らねばならない。例えばオルフェナドリン五〇〜一〇〇ミリグラムが一日三回経口的に投与される。幸い患者は、フェノチアジンよりも抗パーキンソン病薬のほうを服用したがるようである。

もし再発とか重い障害性の副作用を防ごうとするならば、綿密な継続管理が絶対に必要である。薬物療法に非常によく反応したようにみえる患者で、なお治療が必要かどうかを決めるために、時折「休薬日」を設けることには一理がある。

ポスト（一九六六）は次のような結果を出している。すなわちフェノチアジン誘導体の経口投与を受けた七一例のパラフレニー患者のうち完全に回復したのが一四例（二〇パーセント）、十分な病識はないが完全に回復したものが二九例（四一パーセント）、多少の異常観念を持ち続けながら社会的回復だけをしたものが二二例（三一パーセント）、まったく改善の見られなかったものが六例（八パーセント）となっている。

平均三年の追跡期間を通じての予後は、薬物治療の維持と密接に関係していた。完全寛解をした人たちの四分の三は依然として良い状態のままであったが、持続的に薬物をやめることができたのは七例に過ぎなかった。

時に、治療されたパラフレニー患者が、その代わりに古典的な抑うつ状態になることがある。パラフレニーのアイザックス嬢はロシヤ生まれの未婚のユダヤ人で、六九歳でひとり暮らしであった。彼女は、家主が自分のために最近六年間に数回、精神病院へ入院したが、通常は強制的な入院であった。彼女は、家主が自分を立ち退かせたいと思って、びっくりさせようと、フラットに大きなねずみを放ったと信じた。近所の人たちがうわさ話で彼女を中傷し、彼女が乱交と自慰にふけっていると非難した。また、ひな鳥を料理する機械を一晩中ぶんぶん回して、彼女を眠らせなかった。そのひな鳥の羽が、天井から玄関に落ちてきた。彼女はいつも、近所の人たちと猛烈な騒動を起こし、しばしば警察をまき込んで、入院するのだった。最初のうちはいつもむっつりとしていて、敵対的で、機嫌が悪かった。しかし病院では、いつもトリフロペラジンの投与で落ち着き、おどけた、上機嫌な婦人になった。約一ヵ月後の退院に際しては、自分の入院は当然なことであったとは、決して認めなかったが、職員とは親しくなった。家主や近所の人たちが自分に反対していたが、今は警告を受けて離れているのだと、なおも信じながら自分のフラットに帰るのが常だった。三、四ヵ月の間は外来の管理の下に、トリフロペラジンの服用を続けるが、やがてそれをやめて外来通院を怠り、妄想状態が再発して、やがてまた前と同じように入院するのが通例だった。

しかしある時、トリフロペラジンをやめて一ヵ月ほどで悪くなった時に、今までとは違った病像を示した。すごく具合が悪いと訴え、そのことを証明するためによろよろと部屋を歩き回った。特に腸のことを苦にし、機能が止まったも同然だといった。その結果、食べるのをこわがった。体が非常に弱った感じで、外出したり、掃除をしたり、あるいは着換えをすることさえも大変な努力であった。彼女はこれまで一度もよく眠ったことはなかったが、今は前よりさらに悪かった。彼女は援助を望んだが、それを求めるのも大変なことだった。余計なことを聞くと憤慨し、過去の妄想症について聞いても拒否された。「馬鹿げたことをいわないでください！」と。入院はすぐに受け入れられた。病院では、腸の癌や他の重い疾患を除外するために、身体的な検診や検査が行われてから、うつ病の診断が下された。昔の妄想に対する洞察が引き続き欠けていること以外には、パラフレニーの特徴はなかった。ＥＣＴにすばらしくよく反応し、抗うつ薬とフェノチアジンとの併用療法によって退院した。九ヵ月後、この書物を書いている時点では、まだ再発はみられない。

われわれには次のようにも仮定できよう。すなわち、パラフレニー性疾患に投射される内部の心理的葛藤は、このような「はけ口」が薬物療法によって閉ざされると、葛藤の解決方法が変わり、その結果として時に抑うつ状態が発現するのだろう。他方では、単にフェノチアジンが、それが時折生ずる副作用として、抑うつ状態を引き起こしたにすぎないとも考えられる。

注

思慮深い読者は、妄想症という診断が乱用されやすいことを思い浮かべているかもしれない。「私は馬鹿ではありません、あなたは疑い深い、彼は妄想的です。」このように人を妄想的であるというのは、単にその人の態度を指しているのであって、決して精神病を意味しているのではない。それはちょうど誰かが良心的であるとか、だらしないなどというのが精神病を意味しないのと同様である。しかしそのようなレッテルを貼ることは、高齢者に対しては恐るべき結果をもたらす。なぜなら、高齢者が理論上当然持つべき権利が、言語の方便的な使い方のためにしばしば侵害されるからである。例えば老人ホームの寮母が、自分の担当の居住者の一人とうまくいかなかったり、あるいは議会がスラム街の整理にとりかかろうと欲している時に、一人の老婦人が頑強に自分の家から立ち退こうとしなかったり、あるいは家主が得にならない借家人を立ち退かせたいと思う場合、そのようなストレスの下で当然、高齢者が感ずる恐怖や憤りが、「妄想症」というレッテルを貼られ、その結果、保健あるいは福祉事業部局が彼らに精神病としての措置をとるよう圧力をかけられることがあるからである。したがって、「患者」の態度が正当でないとか、精神障害があるという結論を下す前に、妄想症であるとのあらゆる申し立てを批判的に調べ、またすべての事情について注意深く調査する必要がある。

文献

Asher, R. (1949). Myxoedematous madness. *Brit. Med. J.*,**2**, 555.

Kay, D. W. K., Roth, M. (1961). Environmental and hereditary factors in the schizophrenias of old age ('late paraphrenia') and their bearing on the general problem of causation in schizophrenia. *J. Ment. Sci.*, **107**, 649.

Post, F. (1966). *Persistent Persecutory States in the Elderly*. Pergamon, London.

Post, F. (1979). The functional psychoses. In : Isaacs, A. D., Post, F. (eds.), *Studies in geriatric psychiatry*. Wiley, Chichester.

第一〇章　神経症

神経症は、「神経過敏」という一般用語とだいたい同じ意味で、緊張しすぎる傾向を指す。神経症は時に精神病と対比される。後者は重い精神疾患で、現実との接触が失われ、病院での治療を必要とする場合が多い。他方、前者はかなり軽症で、現実を歪めはするが、決してそれから離れることはなく、たとえ治療するにしても、通常は家庭でなされる。冗談にいわれることだが、精神病患者は「二プラス二は五」というが、神経症患者は「二プラス二は四——だが私にはあくまでそれを主張することはできない」という。

伝統的に精神医学では、次の三つの型の神経症が認められている。不安状態、その際には何事にも結びつかない過度な不安や、心気あるいは特別な恐怖症と関係のある過度な不安が存在する。ヒステリー、この場合には、不安が身体障害への「転換」によって軽減されるか、あるいは何であれ不安の中心であるように思われることの記憶を失うことによって、不安が軽減される。強迫状態、ここでは不安が、繰り返し浮かぶ不愉快な考え、あるいは不合理な考えによって置き換えられるか、あるいは退屈な儀式によって不安が防がれる。

老年期の神経症は、一方ではうつ病の軽症型、他方では人格障害との間に挟まれた、狭く、境界のはっきりしない領域を占めているようにみえる。神経症という診断は、若い患者の場合に比較して高齢者でははるかに少ない。それは現実にまれなのか、あるいは医師が高齢の神経症患者に慣れっこになって、老年における神経症の発病に気づかないかのどちらかである。

しかし前に引用したニューカッスル調査では（Kay, Beamish & Roth, 1964）、在宅の高齢者における抑うつおよび神経症的状態の罹患率は二六パーセントであった。次の症状のうち一つ以上が存在する場合にこれらの状態とみなされた。すなわち抑うつ、不安、緊張、刺激性のエピソード、恐怖症あるいはパニック発作、不安な心気的とらわれ、不安の身体症状を示唆する身体的な障害（例えば動悸）、ヒステリーあるいは身体症状のヒステリー的誇張。これらは実際、老年神経症の主要症状である。

この研究では、二六パーセントのうちのどのくらいが神経症性で、どのくらいが抑うつ性であるかについては述べられていないが、もう一人のニューカッスルの研究者であるクラウス・バーグマン（一九七九）が、後により詳細な情報を提供している。この状態が六五歳以後に現れたものであれば、症例の約三分の二がうつ病、三分の一が不安状態と診断されることを彼は見出した。この障害が六五歳前の数年間に出現したもので、老年期にまで続いているにすぎない場合には、約半数が不安状態、三分の一がうつ病、残りが人格障害であった。晩発（すなわち六五歳以後）群と慢性（すなわち六五歳前の発現）群の患者数はほぼ同数であった。

うつ病については第七章で論じたが、人格障害については第一一章で述べる。バーグマンの研究における唯一の本当の神経症は不安状態である。彼および彼の同僚の調査結果からすると、高齢者の約九パーセントにこの状態が存在するように思われる。この数値は、成人早期の神経症罹患率をそれほど下回っていない。したがって、高齢者で神経症の診断が非常にまれなのは、おそらく軽症うつ病と同様に、高齢者の不安状態がしばしば見過ごされるからであろう。すなわちウィリアムソンら（一九六四）の調査では、神経症の六一パーセントが一般医にはそれとわからなかった。

不安は抑うつと同様、正常な感情である。健全な不安には、明らかな直接の原因がある。すなわち、「帯をひきしめて」行動の構えをさせるようなストレス、もし挑戦に応じられれば戦い、さもなければ逃げる構えをさせるようなストレスがそれである。激しい使用に備えて、筋肉は緊張する、心臓の鼓動は速くなって、身体の働かねばならない部分への血液供給を増加させる、呼吸数は増加する、腸と膀胱は空になる、活動して熱くなった身体を冷やすために発汗する、心は機敏で警戒怠りなく、当面の仕事に集中する。このようにしてわれわれは、アドレナリンと自律（自動）神経系の作用によって、試験、重要な面接、競技に全力を尽くすことができるし、また突進してくる雄牛をかわす準備をする。

病的な不安の場合は、他人にはその理由がかなり明白であるが、当の患者の目には適当な原因が見えない。不安は最初、集中点や対象を持たず、精神生活全般に広がり、刺激剤としてよりもむしろハンディキャップとして作用する。患者は落ち着きなくそわそわし、くつろげない。集中は障害され、事態をのみこめないので、それを思い出すことができない。いらいらして、騒がしさに耐えられない。食欲を欠き、寝就きが悪くなる。

このような状態は普通長くは続かない。患者はすぐに、不安の原因を身体の不健康の中に見出す。不安の身体的な現れが患者の恐怖の根拠となり、またそれを正当化する理由となる。すなわち筋肉の緊張は、身体のどこにでも痛みや奇妙な感覚を生じうるし、動悸は心臓病を暗示する——これは最も普通の恐怖である。呼吸数の増加は息切れを示唆し、不快な目まいや手足のひりひりする感じの原因となりうる。過敏な腸は癌の存在を疑わせ、頻尿は糖尿病か腎臓病を意味する。発汗は発熱を意味する。心が不安にとらわれるために生ずる記憶障害は脳腫瘍か狂気の前兆である。今は何かはっきりとした心配事があるが、心配が大きければ大きいほどますます症状は悪くなり、悪循環が始まる。

不安を集中させるもう一つの方法は、特別な状況についての恐れ、すなわち恐怖症を発現させることである。このような状況においては、不安はパニックといってもよい程度にまで高まり、それゆえにこれらの状況は回避される傾向がある。ここで不安と回避がもう一つの悪循環を成立させ、それが恐怖症を永続させることになる。恐怖の対象になる最も普通の状況は、旅行、混み合う店、あるいは外出それ自体である。

高齢者においては、明らかな恐怖症状態はまれで、普通の形は不健康の恐れと関連する不安状態である。しかしこれは家を出ることの恐れの合理化で、若年者における広場恐怖と同種のものかもしれない。すなわち比較的小さな身体的障害が不釣合いな能力障害を引き起こす。

皮肉なことに、現実の不健康が老年神経症の最も普通の促進因子であり、社会的ストレスよりもはるかに重要であるように思われる。神経症的な高齢者では、正常高齢者よりも両親や配偶者との関係が不十分なことが多く、したがって病気になると、神経症的反応を起こしやすくなるのだろう。

ジャービス夫人は七三歳の未亡人で、専任秘書をしている一人娘と一緒に暮らしていたが、倒れることがあるために老年精神科評価部門に入院した。過去二年間に三回、内科病棟に入院したが、最初の時に、最近小さな冠動脈血栓症にかかったことが判明した。その後の二回の入院は失神と動悸のためであったが、いずれの場合もそれ以上の身体疾患の形跡は認められなかった。評価部門に紹介される以前は、彼女は、彼女自身の言葉によれば、自分の心臓についてひどい不安に陥り、急にそれが止まるのではないかと恐れていたが、実際には、昼間ひとりぼっちであることがひどく不安であったという。この母を安心させるために、娘は電話を備えつけたが、母が一日に二、三回も仕事中に電話をかけてくるので、電話をとりつけたことを娘はむしろ後悔した。実際、医師がこの老婦人の健康についていだいた懸念ばかりでなく、娘のいらだちが入院の一因であった。

彼女は七人兄弟の末っ子で、父はどちらかといえば、彼女を甘やかしていたことは明らかで、このことに母は不満であった、と彼女は感じていた。ともかく彼女は、母とは父とほどに親しくなかった。商店で働いた後、二〇歳で結婚したが、夫は一九年後に、彼女と三人の子供を残して死亡した。しかし彼女の兄や姉たちが援助にきて、彼女自身は働きに出かける必要がなく、子供たちを育てた。上の二人は結婚したが、下の娘は結婚せずに彼女と一緒に暮らした。ジャービス夫人が胸部痛を起こし、冠動脈血栓症と診断された六ヵ月前に、この母と娘は新しいフラットに転居した。

評価部門では、動悸も起こらず、心疾患や他の身体の病気の新たな徴候も認められなかった。彼女はきわめて上機嫌で、病棟の比較的元気な患者の一人であった。しかし彼女は、病院の売店まで歩いて行く時に一度と、ひとりでトイレに行った時に一度、失神のエピソードがあったといった。

何らかの陽性所見からより、むしろ病歴から、不安状態という診断がつけられた。とくに住み慣れた古い家から引っ越してから、非常に娘に依存するようになり、また冠動脈血栓症のエピソードによって、不安症状が心臓に集中したことは明らかであった。精神障害の既往歴はなかったが、多少神経質で、未熟な人柄であったように思われた。

このような系統的説明に基づいて彼女と話し合ったところ、彼女は適切な援助の申し出を心から受け入れた。ジアゼパム二ミリグラムずつを一日に三回服用し、娘が仕事に行っている間はデイセンターに出席した。娘に対しては、彼女自身の不安、罪責感、憤慨をソーシャルワーカーにぶちまける機会が与えられた。娘が明らかにしたところによると、彼女は過去一八ヵ月間、きまって訪れる一人のボーイフレンドに会っていた――それは妻と別居している既婚の男であった。このことが、彼と結婚する意志はなかったが、母を心配させたのだと彼女は感じた、とのことだった。

このような処遇管理が有効なことがわかった。ジャービス夫人はデイセンターに行くことを楽しみにし、もはやジアゼパムは必要でなくなった。娘はときどきソーシャルワーカーと面接し、現在のところほぼ一年間、この老婦人は病院から離れたままでいる。

このケースは、高齢者の不安状態の最も普通の起こり方を説明している。身体疾患（とくに心臓をおかす）のエピソードが、人格と境遇のゆえにすでに存在している不安定感を強める。不安定は不安となり、不安は身体疾患の症状に似た身体症状の原因となり、それがまた不安を増大させる。そこで患者は安心のために病院や医師のところに飛んで行く。その時「何も悪いところはない」と安心させるだけでは不十分で、不安定の問題をも処理しなければならない。

心臓神経症、すなわち心疾患に対する不安な過剰反応が、おそらく高齢者における最も普通の形の不安状態である。世界最初の心臓移植の後に起こった熱狂をみればわかるように、大部分の人たちにとって、心臓は単に身体中に血液を送るポンプのような一器官であるだけでなく、さらに「存在」の中心を意味している。したがって心臓に対する何らかの脅威は、多くの人たちにとっては彼らの存在そのものに対する脅威であり、もしすでに彼らが不安定であるならば、その反応は過度なものとなる。

心筋梗塞（冠動脈血栓症）後には、病的な思考や感情はきわめて一般的であり、それがこの出来事後の慢性能力障害の重要な一因となる。

ヒステリーという言葉は正しく使うならば、単なる情緒性をいうのではなく、また特別な種類の虚栄、顕示型人格をさすのでもない。それは一つの特別な神経症に対して使われている言葉で、二つの型をとるが、いずれも身体的あるいは精神的機能を犠牲にして、不安状態を軽減するという効果を持っている。解離性ヒステリーというのは、話されたばかりのことを思い出す能力は障害を受けないが、思い起こすと不安になるようなことを患者が忘れてしまって、そのために記憶に空白が生ずるようなヒステリーであるが、高齢者では知られていない。もう一つの型、すなわち不安が不思議にも身体的症状に転換され、そのために患者が耐え難いストレスに直面せずにすむようになるもの、例えば「私の娘の結婚するのをみるに耐えなかったが、今は盲目になってしまったので、それがみえない」というような例は非常にまれである。事実それが起こるのは、苦痛な現実に対して自分自身を防御するこのような手段を少年時代から習慣的に使用してきた、ごく少数の人たちにすぎない。ヒステリーが老年期になってはじめて出現する場合には、それはつねに重症うつ病（一〇五頁）や脳腫瘍のような重い基礎障害を示唆しており、患者は原始的な非常手段によって、その障害に対して注意を喚起しようと努めるのである。しかし、身体疾患による障害のヒステリー性誇張は、人生の難事にひとりだけで立ち向かうのを恐れるような依存的な人格においては決して珍しいことではない。これは卒中のような破局から完全に回復するのを遅らせるか妨げることになるだろう。すなわち患者は、万一災難が再び起こって自分がひとり取り残されるといけないので（負傷した兵士が前線にもどされるのを恐れるように）回復するのを恐れているのだろう。

強迫状態が老年になってから起こることはまれであるが若い時に始まって、晩年になってから特別厄介なものになることはときどきある。強迫観念とは、執拗に、繰り返し浮かんでくる、患者にとって望ましくない、不合理な思考のことである。強迫衝動とは、強迫観念に基づいて繰り返される行為のことで、それは実行しなければならず、そうでないと患者の緊張が耐え難いものになる。例えば汚物で汚れたという強迫観念から生ずる手洗いとか、ガスを止めたかどうか、玄関口に錠をかけたかどうかを確かめるために、いくども点検することなどである。おそらく強迫観念も強迫衝動も不安を抑えるための手段であり、それが容易に強迫的で、かたく統制された人格に転ずるのではないだろうか。

ブライズ嬢は七〇歳の未婚の学校教師で、赤ん坊を乳母車から奪って殺すのではないかという、加害的な強迫観念のために、過去二年間のうち二一ヵ月を精神病院で過ごした。このようなことをするのではないかという恐れが非常に強かったので、病棟に避難所を求めるため以外は、家を離れようとしなかった。程度はずっと軽かったが、五〇歳の時にはじめてこの悩みを持った。数ヵ月後には消退したが、また時折ぶり返すことがあって、大いに彼女を悩ませた。六〇歳で退職し、自分で、富裕階級の住むロンドン郊外の繁華街に快適な貸室をみつけたが、その時以来強迫観念に悩まされることがいっそう頻繁になり、またひどくなった。自分の家は気に入っていたが、人口が非常に多くて、外出するといつも乳母車に出会うような地域に住んだことをしばしば後悔した。生活はますます限定されるようになった。

彼女は、早朝あるいは暗くなってからでなければ外出しないのが常だったが、最後に全然外出しなくなった。

どの治療もみるべき軽減をもたらさなかった。種々な精神安定薬、抗うつ薬あるいはECTなどの身体的治療もそうであったし、また、強迫観念に象徴されているように思われた嫉妬と攻撃とを、十分に意識させるのを目的とした精神療法も有効ではなかった。しかも知性の障害はまったくなく、またやや硬直的で偏狭ではあったが、人格はよく保たれていた。治療に進展がみられず、また障害の重いことを考慮して、精神外科に紹介され、定位的神経路切断術（一三〇頁参照）が施行された。効果は即座に現れ、また持続的であった。強迫観念は軽減し、決して患者を脅かしたり妨害したりはせず、単に不快な観念にすぎないまでになった。彼女は退院して家に帰ることができ、ついには隠居生活を楽しめるまでになった。そして普通に積極的な生活を送り、音楽鑑賞グループの熱心なメンバーとなった。

神経症の治療

これは、先に七章のうつ病の治療の節でその概要を述べたように、本質的には対症療法と、社会的操作、支持および精神療法との併用である。

自分の身体的健康に対して不安と恐怖をいだく患者には、まず自分の症状を十分に説明させなければならない。途中で制止して処方を手渡したり、検査に追いやったりしてはならない。次に現在の生活状況について詳細に調べなければならない。しばしばこの段階で不安の原因が明らかになるであろう。時には、患者がちょうど自分の来歴を話している時に、自分が感じていることと、実際に起こっていることとの関連が患者にもわかってきて、その結果自分の症状が理解できるようになり、またそれについて釣合いの取れた見方ができるようになる。次には本人歴について調査する。すなわち患者はどんな人であるか、どんな家族の出であるか、どのように育てられたか、仕事、退職、結婚、親子関係、死別、その他の特別なストレスをいかにうまく処理したか、そしてどんな病気にかかったことがあるか、などについて調べる。しかし身体検査なしには完全な臨床像は得られない。重大な、あるいは関係のある身体疾患がないことを完全に確かめることが必要であり、もし身体検査を行わなければ、いかに口で身体的には健康であると保証しても、患者は当然それに疑問を持つ。けれども、もしこの段階で所見が陰性であるならば、それ以上の検査は最小限にしておくべきである。不安な患者は、病院やX線部門の神秘的な雰囲気の中では、次々と不安材料を見出しやすい。また違った医師が診察して、それぞれ少しずつ違った印象を与えることが多ければ多いほど、そして「悪いところはどこもない」と話すのが遅れれば遅れるほど、おそらくますます安心させにくくなるだろう。「医者はあなたにすべてのことは話したがらない」とか、「私のケースは医者にとって完全に謎であった」とか、「どこか悪いところがあったに違いない、そうでなかったらこれほど多くの検査はしなかっただろう」などというしばしば聞かれる意見は、公正な健康証明書も、患者からは疑いの目でみられていることを示している。

もちろん、「あなたには悪いところがどこもない」というだけでは決して十分ではない。患者は自分に症状があることを知っており、もしどこも悪くないといわれれば、その医者を馬鹿かぺてん師と考えるだろう。健康であることを保証するには、どのようにして不安が身体症状を引き起こすか、そしてなぜそれがこの時に起こるかを説明して、裏づけを与えなければならない。そうすれば不安を軽減する丸薬やカプセルを処方する論理が了解されるだろうし、患者はだまされたと感じないだろう。症状の持続期間、人格および環境によって、その後の処遇管理は規則的な支持の形を取る場合もあるし、あるいは自覚を強め、不安を引き起こす問題をより健康的に処理するために、精神療法の形を取ることもある。前者は個人あるいはグループによって、クラブか、デイセンターか、病院において行われ、後者は患者の他に、配偶者や他のメンバーを含むことがある。

ゴードン氏は七九歳で、彼より多少若い妻と未婚の息子と一緒に生活していたが、主として胃に集中した慢性の不安状態に苦しんだ。彼は一一年前に、十二指腸潰瘍で胃の一部を切除し、以来確かに丈夫ではなかった。腹痛や嘔吐の発作のために、最初の手術後さらに数回、外科医のところに入院した。どこか悪いところがあるかどうか調べるために、三、四回の開腹手術を受けたが、いつも何もなかった。彼はまったくみるからに痛々しい老人となり、おなかの問題に深くはまりこみ、おそろしく難聴のために話しかけるのが非常に困難であった。彼は昼間患者として扱われ、そのことが彼の妻との緊張を緩和したが、彼女は彼の症状が耐え難いものであることを知り、たとえ「神経」のためでも、つねに病院の「庇護」を受けられるようにして、彼のために安全処置を取った。しかし一年の間に四回も外科医に紹介され、もう一度「検査」手術（開腹術）を受けた。

ある朝私は彼の診察を頼まれたが、それは彼が一晩中具合悪く、入院が必要だと彼の妻が報告したからである。しかしこの老人は自分が具合悪いなどとは認めなかったし、実際いつもより悪いとは思えなかった。少し暇があったので、大きな声で様子をさぐりながら、彼に自分自身のことを話してくれと頼んでみた。驚いたことに、彼は非常に興味ある男であった。彼はたくましかった子供時代のこと、戦闘的なイースト・エンド・ギャングのこと、労働党とともに政治活動をしたこと、一九二六年のゼネストのことなどを私に語った。彼がいかに強く、丈夫であったかということ、煉瓦職人としての腕前に誇りを持っていたことなどについても話した。現在の政治情勢についての鋭い評価をみせたが、その考えは明らかに彼独自のものであった。彼の話が自分の症状のほうにそれるたびごとに、はるかに価値のある自分自身の話をさせるようにした。四五分間は知らぬ間に過ぎ、私は新たな尊敬の念をもって彼を扱った。

二、三週後に私は彼の家庭を訪問して、また別な面白い雑談を交わした。彼は聡明な男性で、十分な教育は受けなかったが、独学で実に広範囲の書物を読んでいた。彼の妻はびっくりしてわれわれの会話を聞いていた。「一体何が起こったの？　一度だってこんなふうにしゃべったことはないのに」と彼女は叫んだ。かわいそうにゴードン氏は、一度もその機会がつかめなかったのだ。彼女は知能の点で夫に及ばず、そのために彼を老いぼれた病人とみなすようになった。そして、この病弱者に対して義務を感じていたが、愛情はほとんど示さなかった。代わりに息子が多くの面で父の役割を継ぎ、父はかたわらに押しやられた。この状況が（古典的なエディプス三角関係の実演といってもいいほどで、老年精神医学の実際においては決して珍しくはない）、胃切除後の資産と活力の喪失と一緒になって、ゴードン氏の慢性不安の基盤になっていたようであった。

彼は治癒してはいない。しかしその時以来、苦痛が手に負えなくなった時にはいつでも、彼自身のことに多少の注意を払うことによって、自分の症状から気をそらせることができるようになった。そして一八ヵ月間たったが、外科医のところを一度も訪ねていない。

リラックスすることを学ぶことは、不安の制御に役立つし、患者に歓迎すべき自制の感覚を与える。呼吸の練習やそのクラス、レコード、テープあるいは軽い催眠形式などすべてこの目的で使うことができる。ヨーガと超越瞑想法は、すぐれた芸術のための技能を伸ばす。緊張状態にある高齢者に、これらの利用を勧めてはいけない理由はない。

不安を軽減するのに一番有効な薬物は、ベンゾジアゼピン系の「緩和」安定薬で——それにはクロルジアゼポキサイド、オキサゼパム、ジアゼパム、メダゼパム、クロバザム、およびロラゼパムが含まれ、これらはすべて脳に対する作用を通して心の静穏効果をもたらす。特にジアゼパムには筋弛緩作用もある。ジアゼパムが最も広く使われ、ロラゼパムがおそらく一番強力である。これらの薬物への依存の危険性は多少あるが、たとえ過量に投与されても生命に対する危険性はない。ところが、同様に有効な鎮静薬であるバルビツール酸誘導体は、依存性を生ずる可能性がはるかに大きく、またもし過量が服用されれば、致命的になることがきわめて多い。ベータ遮断薬のプロパノロールは、心を静めることなく体を弛緩させ、鎮静作用も習慣形成もなくて、しばしば有用である。

睡眠薬は注意して使用すべきで、必要な場合には、無期限に投与するよりも、むしろ一度に長くて一ヵ月ぐらいの間連続して処方すべきである。きわめて習慣性が生じやすく、また始終睡眠薬に頼っている高齢者は、もし不注意に使用をやめると、錯乱のような離脱症状を起こすことがある。他方、偶発的な過量服薬の危険もある。ここでもバルビツール酸誘導体よりも、トリアゾラム、テマゼパム、あるいはニトラゼパムのようなベンゾジアゼピン、あるいはその代わりにクロラールから誘導されたジクロラールフェナゾン、あるいはクロルメチアゾールのほうが望ましい。

抑うつは不安状態で普通にみられる随伴症状であり、その時には、精神安定薬のほかに抗うつ薬が有効なことがある。その後の治療は、軽症うつ病のそれと本質的には同じである（第七章参照）。

ヒステリーの治療において最も重要な点は、明らかにし、処理しなければならない問題が基礎にあることを認めることである。せん妄の場合と同様に、純粋な対症療法はヒステリーに対しても不適当である。一部の症状が「みせかけ」だからといって、すべてがそうだとはいえない。身体的疾患や重症うつ病が普通でない現れ方をする可能性があるので、それに対して油断しないようにすることが肝要である。ヒステリーという診断の大きな危険は、その後の発展に対して心を閉ざしてしまう恐れのあることである。基礎が純粋に心理的であるような場合には――ヒステリー傾向の人格が環境と葛藤状態にあるような場合――、葛藤を探り出し、関連のある者全部とそれを討議し、役だちそうな場合には「事柄のかたをつけ」、可能ならば環境の調整によって圧力を緩和し、このようにして葛藤の解消を試みる方が、患者の症状に挑戦し、矛盾を証明したり、暗示によってそれらを除去しようと試みるより価値がある。しかし、障害をもたらすようないかなる症状についても、やがては改善することを期待するように、患者を励ますべきである。たとえそれが、腹立ちまぎれに損のいくようなことをすることを意味しているとしても、ヒステリー患者は各個「撃破」に出やすいので、彼らに接近する際には、治療チームは一貫性と意見の統一を必要とする。

問題が慢性的で、事実上解決が不可能な場合には、規則的な支持が症状の必要を減ずることになるだろう。すなわち、患者は「注目を得ようとする（顕示欲）」、だからまさにその注目こそが、彼に与えられるべきものであり、普通それはうるさい要求や破壊的行動を慎むことに対する報酬として与えられる。
支持はまた、強迫状態の治療においても重要な位置を占めるが、この状態は、老年期においては一般に特に慢性で、扱いにくいものである。より探索的な形の精神療法が有効であることはまれであり、症状を悪化させることさえある。強迫的な人格は、通常きわめて硬直的であるから、外側から自分自身を眺めることができず、木をみて森をみずの傾向がある。

強迫状態の経過をみると、間に比較的落ち着いた時期をはさんで、より状態の悪い時期が連続するのが普通である。状態の悪化は、しばしば抑うつと関係しているように思われ、抗うつ薬の使用で軽減する場合がある。その他の点では、不安状態の治療に使われるベンゾジアゼピン群の安定薬が最も価値がある。行動療法が強迫行為の強さと執拗さを軽減する場合があり、思考制止法によって（例えば嫌な強迫観念からうまく注意をそらすために、何か非常に楽しいことを考えることで）強迫観念が和らげられることがある。

慢性的で、障害の重い高齢者の強迫状態を、上記の治療（抑うつが特に顕著な場合のＥＣＴをも含めて）が全く役にたたない時、精神外科によらずに、そのまま一、二年以上もほっておくのはよくない。このような患者は、定位的神経路切断術に非常によく耐え、しばしばブライズ嬢（二七五頁）の場合のような好成績をもたらす。

この章で取り上げた薬物の薬用量については、第一四章で述べる。

文献

Bergmann, K. (1979). Neurosis and personality disorder in old age. In : Isaacs, A. D., Post, F. (eds.), *Studies in geriatric psychiatry*. Wiley, Chichester.

Kay, D., Beamish, P., Roth, M. (1964). Old age mental disorders in Newcastle-upon-Tyne. *Brit. J, Psychiat.*, **110**, 146.

Williamson, J., Stokoe, I. H., Gray, S., Fish, M., Smity, A., McGhee, A., Stephenson, E. (1964). Old people at home : their unreported needs. *Lancet*, **1**, 1117.

第一一章　人格および行動障害

非行の発生は青年期と早成人期がピークで、加齢に伴って減少し、高齢者の犯罪率は非常に低い。同様に、精神病質人格の診断――衝動的攻撃歴、無責任な行動歴、欲求不満の不耐性、苦い経験から学ぶ能力の欠如に基づいて行われる――も老年ではほとんどない。おそらく、年をとるにつれて一部の精神病質者は、成熟してより安定するようになり、また一部の者は嗜癖や自殺で死亡し、ある人たちは、おそらく自分たちの反社会的な欲求を、代わりに非行性の自分の子供たちを通じて表すのであろう。また一部の人たちは心気者になり、少数の「常習犯罪者」は刑務所にとどまっている。

内向が強まることは心理的老化の一部分であるが、それは精神病質者の狂暴性外向を柔らげる効果を持っている。一方、人格が日頃内向的である場合――内気で交際嫌い、そして考えこむ傾向がある場合――には、このような特徴が老化によってますます激しくなり、手を焼くほどになる。

人格障害は精神科医に紹介されることが多いが、精神病の一型ではない。この「障害」は、このような特殊な人が自分の現在の環境にうまく適合することができないことである。訴えは、自分が環境に順応しにくいことを感じている、不幸な「患者」から出ることもあるが、このような人と一緒に暮らさねばならない人たちから出される場合のほうが多い。この問題は本質的には社会的なものである。精神科医に紹介されるようになる、このような気むずかしい、変わり者の、怒りっぽい、不機嫌な、けちな、非衛生的な、抑制のない高齢者たちは、必ずしも同じ程度ではないにしても、通常もとからそうなのである。しかし過去においては、自然に、思いのままに振る舞うことがかなり自由にできたし、またこういう人間が気に入らない人たちは彼らを避けることも可能であった。その結果、ほとんどの人たちが晩年には全く孤立する。しかし虚弱の度が強まってくると、依存状況にならざるをえず、そのために他人とのあつれきを生じやすくなる。

行動障害という言葉は児童精神医学から借りてきたもので、失禁、不潔な生活、性的非行のような、ある型の反社会的行為をさしており、それはもちろん、何らかの精神疾患から起こるというわけではないし、また以前の人格の表現としても理解しにくい。しかし人格障害と行動障害との境界線は必ずしも明らかなものではなく、またこの二つの状態の処遇管理はほとんど同じなので、この章では両者を一緒にして論じてみたい。

高齢者で隠遁者の生活を送り、自己無視のために危険と思われるような時、すなわち衛生についての常識を無視し、公衆衛生上危険があると思われるまでになる時には、引きこもりが隣人や地域ワーカーの不安の種となることがまれでない。精神疾患——うつ病、統合失調症、パラフレニー、痴呆——によって説明できるのは、このようなケースの約半数にすぎない。残りの人たちは、なぜ彼らがこのような生活をしているのか、ほとんどの場合、説明することができないように思われる。このような一人の老婦人が、半飢餓のために虚脱状態で入院した。彼女は、玄関口や台所まで行くのがだんだんむずかしくなってきた、と説明した。彼女の家を訪ねて、その理由がはっきりした。たくさんのくず物でフラットがいっぱいになっていた。何も捨てないで、何年間も生活していたことは明らかであった。部屋は天井までがらくたでぎっしりとつまり、浴槽はその下にうずもれ、玄関と廊下は、がらくたの山を通り抜けて進路を切り開かねばならないほどごった返し、台所へ通じるドアは完全にふさがれていた。しかし病院では、精神的に彼女はまったく正常のように思われた。さらに奇妙な、より選択的な貯蔵の例として、所持した金を一銭も残さず、すべてタバコとマッチに使い、それらが積み上げられて、家がタバコ屋のようになった老夫婦があげられる。台所には食物はほとんどなかったが、タバコの包みがあけられないままでうずたかく積まれ、ツインベッドの間には、マッチ箱が一二ダースぐらい積み重ねられていた。隣人たちは、火事の危険に不安を持った。この夫婦は、ただ自分たちがタバコのみであると説明しただけであった。

ダンカン・マクミラン博士 (Macmillan & Shaw, 1966) は、ノッティンガムにおける調査で、社会の清潔基準を積極的に拒否しているように思われ、自ら作り出した不潔の中で暮らしていた老人たちを見出し、老年不潔症候群という熟語を作り出した。典型的な例は、傲慢、喧嘩好き、勝気な人格で、援助の申し出も受けつけなかった。家を掃除する間、強制的に患者 (あるいは犯罪者) を、施設保護に移した場合、帰宅後数ヵ月もすると、ほとんど必ず以前のむさくるしい状態に逆戻りした。時にはこの状態は、ディオゲネス症候群として知られているが、この名称は結局大きな陶器の水がめの中で生活を送った不潔なキュニク派の有名な弟子の名にちなんだものである。

吝嗇についてもここで述べてよいだろう。ごくまれなことであるが、変わり者の老人が、わずかな収入を貯金しようとして自分自身が餓死することがある。お金は通常、銀行には預けず、つぼの中にしまっておいたり、マットレスの中に詰めこんでおいたりする。そして結局は、そのマットレスの上で、栄養失調症になって発見されることがある。

気むずかしい老人は、気むずかしい若者と全く同じように普通にみられる。彼らが長期滞在病棟、あるいは一番多くは老人ホームに保護されている時には、とくに衝突が起こりやすい。

妄想性人格についてはすでに述べた（一五四頁）。このような人が、その被害的な態度のゆえに当面する問題については、シューター氏の例が見本を示している。

彼は、水のような青い目、白髪まじりの豊かな頭髪、風雨にさらされた顔色、しわがれた声をした、上品な八〇歳の老農夫であった。彼は農場労働者として働いていた。決して従順な雇用人ではなかったが、主にひとりだけでする仕事をしていて、よく働き、気むずかしい性質ではあったが、社会的には問題を起こさずに過ごしていた。彼は一度も結婚せず、両親の死後は姉の世話になっていたが、彼女も死んで、七六歳でひとり残された。彼は田舎の荒れ果てた小屋にいて自活できず、訪れたソーシャルワーカーに激しく不満をぶつけた。ソーシャルワーカーは彼に、元の家から五マイル離れた町の、住み込み管理人が管理している三〇戸の高齢者用小フラットの中に、一戸をみつけてやった。彼がそこに移るとすぐにトラブルが起こった。何から何まで彼の気に入らなかった。そしてそれは、誰彼の別なく他人のせいにされた。彼は身体的にも知的にも可能であったにもかかわらず、なお自活することができなかった。彼は食事配達サービスを受けたが、必ず食事の質について不平をいい、いつも手に入らない物を欲しがり、支払いを拒否した。そのために給食を止められると、かつてないほどひどく怒った。二週間経たないうちに、彼のホームヘルパーと仲違いした。ヘルパーは正しいことは何もしなかった、と彼はいう。「彼女は怠惰で、不正直で、だらしない女だ。私についてのゴシップをばらまいている。」一ヵ月後には、彼女は彼の世話をそれ以上続けることを拒否したが、それも意外なことではなかった。彼は、近所の人たちが騒がしいとか、彼を無視しているとか非難して、彼らとも仲違いした。彼は、管理人にとってもまったくの厄介者で、彼女のフラットに通じるベルを四六時押して、面倒をみてくれと要求した。そして不平をならべて彼女をくたくたにし、ついに彼女は、自分はロボットにすぎないのかと慨嘆するほどになった。彼女が利用できない時にはときどき外出して、街路で「倒れる」のが常だった。しかし医師のところか、地方救急医療室に運ばれた時には、病気のことは何もいわず、ただ粗略で不公平な扱いを受けている、と訴えるだけだった。

フラットに入ってから三ヵ月後には、彼はある老人ホームに移されたが、そこでは最初から全く不機嫌で、気むずかしかった。与えられた個室が気に入らず、代わりに提供された、いっそう見晴らしのよい二人部屋でも、同室者が気に入らなかった。そのホームにいる間は、年金を全部自由に使えないのは不当と考え、一部が生活費として当然差し引かれていると、いくら説明しても納得しないのが毎度の例だった。他の居住者と喧嘩して、彼らが自分を避けている、といった。テレビをみる時、騒がしすぎる、静かすぎる、プログラムがよくない、などといって、誰とも意見が合わなかった。食事についても大騒ぎをした。熱すぎる、冷たすぎる、好みに合わない、だけど食べなかったら飢えてしまう、と抗議した。通りかかった人に、「彼らはここで私を餓死させようとしている」などと訴えることもあり、お金と一かけのパンを恵んでくれるように求めた。この訴えを聞いて、人々は彼に同情して憤慨したが、困惑しきった職員の志気には何の影響ももたらさなかった。繰り返し、繰り返し、彼はホームを出るとおどかし、時にはそれを実行したが、遠くへ行かぬうちに、ホームへ入居する以前と同様に、必ず「倒れてしまった」。

彼の診察を依頼された精神科医師は、職員が困っていることに同情したが、シューター氏の妄想性人格は精神病の一型ではなく、うるさ型の年寄りといったものであり、したがって医学的治療は役にたたないと説明した。それでも医師は少量の精神安定薬を処方したが、それはシューター氏がそれによってもっとおだやかになると考えたからではなく、職員のほうが、何かがなされているのだと感じて、彼に対してもっと我慢強くなることを期待したからであった。この希望は、老人が服薬を断固として拒絶したので、かなえられなかった。「私を毒殺する気ではないんだろうな！」次々に別のホームに移された後、彼を診察した精神科医の精神病院へ、ある週末にそっと入院させられた。精神科医はこの措置に不満で、これは精神科病床の誤用であり、シューター氏のためにもっと適当な場所と、彼を我慢できるような職員をみつけてやることが当局の義務である、と言葉鋭く地方当局へ陳情した。しかし彼の抗議も馬の耳に念仏で、シューター氏は今日まで（三年後）その病院にとどまっている。実際にそこでは、他のどこよりもはるかにトラブルが少なくなっている。職員が厄介な患者に十分慣れているので、彼の不平を気にかけず、機嫌よく扱っている。いろいろな楽しみについては、彼が入居していたホームで経験した標準以下であったが、かなり自由で、自主的な生活を楽しんでいる。彼は決して満足の意を表さないけれど、非常に気むずかしい彼の性格から考えて、十分満足しているように思われる。

頑固は時には腹立たしいものであるし、あるいはまた在宅の病弱老人の場合には危険でもある（二四頁参照）。独自のやり方を固守する人たちは、生き延びるためにはそうすることが絶対に必要である時でさえ、自分のやり方を変えることができない。ある人たちは、とうに自分で処理することができなくなっているのに、自立することに固執し、その結果わずらい、時には死ぬことさえある。足の壊疽に罹患したある老人は、もし十分な治療を受けなければ病気が進行して死ぬだろう、と説得されても、病院に行くことを断固として拒絶した。糖尿病に罹患していたある老婦人は、インシュリン注射に協力することを拒絶し、糖尿病性昏睡に瀕している明らかな徴候が認められた時でさえ、入院に同意しないのが常だった。両者とも死亡した。

極端な依《い》存は、孤独で周囲から歓迎されないような老年期が予想される人たちにおいて大きな問題になる。その時に彼らは虚弱であったり、突然病気になったりするだろうが、誰も面倒を見てくれないだろう。彼らはしばしば不幸で不安定な幼年期の後、成年期には職業上の役目や配偶者や親の役割を担ってまずまずの働きをしていたが、年を取るとともに、自分たちには目的も価値もなく、無視され拒絶されやすく、忘れられがちだと感じるようになる。彼らは普通そこで、想像され誇張された身体的愁訴の強み（あるいは弱み！）を頼りに、あるいは自殺の脅しを力にして、絶えず保護の申請をするようになる。その結果はほぼ必然的に、あからさまでごまかしの要求をしたために、助けてくれるはずの人は遠ざかってしまうので、状態はさらにいっそう絶望的になる。ある一人の女性はあまりに頻繁に救急車を出動させたので、電話したのが彼女だとわかると、救急隊員は「またあなたですか！」と叫んで、くるっと向きを変えて彼女を残して行ってしまうのであった。ほとんど週末ごとに、彼女は最寄りの救急医療室を通して入院を希望した。真夜中に再三騒々しい無作法を繰り返すので、住人仲間たちは彼女の転居を求めた。多分このような人たちは、うまく立ち回って普通よりも早く老人ホームに入るが、そこでは自分より一〇歳から一五歳も年上で能力障害の著しい痴呆老人や虚弱な居住者たちの中で、いらいらしながら生活を送るようになるだろう。もし彼らが例えば、デイセンターやデイホスピタルで自分より能力の低い高齢者の面倒を見るヘルパー職員として働いて、自分が役に立つのだという意識を回復するか高めることができるならば、そのほうがはるかによい。

それほど重大ではないが、やはり腹立たしいのは、あつれきの原因となる習慣を固定させる人たちである。例えば、かつて私はある老人ホームで、一人の非常に小柄な老婦人に会った。彼女は小声でひとり言をいい、何でも、高い鼻声でめそめそと歌うようにつぶやいた。彼女の隣に座った婦人は、毎日繰り返されるこの奇妙な雑音が、いかに耐え難いものであるかを、涙ながらに私に語った。「それはよくわかるが、なぜいつも彼女の隣に座るのか」と私が聞いたところ、「なぜですって？　ここは私の席ですもの」とその老婦人は答えた。

抑制消失は少数の高齢者にみられる。彼らは自分の尊敬されている身分をよいことにして、前後をわきまえぬ、あまりにも無遠慮なことを口にし、家族をびっくりさせ、老人ホームを当惑させ、憤りを買う。「うるさい老婆」はずけずけしゃべっていい気でいるが、おかげで他人は身の置き場のない思いを味わう。

よりまれな形ではあるが、いっそう重大な抑制消失の結果として、高齢者の性的非行が起こる。これは一般に考えられているように、痴呆の最初の徴候ではなく、より複雑な障害であって、性犯罪でなく不能症問題の既往歴を有する人たちに起こるものである。非行の対象は子供である。若い女性は高齢者に対して性的な反応を示さないが、子供には、高齢者の持つ祖父的な性質が魅力となる。性欲の主な表現は、露出症と互いの性器愛撫である。幸いに、もっと重大な暴行は非常にまれである。子供がこの危険に遭遇することに対して、一般の人たちが関心をいだくのは至極当然のことであろうが、その結果は高齢者にとって、しばしば悲劇的である。

九〇歳のグレアム氏は、テラスつきの家でひとり、やもめ暮らしをしていた。その家はロンドン郊外の労働者階級の住宅地区にあり、裏通りの奥に位置していた。彼は、週末ごとに三人の子供のうち一人の訪問を受け、週のふだんの日には、同じ街に住み小さい時から彼を知っていたホームヘルパーが面倒をみていた。公園で幼女にいたずらしたという評判がたって、精神科の診察が求められた。警察の報告によると彼は、告発はされなかったが、二、三度女の子のショーツの中まで手を入れたり、女の子の手を彼のズボンの前チャックの中に入れたりしていたと疑われた。

彼は愛嬌のある老人で、背が低く、ボールのように丸い体をして、大きなあしかひげをはやし、それを通して愛用のパイプをふかした。少し耳が遠いが、機敏で、太っている点を別にすれば、まさに年齢相応であった。彼の家は、地の精の家のように、こじんまりとして居心地よかった。診察の主題である下劣な話を持ち出すのは不適当と思われたので、遠回しの慎重なやり方で話が進められた。彼は、申し立てに何らかの実体があるということを少しもにおわせず、最後にその申し立てが話題になった時には、ニコニコしながら一笑に付した。性的脱線行為の前歴はなかったし、診察時にも精神的疾患の徴候は何もなかったので、精神科医は、彼に対しては何もする必要はないし、もし警察が発作的行為をみたならば、法的措置を講ずるのが警察の義務である、と結論した。

しかし問題はそこでとどまらなかった。またまたグレアム氏は、一人の子供に対して疑わしい姿勢をとっているところをみつけられた、とされた。そしてこれは、彼の子供たちやホームヘルパーから、あらゆる手段で、公園内の幼女に彼を近づけないよう、請願や警告のあった後であった。この老人に対する一般の人たちの反感が非常に強かったので、町内の人たちが立ち上がって、彼の退去を要求した。ホームヘルパーは彼のそばにとどまろうとしたが、そうすることで同じ敵意を受けるのを感じた。警察は圧力を受けて、順ぐりに精神科医に圧力をかけた。精神科医は、もし老人が入院することに同意するならば、評価のために精神科病棟に入院させることを、しぶしぶ承諾した。彼は入院して、永久に家を離れることになった。

数週間の入院中、精神障害の特徴は何らみられなかった。もちろんそのような環境の中では、彼の性的性癖がどんなものであろうと、発展する余地はなかった。結局、彼の子供の一人のところに近い、ある老人ホームに、彼の居場所がみつけられた。そして、もうこれ以上はトラブルは起こさないだろうし、落ち着いて幸せになるだろうと期待されて、彼は退院しそこに入居した。彼についての報告はおそらく本当だと思われるが、それは確認もされていなければ、有罪の判決も受けていなかった。一人一人が一番良いと思ったことをしたのだが、グレアム氏はそのために、家庭も、評判も、自分の生活様式も失った。このような方法は、若い人の場合なら決して支持されなかったであろう。彼は気力も失ってしまった。そのホームは、居住者の中に性犯罪者を入れることに、まったく気乗り薄であった。歓迎されず、外出の自由を奪われ、そしてやせ衰えた。次々に別のホームに移された後に、再び彼を病院にもどす措置がとられた。彼が再入院を必要とするようなことを行ったというのではなかった。そうではなく、ホームの職員の態度が近所の人々の態度と同じであり、そのような状況では、彼の身を寄せられる唯一の場所は精神病院しかなかったのである。しかしもう一度移される前に、彼は死亡した。

失禁は、社会的に受け入れ難い老年期障害の一つであるが、それは痴呆か、尿路感染症や尿の貯留を不可能にするような機械的欠陥を有する人たちだけに限られたものではない。高齢者の尿失禁と子供のおねしょとの間には類似性がある。前者にあっては、身体的原因の方が圧倒的に多いが、心理的要因も忘れてはならない。例えば時たまの失禁は、おねしょと同様、「反抗」の一つの方法として理解できる。それは、あまりに従属的、依存的なために、もっと直接的な方法で反抗することができないような立場の高齢者においてみられる。抑うつ、全身不快感、自尊心喪失、刺激の欠如などから生ずる無感情は、しばしば失禁を伴い、またその一因となる。

無感情は、精神障害（うつ病、痴呆）、あるいは衰弱性の身体疾患から生ずる場合が非常に多いが、それ自体として問題になることがある。無感情な高齢者はあちらこちらでたむろし、元気なのに何もしない。ただ空間をみつめているか、一日のほとんどを居眠りしている。早く床につき、遅く起きる。食べられて、暖かく、快適でいられれば、多くの人たちは全く用事がないことに満足しきっているように思える。無感情は高齢者施設を悩ませる大きな要因である。そこでは、多くの人たちが壁のまわりに座って、食事と寝ることを待っている。職員が不足しているところに仕事がないということが、無感情の一因である。しかし一方、施設に入所している高齢者の多くの者が所詮かなり無感情であり、非常に活発な施設においてさえ、彼らの関心をよび起こし、維持することは、並大抵なことではないことも否定できない。平均的な高齢者社交クラブのメンバーと比較すれば、同一地方の老人病棟や老年精神科病棟の患者との間、あるいは近くの老人ホームの居住者との間にさえ異なった世界があるが、それはクラブのメンバーのほうが健康であるというだけでも、施設なれの気力喪失効果のためだけでもなく、その上に、無感情の高齢者が、おそらく施設保護の下へ吹き寄せられる傾向が大きいためでもある。彼らの中には、老化との闘いを放棄し、「生ける屍のような生活」に身をまかせ、そしてそのことをいやがりもしない人たちがいる。

心気については、うつ病や不安状態の普通の症状として、前の章で数回にわたって述べた。しかし心気者は、他に何の精神障害の形跡がなくとも、まさしく心気者になる場合がある。彼らはよくいわれているように「健康でないことを最大限に享楽している」のである。彼らの多数の症状は、彼らの人格の一部になっており、時には彼らの存在理由になっている。孤独な人たちにとっては、この状態は、医学的相談および待合室や外来での仲間づき合いのための定期乗車券である。別にとりえのないような人たちにとっては、その不思議な不治の病は話の種であり、ステータスシンボルであり、同情の的である。不満な、怒りっぽい人々にとっては、その苦悩は他人を苦しめる道具として使えるだろう（中年の精神病質者は心気者に転ずる傾向がある、といわれてきた）。このような形の「二次的利得」は、症状発展の第一の理由ではなく、心気者がそれらの症状にしがみついている粘着力の原因であることが多い。実際、たとえ症状を取り去ることができたとしても、そうすることが不親切になることが明らかな場合が多い。高齢者では、心気は便秘に集中するのが普通である。腸が彼らの存在の中心になる。

若い女性が、そうありたいと願う多少異様な外形や体重の身体心象に合わせるために、飢えて身を清め、月経を止める神経性無食欲症が高齢女性にも見られることがある。彼らはうつ病のようにも身体の病気のようにも見えない。彼ら自身はしばしば胃腸の病気と思いこんでいるようで、驚くほど少ししか食べず、体重は二五キロにもなってしまう。ある患者ではこの自己破壊的傾向が、何年も前の夫の自殺と関係しているように思われ、彼女の心気症には明らかに性的なイメージがあった。「ほら、白い物がみんな私から出て来る。」この状態は抑えるのが難しく、致命的になりやすい。

アルコールや薬物に対する嗜癖は、老年期には青年期や中年期に比べてはるかに少ない。その理由の一部として、アルコール中毒や嗜癖が決して長命を増進させるものではないことがあげられる。大部分の高齢のアルコール中毒者は、多年そのような人として、とにかく何とか生き延びてきたが、一部の高齢者は、さびしさに対する慰めとして飲み始める。老婦人たちは「健康のために」、時にクリーム・シェリーや、薬用酒、安いものではギネスなどを飲む。その程度は、その家庭を訪問して、多数の空びんが流しの下にあるのをみつけてはじめてわかる。その時に、彼らの錯乱の発作やよろめきの原因が明らかになる。薬物の乱用は、嗜癖よりも放心状態によることが多いが、睡眠薬（例えばバルビツール酸誘導体）依存はあまりにも一般的で、錯乱、抑うつ、衰弱の原因となりうる。高齢者が睡眠薬の最大の消費者であってはならないが、現実にはそうなっている。

処遇管理

厳密にいえば、人格障害に対する治療法はない。「なおらないものは我慢しなければならない。」処遇管理は、人生のこのきびしい事実を受け入れる方向でなされる。いたずらに治癒や変化を望むのをあきらめる時に、避けられない事態に順応する仕事が始められる。

高齢者は、現実をあるがままに受け入れる必要がある。それで高齢者を扱う者は、荒いものを滑らかなものとともに、豚の耳を絹の財布とともに取り上げ、一つのものを他のものに変えようと望んではならない。容認は人格障害を緩和し、拒絶はそれを悪化させる。扱いにくい老人を、家庭から病院へ、病棟から病棟へ、それからホームからホームへ、その上おそらくまた病院へ、といったふうに移すことは、軽率であり、残酷である。このような経験の結果として、自分自身の気質と他人の狭量の不幸な犠牲者が、精神病院以外どこにも安住の地を求められなくても、何の不思議はない。しかも精神病院入院は、従順でない老人の問題に対する解答とはならない。彼らの余命はいくばくでもない。そして、彼らが占めるベッドは病人のために必要なもので、環境不適応者のためのものではない。高齢者に関係する各機関は、扱いにくい顧客を誰か他人に渡そうとしないで、自己の分担を果たそうとつとめるべきである。治療のためによい場所があるかどうか、あるいは問題をどう処理すべきか、助言を求めるのは当然である。しかし誰に責任をなすりつけるかを相談すべきではない。

誰でも彼でも等しく受け入れられるということは、人格障害者に測り知れない安心感を与える。人格は変わらないだろうが、行動は漸次、状況によりうまく適合するようになる。周期的な破綻が、しばしば環境の変化や混乱によって起こるであろう。このような変化は元の反抗型がもどったかどうかでテストできる。もしも周囲の反応が寛容で、思いやりのあるものであれば、平衡は直ちに回復される。

「患者」には、前のいくつかの章で述べた線に沿って支持を与えることが、もし患者が支持を与える人と何とかつき合うことを承諾さえすれば、適切な処置である。しかし、薬物は非常に限られた効用しかなく、それが投与される時にも、それが患者に何らかの利益を与えるからというよりは、何か薬を使ってほしいという、患者以外の人たちの要求を満たすために処方されることのほうが多い。

支持は、人格障害者とつき合う人たち——家族、友だち（もしあれば）、地域および施設内で働く人たち——にも必要である。これは状況に従って、あるいは医師、あるいはソーシャルワーカー、病棟看護婦、老人ホームの寮母、管理人、あるいは以上の人々が責任を持つそれ以外の者が与える。この場合、しばしば精神科医が役にたつ。ただし、彼らを問題の解決を与えてくれる者（あるいは問題の患者を移すべきベッドを用意してくれる者）と期待することはできない。支持とは、主として、この厄介な老人に集中するあらゆる敵意の表出を妨げないだけでなく、その感情の吐露を積極的に勧めることである。このようにして「蒸気を吹き払う」ならば、抑えられた憤りは発散し、事実の全貌が明らかになり（怒りのあるものは、実は当の老人とは全く関係のない苦情から発していることがしばしば明らかになる）、そして世話の負担は軽減される。家族や職員間の率直な話し合いが有効である。いやな感情も皆で分かち合えば、一個人の罪責感は救われる。そして存分な「憎しみ」の一幕の後には上機嫌が戻り、より建設的な態度が強化される。

オペラント条件づけ法による行動障害の修正は、騒がしくて破壊的な行動や、人に嫌がられる行動を、その老人がやめればなんとかしてそれに報い、やめなければ報酬を与えないという方法でなされる。例えば食事の時に盛んに鼻くそほじりをして不愉快な音を立て、その上話し相手を求めた女性に対しては、そのような行動をした時にはいつも隔離し、しなかった時には、人気のある看護婦と一緒に二人用の快適な食卓につけるようにして報いた（第七章、一五章を参照）。

文　献

Macmillan, D., Shaw, P. (1966). Senile breakdown in standards of personal and environmental cleanliness. *Brit. Med, J.*, **2**, 1032.

第一二章　老年精神科医療

老年精神科医療の第一目標は、地域社会の高齢者の必要を満たすことでなければならない。通常その活動は、地域の精神病院または精神科部門によって実施される。しかし、それは単に、あるいは大部分、すでに入院している者だけを対象とするのではなく、高齢精神障害者全体の幅広い評価、治療、ならびにケアを目ざしている。

最初に、未組織の老年精神科医療の特色を考えるのが有益であろう。

これはおそらく病床本位の医療であろう。多くの病床――職員や場所から考えて、あまりにも多くの病床――が高齢者、とくに高齢女性に占められる場合があろう。あらゆる年齢の患者を入院させている病棟では、あるいはおそらく、主として錯乱患者を入院させる高齢者用の特別な病棟においては、急性の患者は少数であろう。そのうちの何人かは三ヵ月以内に（普通は肺炎で）死亡するだろう。さらに多くの者は全然悪いところはなく、緊急入院の際に示した症状は、すべて消失してしまっているだろう。それでも彼らには、退院を求める欲求も意志もなく、あるいは行くべき適当な施設がないとか、家族から拒絶されているといった障害もある。「第三部宿泊施設」（老人ホームの）が彼らのためにさがし求められる場合もあろう。しかし、ホームが是非ともそこから出したいと思う人との入れかえがなければ、そこに入れる者はごくわずかである。しかし看護婦は、自分たちの病棟にこのような患者がいることを非常に喜ぶ。なぜなら、そのような患者はほとんど面倒がかからないからである。

病院の高齢患者のさらに多くは、重症の痴呆で、彼らはしばしば、徘徊、失禁、破壊、攻撃などの行動障害を伴う。彼らは痴呆病棟に集められることも、慢性病棟や病院内の多くの高齢の統合失調症患者の間に分散させられることもある。それは、そこではベッドが空いているためである。そして最後に、虚弱な患者がかなりの数存在する場合があろう。彼らは身体的な疾患で寝たきりであり、褥瘡ができ、合併症病棟に入院しているが、そこの看護はとくに重労働である。

入院を認められた患者が、とくに錯乱している場合には、長い待機者名簿の末尾にのせられる。彼らについてはほとんど何も知られておらず、そのうちのどの人がもっとも入院を必要としているかもわからない。数週、あるいは数ヵ月も遅れて迎えに行った時には、一部の者はすでに死亡しているであろう。もし病院側が、これで負担の軽減を感じたら、それは許されないことである。なぜなら業務を遂行できなかったのだから。予約患者の死は、次の二つのいずれかを示している。一つは、重大な身体疾患要因があったので、他の場所で適切な治療を受けられるように診断すべきであったこと、第二は、患者が放置されたために死に至ったことである。長い間待った末、それまで生きていた患者が入院する時には、その家族も、一般医も、地域社会も、そして病院自身さえも、彼らがいつの日か退院して家庭へ帰れるとは期待していない。

上級精神科医たちは、誰も高齢者に主としてかかりきることはできないであろう。実際、彼らが高齢者にさく時間は、若い患者にさく時間よりはるかに少ない。そして高齢者のために使うそのわずかな時間さえ惜しんでいる。患者が彼らのところへ紹介された後、その評価のために患者の家庭を訪問することはまれで、かつ形式的なものである。入院した高齢者は、初級医師が引き継いで、ほとんど指導監督を受けずにみる。初級医師のある者は、精力的で想像力に富んでいる。しかしその他の者は退屈し、怠慢であり、しかも経験を交換することなく、自分勝手に仕事をする。政策として実施しているものは一つもなく、地方老年科医や社会福祉事業との連携も少ない。これらやその他の公共機関の職員は、一般医や家族などを含めて、病院に何の見返りも与えずに、ひたすらそれを利用し、過剰の負担をかけるものとして、暗い疑いの目でみられる。

老年精神科病棟にはよい看護婦がいるだろう。しかし彼らは正しく評価されず、ひとりぼっちで働いているのだと感じ、そして何か不満がでると非難を受けるのは自分たちであると思っている。その他、病院が高齢者のために割り当てるものはすべて貧弱である。過重労働になっているパートタイムのソーシャルワーカーは、過大な責務を果たすために全力を尽くしている。老年精神科患者は作業療法科を訪れることはまれで、また作業療法士が彼らの病棟を訪れることもまれである。散発的に、気まぐれに理学療法が行われることもあり、行われないこともある（通常、病院には理学療法士を誘致する力はなかったろう）。ボランティアの訪問も同様である（ボランティアは、厄介な善行者で、仕事をするよりも仕事を作り出すほうが多いとして、冷淡に迎えられる）。

病棟は病院の中で一番魅力のない所である。たいていの患者は、そこを離れることはまれである。彼らは全くひまである。そこには患者の私物を入れる個人用のロッカーがない。彼らの眼鏡や義歯や補聴器は、とり違えられたり、しまいなくしたりされる。歩行補助器の備えはなく、実際、患者は歩く気がなくなる。病棟は二階か三階で、エレベーターはついていない。洗濯施設は貧弱で、トイレは寒く、しめっぽく、汚い。たいていの患者は失禁である。彼らは早くベッドに入り（午後五時以降）、一二時間たっぷりベッドの中にいる。鎮静薬を十分に投与されて、夜勤看護婦は一時、多忙な仕事から免れる。夜勤看護婦はいつも勤務しているわけではない。訪問時間はきびしく制限され、いったん訪問者が去るとドアに固く錠がかけられる。

病院は老年精神科の重い荷を背負いこんで、怒りを感じ、無力を嘆いている。そのことが、このようないかなる施設にも起こりうる周期的な「スキャンダル」の一つの原因になることさえある。スキャンダルは、親族や幻滅を感じた職員が怠慢や実際にあった間違った処置を暴露する時に起こる。調査の後で二、三人の首が飛ぶかもしれないし、思い切った改革になることさえあるだろう。しかし施設側の態度が前よりさらにいっそう防衛的になり、ひどくなるのがしばしばである。

このような不幸な状態（私は決して誇張も戯画化もしていない）を変え、効果的な老年精神科医療を確立するために、次のことを確実に実現しなければならない。

1　老年精神科チーム
2　入院前の評価
3　積極的な連携

老年精神科チーム

精神病院あるいは精神科の中に、老年の精神医学専門のチーム（あるいは「ファーム」）を創設することについては、いうべきことがたくさんある。まず第一に、これによって病院内の資源の配備が改善され、高齢者のために働く人々の間に一体感をはぐくむ。ファームは老年患者の状態を改善しようと欲する人たちの努力の中心となり、病院組織内の有力な声を代表することになる。ついにすべてがともに効力を現してくるにつれ、待機者名簿と死亡率は減少し、退院率は増加する。**表3**、**表4**は、一九六六年に創設されたクレイベリ病院の老年精神科ファームの効果を証明している。エアリー（一九七一）は、一九六九年にグッドメイズ病院の近くに設立された同様なファーム（両方ともエセックス州のロンドンの郊外にある）の発足後の数字によって、この傾向をさらに顕著に示している。病院内の高齢者の状態は改善され、経験と知識は増加し、より多くの職員が集まった。

チームは、老年精神医学を、専門的にではないにしても主要な任務とする精神科顧問医が指導する。一九六六年には、英国でそのような職についていた顧問医は、一名か二名にすぎなかった。一九七三年にはその数はほとんど三〇名近くなり、英国精神医学会の中に、老年精神医学の特別なグループができた。五年後にそのグループが一部門としての完全な認知を申請した時に、高齢者にとくに関心を寄せる顧問医会員が一〇〇名いたが、これはこの国の成人精神医学の顧問医の約一〇パーセントであった（Wattis et al., 1981）。

表 3　クレイベリの老年精神科ファーム

年	1964	1965	1966	1967	1968
入　院	360 女243男117	378 女266男112	428 女295男133	412 女266男146	441 女308男133
退　院 (入院に対する率)	231 64%	203 54%	295 69%	325 79%	331 76%
死　亡 (入院に対する率)	168 47%	202 53%	208 49%	129 31%	168 38%
入院に対する退院と死亡の超過	39	27	75	42	63

└─老年精神科ファーム創設

注　ファーム創設後の入院の著しい増加，そしてそれにかかわらずみられる入院対退院比の 1967 年および 1968 年における大きな増加，そしてファーム創設前後において年々みられる入院に対する退院と死亡の超過．しかし，これは 1967 年と 1968 年には死亡によるよりは退院による．この傾向は 1968 年には増加なしに維持されている．確かに，退院率はわずかに落ち，死亡率は増加している．その年にはサービスの資源が限界に達していた．それゆえに，1969 年に第 2 の精神老年医学ファームが創設されて資源の増加が実現した．

表 4　1964年と1967年（すなわちクレイベリの老年精神科ファーム設立の直前と直後）における入院と，その翌年の結末の比較の一端

	1964	1967
全入院件数	358	413
退院（家庭や老人ホームへ）*	156 (44%)	248 (60%)
退院（総合病院へ）	29	32
死亡	83	79
1 年以上病院滞在	88	51
上記以外の処理	2	3
再入院	48 (*の 30%)	97 (*の 40%)
入院前の評価		
家庭訪問	28 } (40%)	130 } (63%)
外来	61	64
ソーシャルワーカー	55	66

注　1967 年には 1964 年のほぼ 2 倍の再入院があったが，それにもかかわらず，1967 年には退院してもどらなかった患者が 50 人近くも多かった．

1967 年の入院前の評価率の増加はほとんど全部家庭訪問によるものであった．この家庭訪問は 1967 年には 1964 年の 4 倍以上も多かった．

必要な資格を備えた医師を誘致することができるかどうかという疑念はだいたい解消した。老年精神医学は結局、魅力ある専門分野であり、そこではあらゆる精神医学的な技能と、一般および社会医学の十分な知識が必要とされる。「老年精神科医」は、まもなく特殊技能を教えることができるようになり、研修中の医師はそれを修得して、精神医学の完全な基礎を身につけようと欲する。こうしてこの医学チームができ上がる。

このチームの他のメンバーは、看護婦、ソーシャルワーカー、心理士、作業療法士および理学療法士である。

チームは、単に錯乱患者、身体障害者、明白な老化患者だけでなく、紹介されてくる六五歳以上のすべての患者を取り扱うことが大切である。このようにファームは、ほとんど完全に慢性で、回復の見込みのない患者を背負わされているのではなく、多くの患者、とくにうつ病のような、退院および治療可能な、あるいは顕著な改善可能な機能性疾患の患者をも取り扱う。こうして入院病床の過半数は絶えず入れかわり、そのために退院の見込みがより少なそうに思われる者の中にも、退院が可能になる者が出てくると思われる。患者がつねに出たり入ったりしている病棟の雰囲気、態度は、入院患者に変化がほとんどみられない病棟のものと著しく異なっている。人が六五歳以上になったからといって、若い者の仲間から遠ざけて別扱いにして、老年精神科医療を受けさせるべきではないという議論が時にみられる。私もこの意見に一部賛成だが、私の経験によると、そのような患者が六五歳ではなく、六八歳か六九歳で、ともかく老年精神科医の手に渡される前に、一般精神科病棟で一、二回の病気のエピソードがただ起こるままにされているのである。だからそういう患者は、その後一生面倒をみてもらう人たちの手に、

表5　1979年4月1日から1980年3月31日までの12ヵ月間の，ロンドン病院老年精神科への紹介源

一般医	185	(44%)
一般内科医	54	(13)
老年科医	44	(11)
ソーシャルワーカーまたは地域保健担当員	35	(8)
精神科医	29	(7)
地域看護婦	25	(6)
老人ホームの寮母	16	(4)
患者の親類	12	(3)
警察	6	(>1)
外科医	5	(>1)
保護住宅の管理人	3	(<1)
自分からの紹介	3	(<1)
ボランティア	2	(>0)
計	419	(100)

表6　1979年4月1日から1980年3月31日までの12ヵ月間に，ロンドン病院老年精神科に紹介された患者の診断

錯乱状態	58	161	(44%)	(39%)
痴呆	103		(25)	
うつ病	135		(32)	
躁病と軽躁病	6		(>1)	
妄想状態（パラフレニー）	37		(9)	
統合失調症	16		(4)	
不安状態	5		(>1)	
強迫神経症	1		(>0)	
人格および行動障害	42		(10)	
夫婦の問題	4		(1)	
身体障害のみ	6		(>1)	
(上記精神障害に合併する重要な身体障害)		(51)		(12)
精神障害なし	6		(>1)	
計	419		(99)	

表7　1979年4月1日から1980年3月31日までの12ヵ月間に，ロンドン病院老年精神科に紹介された患者の最初の評価の場

家庭訪問（往診）	305	(73%)
総合病院または老人病院訪問	84	(20)
外来相談	28	(7)
電話相談	2	(>0)
計	419	(100)

表8　1979年4月1日から1980年3月31日までの12ヵ月間に，ロンドン病院老年精神科に紹介された患者の最初の評価後にとられた処置

老年精神科病棟へ入院	109（26%）	
機能性疾患病棟		78（19%）
痴呆病棟		
休日息抜き入院		5(>1)
持続的ケア		3(<1)
総合病院の合同病棟		21　(5)
他の精神科病棟		2(>0)
老年精神科デイホスピタルへ入院	88（21）	
低い依存状態（主に機能性）		62（15）
高度依存状態（主に痴呆性）		26　(6)
老年科医へ紹介	12　(3)	
他の専門医へ紹介	6(>1)	
老人ホームを勧める	17　(4)	
地方当局のデイセンターへ	9　(2)	
個人的な社会福祉事業を強化	7(<2)	
投薬処方／投薬変更のみ	37　(9)	
定期的外来診察	15(<4)	
再調査（通常地域老年精神科看護婦による）	39　(9)	
助言／保証が与えられるだけ	47（11）	
処置不要	23(>5)	
援助提供を拒否	6(>1)	
処置がとられる前に死亡	4　(1)	
計	419（99）	

はじめから引き渡されていてもよいのではないかと思われる。老年精神科ファームでは、このような患者を喜んで受け入れる。そして彼らに、一般精神科ファームに劣らない治療を施す。実際のところ、彼らは六五歳以上の人たちの問題に関しては専門家であるので（彼らはすべて、退職年齢にあり、好むと好まざるとにかかわらず衰退期に直面しているという点で、共通なものを持っている）、一般精神科病棟にいる時よりむしろうまくやっていくだろう。

表5〜表8は、一九七九年から一九八〇年の間に、ロンドン病院（聖クレメント）を基盤とした老年精神科医療の仕事を例示している。紹介患者の診断を記入した**表6**は、このようなファームが作られると、どのように器質性疾患が半分以下になるかを示している。

保健社会保障省は、六五歳以上の人口二〇〇〇人について「機能性」疾患のためのベッド一つ、重症痴呆のためのベッド五〜六を備えるよう勧告している。

現在、総合病院の精神科部門で、これに近い数のベッドを高齢者のために備えているところはほとんどどこもなく、他方、精神病院ではこれよりもベッド数が多い。近代的な治療と地域ケアを結びつけたら、老年をも含めたあらゆる年齢の精神科患者の数は減少し、勧告されたベッド数で十分だろうと期待される。いくつかの精神病院は結局閉鎖され、急性疾患の患者は、大きな地方総合病院の精神科または老年精神科部門で治療を受け、痴呆患者は、できるだけ患者の家庭に近い、より小さな、診療範囲のより狭い、地域病院で介護されることになるだろうと予想される。

他方、主としてあるいは全部、高齢患者で占められる病棟が二〇もある精神病院では、「卒業生」すなわち通常、統合失調症で何年も前に入院しそこで一度も退院しないまま年老いた者を分離するのはよい考えである。これらは厳密にいって老年精神科患者ではなく、別のファームが世話すべきである。その他の者、すなわち六五歳以後に精神障害が生じたか、あるいは再発して入院した人たち（入院している高齢者の四〇〜六〇パーセントを占める）は、受付係、事務官、婦長、上級ソーシャルワーカー、作業療法士および顧問医が配置されている中央管理事務所にできるだけ近い、一階の、あるいはエレベーターのついた病棟に入れるべきである。また一〜二の入院病棟（なるべく、一つは「器質性」、他は「機能性」患者の病棟というように、患者の必要とするものが異なる病棟にする—**表8**）と、後続（リハビリテーション）病棟、長期滞在病棟、合併症病棟をおくべきである。これらの病棟は、男女混合にして男女の職員を配置すべきである。男性と女性とが一緒に生活するのは自然であり、社会的に互いに刺激し合うが、性による分離は施設なれという意気阻喪しがちな過程を早めることになる。ファームで働くすべての者が、その仕事について、また新しい発展や困難について討議し、教育を促進するために定期的な会議を持つべきである。

精神病院内か、なるべくなら患者の家庭に近い総合病院内に設けられたデイホスピタルは、どうしても必要というほどではないにしても、望ましい施設である。それは本当に入院に代わりうるもので、それによって退院は早められ、多くの患者に持続的な支持を与えることができる。これらの患者は、退院後もしこの施設がなければ、再発し、繰り返し再入院をしなければならないであろう（第一六章をみよ）。

入院前の評価

老年精神科医療は、入院を勧められた未知の高齢者一人一人を、受け入れる前に評価することを目ざさねばならない。入院後の評価は、その重要性がはるかに劣る。どこに入院させるかという決定より、一体入院させるべきかどうかの決定のほうがはるかに重要である。もしも病院の職員が施設の城壁の中にかまえて、長期滞在や人手のかかる看護が予想される高齢患者を追い払おうとするならば、その時は、監視の目をくぐって忍び込む者を彼らに無理に押しつけても、それは全く当然である。

私の意見では、はるかにすぐれた評価は通常、精神科顧問医によってなされる家庭訪問によって実施できる。精神科顧問医は、このようにして患者を家庭で診察し、またその家族、隣人、ソーシャルワーカー、さらに（幸運に恵まれれば）かかりつけの一般医にも会うことができる。患者の家そのもの、および近所をみることは有益である。このようにして正確な社会的診断が可能になり、それは患者を病院へ紹介する基礎となっていた表面的な医学的診断よりもしばしば重要であり、適確な勧告を可能にする。一般医が、訪問の目的が病院のベッドを一番必要としている者に当て、入院を必要としない者には援助と助言を与えるのだと認めるようになれば、彼らは自分の発言が疑われているのではないかとか、自分の領分がおかされるのではないか、などとひがみを持たずに歓迎する。

表8は、ロンドン病院老年精神科に紹介された患者がどうやって評価されたかを示している。七〇パーセント以上が家庭訪問を受けている。他の病院の入院患者はその病院で評価され、紹介された全患者

の一〇パーセントだけが、外来患者として最初に聖クレメント病院で診察を受けている。このことはおそらく診療圏が小さくまとまっているためであり、またファームの全活動が在宅評価に合わせられているためである。

二六パーセントだけが実際に老年精神科病棟に入院したが、紹介された残りのほとんどの患者に対しても満足のゆく代わりの処遇管理が用意された。入院が適当とみなされた人たちはすみやかに入院した——通例二四時間以内、遅れても一週間以内に入院した。その結果として、適切な措置がとられるのを待っている間に死亡する例はきわめて少なかった。

在宅評価を実施することは、報われる仕事であると同時に骨の折れる仕事であることは否定できない。しかし私の意見では、それは効果的な老年精神科医療にとっては必要条件であり、したがって自分の時間の大部分を病院外で、患者の家庭で過ごす気概のない者は老年精神医学に従事すべきではない。入院する人たちは通常は長期ケアのために受け入れられるのではない(もちろん長期滞在になる者も少数あるが)。家庭訪問の際には、入院は治療のためであり、改善された状態で家庭へ帰すのがその目的であると説明される。

総合病院に設けられる、老年精神科外来の外来患者相談は、入院前評価のためのもう一つの有用な手段である。ある程度の検査設備があれば、家庭では患者を検査できない、という不利な点が補われる。しかし外来患者評価の価値を高めるためには、救急設備がいつも利用できなければならない。

デイホスピタルでの評価が三番目の、そして有効な方法である。家庭や外来患者評価の場合、半時間ないし一時間しか利用できないのに対して、ここでは患者の行動や環境に対する反応を一日以上にわたって観察できる。

積極的な連携

連携とは、同じ分野で働く他の関係者とその仕事を理解して、すべての人たちが協力して有効に働けるようになることである。連携の仕事の中で最もむずかしいのは、他人も自分と同じように、取り組むべき大きな仕事を持っているということを理解することである。他人を誹謗することは容易だが、重要なのは他人の困難を理解する努力である。

イギリスの保健省（一九七〇）は老年精神科評価部門を非常に重視して、二〇〇〇人の老年人口ごとに約一ベッドをこの目的のために準備するように勧告している。これらの部門のおそらく最大の利点は、施設サービスを提供するこの分野の主要な働き手、すなわち、老年科医、精神科医、そしてできれば、地方当局の老人ホームに責任を持つ係官が、共通基盤の上に立って定期的に会合できるということである。特に病院から独立して運営されている、ノッティンガムの聖フランシス病院の部門のように、あらゆる人々がそれぞれに参加できる権利を持つようになれば、その効果は特に大きい。

精神科患者を誤って老人病棟に入れるとか、あるいはその逆の誤りは、何年も前に発表された報告(Kidd, 1962) 以後、懸念されたほど広まってはいない。この報告では、調査が行われた時、入院後三週間の老年患者の高率の退院、または死亡を考慮に入れていなかった。また老人病棟と老年精神科病棟では、身体的治療とリハビリテーションのいずれに主力をおくかで大きな相違があるにもかかわらず、入れ間違いによって生ずる患者の経過や生存の可能性の影響はそれほど大きくはない（Mezey, Hodkinson & Evans, 1968）。頻繁な在宅評価が行われるサービスにおいては、入れ間違いなどとても起こりそうにない。それゆえ、この目的のためには評価部門は不必要である。

評価部門は、地方総合病院の中で、老年科の一部として位置すべきである。老年科医も精神科医もともにベッドを有するが、公式には前者がこの部門の運営にあたることが多い。できるだけ多くの看護婦が、一般看護資格とともに精神科看護の資格を持つべきである。ソーシャルワーカー、作業療法士、理学療法士もチームのメンバーとなる。他方、老年科と精神科の両方の顧問医が参加する週一回の病棟回診には、地域ワーカーの代表——社会福祉事業局、地区看護婦、地域保健担当員、それに一〜二名の一般開業医——も参加し、評価部門の患者を一緒にみて回り、皆が協力して彼らを援助する最善の方法を作り出さねばならない。

評価部門に最も適した患者は次のとおりである。

1　急性錯乱状態（せん妄）を呈する者——その身体的原因は明らかに総合病院で最もよく治療できる。

2　痴呆が疑われ、その他に考えうる疾患を除外するための検査が必要である者。

3　重症の精神的および身体的疾患をともに持つ者、例えばうつ病と心不全、躁病と肺炎など。

4　入院前に原因不明の症状、例えば不動性と転倒、および（老化という言葉の意味するすべてである）気力、体調の衰えを示す者。これらの症状は、身体的あるいは精神的疾患、あるいはその両方によって起こりうる。

総合病院の設備――特に検査室での検査、X線、作業療法、理学療法――を利用しうることは、身体的疾患を有する精神科患者にとっては、明らかに有利である。心理的な問題のある老年病患者は、精神科職員のより思慮深く、探究的で、忍耐強い、患者本位の接し方によって、同様に利益を受ける。

評価部門と関連して、家庭で取り扱えない高齢者にかかわるすべての問題を持ち込める機関の設置が提案されてきた。この場合、この機関は高齢者に対する老年科、老年精神科医療および社会福祉事業の中心となるであろう。イギリスでは、保健事業から社会福祉事業が分離されたが、これは上記の提案の完全な実現を困難にする。しかし例えばロンドン病院には、老年精神科評価部門に隣接して一つの機関が設けられ、タワーハムレッツ区の高齢者入院に関する申請がすべてここに集まる。こうすれば一般医は、自分の患者を老年科医のところへ送るべきか、精神科医のところへ送るべきかを決定する手間が省け、また以前に行われていたように、すでに一方で診察を受けた事実を何もいわず他方へ回し、これを相互に繰り返すような、努力の重複を省くことができる。

患者は一ヵ月以上評価部門にとどめておくべきではない。なぜなら、そうしないとこの部門が本来の機能を発揮するのに必要な回転率が得られないからである。大部分の者は家庭に退院し、何人かは死亡するが、その他の人たちは他の施設、老人病棟、精神科病棟あるいは老人ホームへ移される。もしも評価部門を効果的に運営しようとするならば、一ヵ月の終わりにそれぞれの患者に必要と思われる代わりの宿泊施設を、十分に準備しておかねばならないことはもちろんである。個々の部門の詳細については、エアリーとダン（一九七三）およびピットとシルバー（一九八〇）によって記述されており、またゴッドバー（一九七八）がこの問題についての有益な総説を書いている。

評価部門のないところでは、それに代わるものとして、精神科医と老年科医が互いに他の病棟の患者を訪問できるようなとりきめがあれば非常に有益である。この場合もまた、おのおのの専門的知識がより広い患者層に利用されうるだけでなく、両方の専門家の間の連携が促進され、利用しうる資源を最大限に利用するための、両者の密接な協力が可能になる。

地域ワーカーが回診に参加することは、精神病院の老年精神科病棟においても、評価部門におけると同様に、実現が望まれている。そうすれば、問題の患者について知られているすべての情報が病院職員に知らされるだけでなく、病院内外のワーカーが相互に知り合い、尊敬し合うことができる。

とくに素晴らしい連携の模範は、トム・エアリー教授の下で老年医学と精神医学を結合した、ノッティンガム大学の高齢者健康管理部である。教授は精神科医であるが、二つの専門分野（老年医学と精神医学）の上級専任講師（準教授）と顧問医の資格を持ち、同じ建物内の別々の病棟で仕事をする。両方の病棟では相互の診察が頻繁に行われる。そして高齢者健康管理部は、一つの部門として協議し、医学生に対して統合教科課程を提供する。

エアリーの目的は、患者が紹介されて来た時にはいつも患者の必要が満たされるように包括的サービスを準備することである。普通は応じられる限りの専門家たちによって部内で対応し、どんな紹介患者もよそに助けを求めて送り返すようなことはしない。

積極的連携とは、老年精神医学の分野での多くのほかの働き手と会い、話し合うために、あらゆる機会——職員会議、家庭訪問、委員会、電話、社交——を利用することを意味する。それは偏見をなくし、目隠しをとり、責任転嫁をしないことを意味する。それは援助を与え、要求し、話しかけ、聞き入り、そしてまた、説得、断言、啓蒙、さらには、後でコミュニケーションを断絶しないという条件の下で、時には怒りさえ交えた柔軟な態度をとることをも含む。

文献

Arie, T.（1971）. Morale and planning of psychogeriatric services. *Brit. Med. J.*, **3**, 166.

Arie, T., Dunn, T.（1973）. A 'do it yourself' psychiatric/geriatric joint patient unit. *Lancet*, **2**, 1313.

Department of Health and Social Security（1970）. NHS psychogeriatric assessment units. HM（70）11.

Department of Health and Social Security（1972）. Services for mental illness related to old age. HM（72）71.

Godber, C.（1978）. Conflict and collaboration between geriatric medicine and psychiatry. In : Isaacs, B.（ed.）, *Recent advances in geriatric medicine.* Churchhill Livingstone, Edinburgh.

Kidd, C.（1962）. Misplacement of the Elderly in hospital. *Brit. Med. J.*, **2**, 1491.

Mezey, A., Hodkinson, H. M. & Evans, G.（1968）. The elderly in the wrong unit. *Brit. Med. J.*, **2**, 967.

Pitt, B., Silver, C. P.（1980）. The combined approach to geriatrics and psychiatry : evaluation of a joint unit in a teaching hospital district. *Age and Aging*, 9, 33.

Wattis, J., Wattis, L., Arie, T.（1981）. Psychogeriatrics : a national survey of a new branch of psychiatry. *Brit. Med. J.*, **1**, 1529.

第一三章　治療の原則

予防は治療にまさるという格言ができそうである。しかし老年精神医学における一次予防（すなわち高齢者が精神病にかかるのを阻止する手段）の役割はまったく明らかでない。けれども老化に伴う喪失（第二章で記述）はうつ病の好発に寄与しているに相違ない。そこで喪失を大きくしないための若干の手段を簡単に考察してみる。

地位の喪失は、高齢や老化に対する周囲の人たちのもっと人間的、好意的な態度を高める教育によって、ある程度補うことができる。しかもその基礎には、最低級の方法であるが、高齢者あるいは老化は決して他人ごとではなく、二、三年たてば自分のことになるという利己心の啓発をおけばよい。医療、福祉に関係する職業内での教育は、将来の医師、看護婦、ソーシャルワーカーに、高齢者たちが彼らのサービスをどれほど必要としているか、高齢者のために働くことがどれほど報いられるかを理解してもらうためにとくに重要である。

いくつかの比較的大きな企業や地方当局、ボランタリー団体によって退職者のためになされる準備は、他に何もすることがなくなった時に、彼らの励ましになるような関心、興味を開発するのを助け、収入が少なくなり、健康が衰える時のために賢明なプランを作るのを援助するのにきっと役だつだろう。しかしこのような指導を最も必要とする人たちは、おそらくそれを利用することが一番少ないであろう。そういう人たちは、退職が現実になる時まで、退職の事実を「否認」するだろう。

一番よいのは、働きたいと思う人は誰でも、退職年齢後でも、少なくともパートタイマーとして働けるように保証することであろう。もしこれが広汎に実施されるとしたら、若い労働者の雇用に対する問題が、議会で討議されねばならないであろう。失業の情勢からは、このような労働の再配置はほとんど実現の見込みはない。一方で一部の人たちは、早期に、例えば六〇歳とか、あるいは五五歳でさえ退職を希望するかもしれないので、若干の融通性のある配置が可能になるかもしれない。少数の大企業は、高齢従業員が退職後、多分週に一日働ける設備を持っているし、一部の地方当局は高齢者のための特別な作業所を用意している。カナダではある従業員が、定年は年齢差別であり不公平であるという理由で自身の定年に挑戦してすでに成功している。

一部の高齢者たちの持つ、他人の手助けをする能力は十分に利用されるべきである。例えばホームヘルプとか、自分より弱い高齢者や若い親たちのための有給の「善き隣人」計画などがそうである。この役割は健康な「高齢市民」にきわめてふさわしいのでぜひとも奨励する必要がある。

収入の喪失は不可避である。しかしインフレーションの影響に対しては、生活費の上昇に応じたもっと柔軟な年金の調整をもって対処すべきであるが、イギリスのように経済で悪戦苦闘している国々では、その費用が脅威となっている。高齢者のための事業に、もっと多くの金を使う必要がある。イギリスではこれは現在、高齢者と精神障害者のためのいわゆる「急性」保健事業に使われる金の再配分の形を取っているが、これは主に病院ベッドの再分配である。一方アメリカでのメディケア（高齢者のための公的保険制度）計画は、すでに病気にかかっている人たちのためのものである。

身体的健康の喪失は、積極的な健康計画によって緩和される。食事教育はささやかな収入を最上に利用するのに役だち、栄養失調症や肥満を防ぐことができよう。食事クラブや食事配達サービスも栄養を維持する。眼鏡、補聴器、義歯は早期に与える必要がある。なぜなら年老いた犬に新しい芸を教えることはむずかしいからである。肺癌、気管支炎、心臓病を起こす危険のある巻タバコを吸うことは、極力やめさせる必要がある。老境に近づきつつある人々の健康をチェックする、老年期あるいは初老期の人たちのための福祉診療所は、糖尿病や高血圧などの異常を早期に発見し、発見が遅れた場合よりも治療効果が大きい。七〇歳以上の人で、すでに虚弱な者、最近家族に先立たれた者、転居した者などは、例えば一般医療所属の地域保健担当員などが定期的に訪問し、「要注意者」として登録しておくことは、病気があまり進まないうちにそれを確認する方法として有益である。事故の危険を少なくするために、家庭に安全設備をつけておくべきである。例えば階段が急な場合の手すり、滑り止めの敷物、適切な照明などがそれである。

仲間の喪失には、他の仲間を与えることによってある程度対処できる。孤独な高齢者たちには家庭訪問が非常に歓迎される。ただし、同一人が定期的に訪問することと、保護者的な態度をとらないことが必要条件である。ここにはボランティアの働く広い分野がある（訪問志望者たちへの注意：さし出されたお茶はいつでも受けなさい——もし受けないと主人役の感情を害するだろう。そしてお茶の入れ方がどんなに不衛生かと心配だろうが、殺されることはない！）。より外向的な人々には、デイクラブやデイセンターが社会的活動の場を提供する。家族に先立たれた者にはとくに慰安と支持が必要である。

　虚弱による自立性の喪失については、せめて高齢者の求める基本的な心理的必要、すなわち尊敬、安心、自主的決定に配慮すれば、その害を少なくすることができる（三二一頁参照）。

　高齢者に不向きな宿泊施設の問題は、想像力を駆使した、弾力性のある住宅政策を必要とする。その中には管理人つき小フラット、「三世代」住宅（子供たちの部屋に接して祖父母の独立した部屋がある）、老人ホームが含まれている。管理人配置は、他の高齢者との共同生活を望まない高齢者のための住宅団地で行われる。大勢になった家族を分けることによって生ずる不利益については、再考を要する——もし娘がハーローへ移ったら、ベスナルグリーンのおばあちゃんはどうなるであろう？（あるいは、私が発見したことだが、すでに相談すべき母親のないハーローの娘は時にどんな目にあうであろう？）同時に、高齢者を子供たちと一緒に住まわせることはしばしば賢明ではない——近くに高齢者だけの小さな家を持たせるほうが好ましい。慣れた近所から移動することは、離れた子供の近くへ行くことが是非とも必要でなければ、望ましいことではない。新住宅に移すためには、種々な準備と援助が重要である。なぜなら最初は、移転は祝いごとではなく高齢者にとって打撃だからである。

　昔からの家にとどまらなければならない高齢者のためには、改造、安全設備、そして障害者のためには日常生活のための補助設備（立ち上がるのに骨の折れる人たちのために、便所の壁につけるハンドルのようなもの）を、現在よりもさらに速やかに実施すべきである。

　死と関連する精神的な問題については、教会が大いに役だつが、医師、看護婦、ソーシャルワーカーおよび家族は、もっと率直な態度をとり、死の問題をもっと恐れずに取り扱う必要がある。最後のお別れをいうのをあまり避けるべきではないし、後に残される者の感情からも目をそむけるべきではない。特にデイム・セシリー・サンダーズとコリン・マレー・パークスおよびラマートン両博士の名前と結びつけられるイギリスにおける「ホスピス」運動の発展は、死にゆく人々のケアと理解の改善に多大の貢献をなした。

これらすべての手段は、老年の生活の質を改善し、抑うつ性障害の頻度を減少するであろう。しかしフェリックス・ポスト博士が指摘したように (Post, 1965)、生涯を通じて変わらなかった孤独で人を疎んじるような人格特徴、精神病を引き起こす素質的要因、錯乱や痴呆を生ずる器質的変化を、これらの手段で大きく変えることはおそらくできないだろう。これらに対しては、一次に代わって二次予防――すでに形成された異常の持続を、有効な診断と治療によって短縮する――、さらに三次予防――残された能力をリハビリテーションによって最大限に利用できるようにする――が適用される。

効果的な治療の第一歩は早期診断である。前に述べたように長い病気の後で、患者の自信や、また家族、隣人、支持的サービスなどとの関係がすでに相当傷つけられた、危機的な時になって、援助が求められることが非常にしばしばである。そんな場合には、疾患の特殊治療が一時的には奏効しても、後には拒絶され、再発することがある。

過去においては、あまりにも多くの医師が、老年精神医学において、老年痴呆については不十分な教育しか受けていなかった。この分野においては、医学生だけでなく、看護やソーシャルワークの学生にも、適切な教示と多くの実際の経験が必要である。知らないことを診断することは不可能だからである。診断をしても、それが患者のためになるような何らかの有益な行動を伴わなければ、ほとんど役だたない。効果的な老年精神科医療が行われている地域では、早期診断を促す、より大きな刺激がある（前章参照）。外来患者相談、もっとよいのは在宅相談（しばしば社会環境が一番重要であるので）は、診断の精度を高め、治療の質を向上させる。もし精神病院が、老年科医や老人ホームが引き受けない痴呆患者の預り場所としてではなく、老年精神科医療の源としてみられるならば、「精神病院への入院は最後の最後までのばせ、なぜなら入ればもう出られないのだから」という態度は変わり、治療のために入院し、退院して帰宅できるというふうに、もっと好意的に考えられるようになるであろう。

一般医は、「要注意の」老年患者（二二〇頁参照）と定期的な、頻繁な接触を保つようにすることが必要である。そして、診察時に彼を「困らせ」ない患者は、往診すべきである。医師の名簿にのっている老年患者に対して、特別な財政的な手当をつければ、励みになるであろうが、もっとよいのは、この目的のために看護婦や地域保健担当員を往診につけることである。

早期診断の次の、治療の第二原則は、老年患者を、その本人および世話する人の法外な負担にならない限り、できるだけ多くそして長く、自分の家庭にとどまらせることである。もし家庭からよそに移されなければ、全体として高齢者がはるかにうまくやっていけるだけでなく、保護ケアの職員が不足しているために、保護ケアは、それを本当に必要とする人たち、すなわち重度障害者、および施設外で生活させる資源が、家庭にも地域にもない者のために使われなければならないからである。

この原則は、もちろん、入院は極力避けるという意味ではない。病気の初期の治療のために病院を利用すること、あるいは痴呆高齢者を一、二週間老人ホームに引き取って、家庭で世話をしている人に休暇を与えることは、同時に長期の保護ケアの必要を除くことをも意味する。

実際、病院やホームの最善の利用方法は、地域サービスを補うものとして、積極的な治療や自立のためのリハビリテーション、間欠的な入院や休暇入院、デイケアを提供し、それとともに、他に行き場のない人たちのために「最後の避難所」を提供することである。

老年精神科治療の第三の原則は、機能性疾患患者の過少治療や器質性疾患患者の過剰治療を行わないことである。年齢を考慮することによって、高齢者の重症うつ病、躁病、パラフレニーの適切な治療が妨げられるようなことがあってはならない。抗うつ薬や安定薬の投与量は、同様な障害に罹患している、より若い患者と一般的に同じにすべきである。ひどく抑うつ的な高齢者に電気けいれん療法を控えるのは親切な態度ではない。そのような患者の悲惨な状態は、終末癌の苦痛と同様に軽減する必要があり、またその生命は電気けいれん療法を行わなければ、脱水、飢餓、肺炎によって不必要に失われるかもしれない。慢性激越性患者に対して精神外科が役だつ可能性のあることも同様に考慮を要する。精神分析学者はその技能やわずかな手段を、六五歳はもちろん、四〇歳に達した者に対してもあまり使いたがらないが、老年の神経症患者やあらゆる種類の患者の家族に対しては、精神療法や多少手のこんだケースワークが重要な役割を持つ。

他方、錯乱患者に対しては、薬物は控え目に用い、それを与える目的について明確な考えを持つべきである。どの安定薬も錯乱を軽減させることはなく、多くのものはそれをより悪化させる。激越や攻撃を軽減させることは、その代償、すなわちねむけや衰弱を誘発するという代償があまりに高すぎなければやる価値がある。薬物は運動や作業の代用としては不十分なものである。家族の人々のために錯乱した高齢者を眠らせたり、老人ホームや病院に入れることは、もしそうしなければ誰か他の人がもっと悪くなる場合にだけ正当化される。その場合でも、患者の錯乱にもっとよく耐えられるような環境に移すほうが望ましい。もし家族、介護助手、看護婦に対して、「偽薬」の効果が必要な場合には、偽薬以上に強いものは、できる限り患者に投与すべきではない。しかしもし実行できることなら、一番悩まされている人たちと、その状況について十分に話し合うことのほうがはるかによい。

二つのいずれのグループにおいても、栄養について適切な注意を払わねばならない。チューブ栄養にすべきかどうか迷う時には、おそらくチューブを使うべきであろう。睡眠障害には注意を要するが、軽々しく睡眠薬に頼るべきではない。過度の鎮静は、日中ねむけを催させ（そして夜になると目が覚める）、また転倒、栄養不良、失禁、褥瘡の原因となる。さらに、在宅の機能性疾患患者には、薬物依存の危険がある（二四三頁参照）。

患者に接する者（他の患者も含む）の一人一人の治療的な力を十分に認識するという、治療共同体の概念は、精神医学の他の分野におけると同様、老年精神医学にもあてはまる（Pitt, 1972）。実際的な言葉でいえば、これは、チームのリーダーが他のメンバーとともに治療に参加し、他の人たちからのコミュニケーションを広く受け入れる態度が必要である、ということである。患者との会合（第一五章参照）および職員との会合は、治療共同体において非常に重要な役目を果たす。職員会議（通常病棟会議の後で行われる）では、新しい患者が紹介され（患者本人の出席によって、あるいは完全な病歴の提示によって）、他の患者に関する情報が集められ、治療、リハビリテーション、退院手続きが討議され、その場合、感情が相当自由に吐露される。上級看護婦に限らず、出席可能な職員はすべて出席すべきであり、地域ワーカーの参加も大いに歓迎すべきである。

次の四つの章では、薬物および身体的治療、精神療法、昼間および社会治療、リハビリテーションが、一つ一つ論じられる。

文献

Pit, B. (1972). A new deal for old patients. In : Schoenberg, E. (ed.) *A Hospital Looks at Itself.* Cassirer, London.
Post, F. (1965). *The Clinical Psychiatry of Late Life.* Pergamon, London.

第一四章　薬物および身体的治療

1　薬物

精神安定薬

「精神安定薬」という言葉は、一九五〇年代の初めにフランス人によって導入されたクロルプロマジンの作用を記述するために作り出されたものである。クロルプロマジンは、それ以前に精神医学で使われていた薬物（バルビツール酸誘導体、臭化物、パラアルデヒド）とは違って、患者を眠らせることなしに、不穏な行動を緩和させることがわかったのである。しかし、クロルプロマジンおよびその類似薬物（フェノチアジン系安定薬）は、多量に使用すると、とくに治療の初期には、ねむけを催す。この「精神安定薬」という名称は、薬物使用によってかえって手のかかる鎮静状態を生ずることなく不安を軽減させる、これと全く異なるグループの薬物に対しても使われる。ベンゾジアゼピン誘導体がそれである。この二つのグループは普通、後者を緩和精神安定薬、フェノチアジン誘導体を強力精神安定薬と呼んで区別している。

精神安定薬は、例えばバルビツール酸誘導体とは、依存性および自殺企図のための使用という二点からみて、比較的安全であるという相違がある。

これらの薬物は、おそらく病気を治癒させるのではなくて、症状を抑えるものである。強力精神安定薬は、躁病や重症うつ病、妄想症、せん妄のような、高齢者の重い精神疾患に随伴して起こる激越や障害を軽減させる。緩和精神安定薬は、神経症や軽症うつ病、およびストレスの多い状況と関係した不安を軽減する。

軽症の精神障害のほうが重症の精神病よりもはるかに一般的であり、したがって緩和精神安定薬が処方されることのほうがはるかに多い。精神科医は、不安を治療する場合に、支持、精神療法、環境調整のような手段よりも、薬物の価値を軽視する傾向があるが、一般医は、彼らにとって精神安定薬があたかもえり抜きの治療であるかのように振る舞うようである。推測するところ、患者の話を終わりまで聞くよりも、処方を書くほうが時間がかからないからであろう。大部分の医師は、労を惜しまずに問題を理解することの価値を認めているが、一般医療の状況からは、とくに薬物が安全である時には、処方することのほうが有利である。

強力精神安定薬

フェノチアジン誘導体とブチロフェノン誘導体の二群が普通使用される。クロルプロマジン、プロマジン、チオリダジン、トリフロペラジン、フルフェナジンおよびフルペンチキソールが第一群に属し、ハロペリドールが第二群に属する。

最初の精神安定薬である、クロルプロマジンの一回量は二五～一五〇ミリグラムで、経口的に、一日三、四回投与される。注射では一度に二五～一五〇ミリグラムが使われる。

プロマジンは、クロルプロマジンの分子から塩素を取り去ったもので、同じ容量を与えた場合、効果は後者の約三分の一で、その結果、多くの者（私は除いて）が高齢者に好んで用いる。

チオリダジンもクロルプロマジンと同じ量が投与され、効果は約三分の二ある。

トリフロペラジンは、フェノチアジン系のピペラジン誘導体で、非常に強い作用を持っている。神経症性不安の治療には――二ミリグラムずつ一日三回投与、妄想状態には一日に一〇～三〇ミリグラム（錠剤あるいは二四時間作用が持続するスパンスルとして）が投与される。

もう一つのピペラジンのフルフェナジンは、経口的には一日二～二〇ミリグラムが投与される。注射としては、エナント酸フルフェナジンおよびデカン酸フルフェナジンが二、六週ごとに六～二五ミリグラム投与される。

フルペンチキソールは面白い薬剤で、フルアンキソールとして一日に二回〇・五～一ミリグラムずつ経口投与する時には抗うつ作用を有するが、デポー剤として、デカン酸フルペンチキソール一〇～四〇ミリグラムを一～八週間隔で注射すると、強力精神安定薬の作用を示す。したがってデポー剤注射は、経口投薬に応じそうにないパラフレニー患者のような精神病的患者に対して、フルフェナジンと同様にとくに有用である。

ハロペリドールは、神経症性不安には、一回量〇・五ミリグラム、一日三回、また障害の重い患者に対しては、一～三ミリグラムずつ一日三、四回、経口投与される。注射では五～一〇ミリグラムが投与される（筋攣縮を防ぐために、続いてプロサイクリジン一〇ミリグラムが投与される）。

その他に、ペリシアジン、パーフェナジン・チオプロパゼイト、および注射で投与されるあと二つの長時間作用性製剤のフルスピリレンとクロペンチキソールを含め多数の強力精神安定薬があるが、老年精神科患者の必要を満たすためには、上記のものだけで十分すぎるくらいである。

これらの精神安定薬は、重症うつ病を除き、高齢者に起こるすべての重症機能性精神障害において最も有効である。それは激越と妄想症を軽減することによって、重症うつ病さえも緩和する。これらの精神安定薬はまた、基礎障害の治療がまだ効果を現していない間の、せん妄状態の鎮静にも有効である。

例えば躁病やせん妄などで、障害が急性で緊急を要する状況では、クロルプロマジンやハロペリドールの注射が好んで用いられる。クロルプロマジンはねむけと、時にはかなりの血圧低下を起こす可能性がいっそう大きい。ハロペリドールは、パーキンソン症候群と筋攣縮を除いては副作用がない。そしてこのような副作用は、オルフェナドリン五〇～一〇〇ミリグラムずつ一日三回投与で、通常容易に抑えられる。

トリフロペラジンは妄想状態にとくに有用である。パラフレニー患者はこの薬物に十分耐えられるが、錯乱から妄想症を生じた患者はそれほどの耐容性はない。フルフェナジンやデカン酸フルペンチキソールの注射は、厄介な副作用が時にあるが（下記参照）、経口薬を確実に服用しないようなパラフレニー患者にとくに有用である。

トリフロペラジンとハロペリドールの少量は、時に緩和精神安定薬の代わりに、不安や神経症の治療に使用されることがあるが、その他では、このような不安の治療における強力精神安定薬の有効性は少ない。

強力精神安定薬の、比較的普通にみられる副作用は次のようなものである。

1　ねむけと錯乱（特にクロルプロマジン）。

2　パーキンソン症候群によく似た「錐体外路性」作用——筋硬直、振戦、攣縮、仮面様顔貌、じっとしていられないこと（しばしば焦燥との区別が非常にむずかしいアカシジア—静坐不能）、発汗および流涎。これらはとくにピペラジンやハロペリドールの作用である。遅発性ジスキネジアは、種々な身体筋肉群、とくに口唇や口の筋肉群が、目覚めている時にほとんどいつも動いている状態である。残念ながらそれはフェノチアジン誘導体の処方に対してまれならず起こる遅発反応で、とくに高齢者の場合はそうである。それはピペラジン誘導体やブチロフェノン誘導体、すなわちトリフロペラジン、デポー剤の注射、ハロペリドールの使用後にはいっそう頻繁に起こり、おそらくチオリダジン使用後が一番少ない。この状態は見苦しくて、言語障害や嚥下困難の原因になることもしばしばである。信頼できる有効な治療法はなく、薬物を中止してもジスキネジアは止まらないので、治療よりも予防に心がけるべきである。これら薬剤の投与は、絶対必要な時、その間だけに限るべきだろう。

3　血圧低下、例えば「クロルプロマジンショック」。これに対する処置は、患者を寝かせて、ベッドのすそのほうを上げ、確実に血液が頭に達しやすくすることである。ときたまこの作用が、少量のクロルプロマジンによって生ずることがある——私の患者の一人は、二五ミリグラムのクロルプロマジンを注射しただけで虚脱状態に陥り、そのために私は不安な数時間を過ごした。患者の意識を保つために、患者の体位を変えるだけでは十分でない場合には、ノルアドナリンの点滴静注がクロルプロマジンの作用を打ち消すのに役だつが、これまで私はそれを使用する必要はまったくなかった。

4　「光過敏性」（そのためにクロルプロマジン服用患者は重症日焼けを生じやすい）、薬疹、およびクロルプロマジンを取り扱い、それに過敏になっている人たちの一部にみられる皮膚炎などを含む皮膚反応。液状のクロルプロマジンはとくに、皮膚がそれにさらされる時に過敏性を生じやすい。それゆえ用心して取り扱うべきである。

5　食欲刺激による肥満。

6　抑うつ（一六四頁参照）。

7　上記のものよりずっと少なくなるが、黄疸（薬物が即座に中止されるならば、これは重症にならない）、てんかん発作（素質を有する人たちにおいて）、白血球減少、網膜の色素沈着、またまれな合併症であるが、チオリダジン治療が失明の原因になることがある。

緩和精神安定薬

多年の間、不安の治療に最も広く使われた薬物はバルビツール酸誘導体であった――フェノバルビタールあるいはアミタールナトリウム、三〇～六〇ミリグラムずつ一日二、三回投与。しかし現在はベンゾジアゼピン誘導体がはるかに多く処方されている。なぜなら、これはバルビツール酸誘導体の五倍も高価であり、またおそらくはそれ以上に有効とはいえないだろうが、はるかに安全であるからである。脳自体に作用して、不安を静め、筋肉への神経路に作用して、筋緊張を軽減する。

次のものが主に昼間使用される。

クロルジアゼポキサイドは、一九六〇年にまっ先に導入されたもので、一回量五～二〇ミリグラム、一日に三回、経口的に投与される。

ジアゼパムは二～一〇ミリグラムずつ、一日三回、経口投与、あるいは注射によって一〇ミリグラムが投与され、特に強い筋弛緩作用を有する。

オキサゼパムは一回量一〇～三〇ミリグラム、一日三回、経口投与。

ロラゼパムはおそらくこの群では最も強力で、一回量一～二・五ミリグラム、一日三回、経口投与される。他の「アゼパム」は、クロラゼパム――普通二四時間に一度、夜間に投与されるが、一日中作用する――、クロバザムおよびメダゼパムである。同じ群には、夜間投与されて眠りを誘ういくつかの睡眠薬――ニトラゼパム、フルラゼパム、テマゼパム、トリアゾラム（下記参照）がある。


副作用はまれで、重症ではない。ねむけ、発疹、そして実際非常にまれだが、不安定や筋攣縮がそれに含まれる。身体的依存、その結果、同一効果を保つために用量を増加する必要のあることが記載されており、また薬物を急に止めた時、離脱症状、主として焦燥、うずき、ふるえがまれならず起こるが、投与量を非常にゆっくりと減ずるならば避けることができる。

緩和精神安定薬はたしかに不安を軽減する。それは、しばしば不安の基礎となっている人間関係の困難について理解し、それに対する洞察を与えようとせずに与えられる代用薬である。とはいえ、支持と精神療法の補助手段としては役だつ。それはもちろん抗うつ薬ではない。それで、外見上の不安の基礎にうつ病があることがわからない時に誤用されやすい。

精神安定薬の話を終えて抗うつ薬に移る前に、クロルメチアゾールに触れておかねばならない。これは、強力、緩和のいずれの範疇にも属さないが、急性錯乱状態の処置において有用な役割を持っている。〇・五〜一グラムずつ一日に三回まで経口的に投与される。クロルメチアゾールは、主としてクロルプロマジンやハロペリドールが望みどおりの効果をもたらさない時に使用される。それは、これらの薬剤と同時に与えるべきではない。それは危険であるといわれるほどそれらの作用を増強させるからである。

抗うつ薬

抗うつ薬は興奮薬ではない。アンフェタミン（例えばデキセドリンとか「パープルハート」）とは違って、正常な気分には影響を及ぼさない。アンフェタミンは「覚醒剤」であり、気持のいい興奮を得るために（近頃は通常不法に）服用されて、活力とやる気を生ずる。最初の抗うつ薬が一九五九年に導入される前に、うつ病の治療にアンフェタミンが実に広く使用され、中等度の抑うつ患者の気分を、ほんの一時的にしろ高揚させることで、ある程度の価値があった。しかしそれは習慣性を生じやすく、うつ病を軽減する効果は、抗うつ薬に比してはるかに劣る。

抗うつ薬には二群がある。三環系抗うつ薬とモノアミン酸化酵素阻害薬（略してＭＡＯＩ）である。後の群の一つであるイプロニアジド（今はもう使用されていない）は、ものをうまく見つけ出す能力（幸運な偶然）によって、最初に発見された抗うつ薬であった。それは構造的には、重要な抗結核薬であるイソニアジドに類似している。結核症の治療に導入されたイプロニアジドが、結核に罹患している抑うつ患者の気分を高揚させることが発見され、その後、一般の抑うつ患者に有用であることが注目された。三環系抗うつ薬はフェノチアジン誘導体に多少似た構造を持っている。最初の三環系薬はイミプラミンで、これとアミトリプチリンが最も広く使われている抗うつ薬である。

抗うつ薬が作用するには、少なくとも一週間、通常二週間、時には三週間あるいはそれ以上かかる。副作用は、一般に薬効よりもはるかに先に現れるので、患者に十分に長期間確実に服薬させるためには、念入りに説明しておくことが必要である。抗うつ薬はおそらくうつ病をなおすというより、むしろ軽減させるものであろう。そこで少なくとも三ヵ月間、しばしばそれ以上の期間、基盤にあるうつ病が軽減するまで服用しなければならない。習慣性はまったくない。

三環系抗うつ薬

これはより安全な抗うつ薬とみなされており（副作用はかなり普通にみられるが）、したがって一番多く処方されている。

イミプラミンは、一回量二五〜七五ミリグラムで、一日三回経口的に投与される。有効であるが効き目は遅い——最高量に達してから三週間も結果が現れるのを待つこともある。時にはより速い効果を期待して注射が行われる（一回二五ミリグラムで一日に三回施行）。

アミトリプチリンは、一回量二五〜五〇ミリグラムで、一日に三回、経口投与され、鎮静効果がより大きく、またもう少し速く作用する。これは五〇〜一〇〇ミリグラムの夜間一回投与でも使われ、確実に服用することのできない高齢のうつ病患者には有用である（睡眠薬ではなく抗うつ薬をのんでいることを彼らに理解させるのがむずかしいことが多いが）。

レンチゾールという製剤は、一日に一回だけ（普通夜間に）投与すればよく、五〇ミリグラムカプセルが、アミトリプチン二五ミリグラムの一日三回投与に相当する。

トリミプラミンは、最も鎮静効果のある抗うつ薬で、夜間に経口的に、二五～一〇〇ミリグラムを一回だけ投与する。睡眠薬の効果を高め、その結果、時には睡眠薬の必要がなくなる。

プロトリプチリンは、鎮静効果の一番少ない三環系薬である。一回量五～二〇ミリグラム、一日三回の経口投与で、しばしば七日から一〇日以内に効果が現れる。抑制的で無感情なうつ病患者にとくに価値がある。一方、不安、激越性の患者では悪化することがある。

ドチエピンは、二五～五〇ミリグラムずつ一日三回あるいは夜間五〇―一五〇ミリグラムの経口投与で、上記のいずれよりも副作用の頻度が少ない。また通常二週間以内に効果が現れる。それは多分高齢者のうつ病治療に、一般的に最も有用な薬剤である。

クロミプラミンは、二五～五〇ミリグラムずつ一日三回、あるいは夜間五〇～一五〇ミリグラムの経口投与が行われるが、時には一日一回二五ミリグラムを五〇〇ミリグラムの水で希釈して点滴静注される。点滴静注は前述のどれよりも強力であるが、抗コリン性副作用を生ずる可能性も大きい（下記参照）。それは多分、重症うつ病に対して他の三環系薬の一つが効かなかった時に使われるだろう。

副作用

1、すべての三環系抗うつ薬が口渇を引き起こす。同様な機序で、便秘、排尿困難、目のかすみ、発汗がときたま起こる。もっとずっとまれであるが、性交不能、実際の腸麻痺が起こることがある。

2、ねむけは、特にアミトリプチリンとトリミプラミンの使用と関係がある。一方、すべての三環系薬が体重増加の原因となりうる。

3、すべての三環系薬が、心臓内の神経インパルスの伝導に影響を及ぼす可能性がある。これは（もしも明らかな過量投与でないならば）、臨床上よりも心電図上でいっそう明らかに示される。三環系抗うつ薬は、心臓病の既往歴のある人たち、とくに最近心筋梗塞（冠状動脈血栓症）や不整脈を起こした人には注意して使用すべきである。それはそれとして、このような理由で三環系薬が必要な場合にそれを使うことができないとか、使用したために心臓の合併症が起こったとかいう例は、老年精神医学の臨床でも実際にはほとんどない。

4、振戦と歩行不安定がときたま起こる。

5、素因のある患者で、時にてんかん発作が誘発されることがある。

6、焦燥は、イミプラミン、プロトリプチリン、クロミプラミンによって激化する可能性がある。せん妄の発現は、すべての年齢の患者でまれである。時には素因のある人たちで、統合失調症が解発されるか悪化することがある。

7、三環系抗うつ薬は、高血圧に対して使われるある種の薬剤（ベタニジン、グアネセジン）の作用を妨げ、ノルアドレナリン（時に局所麻酔薬で使われる）の効能を高め、またこの抗うつ薬自体はバルビツール酸誘導体によって強められる。厄介な副作用のほとんどは、薬物を持続して使っているうちに減少する傾向がある。

モノアミン酸化酵素阻害薬（MAOI）

普通に使われるのは三種類である。

トラニルシプロミンは一〇〜二〇ミリグラムずつ、一日二、三回経口的に投与する。最も強力であるが、安全性が一番少ない。多くの患者は二、三日以内に刺激効果を経験するが、一、二週間経つと本当の抗うつ作用がこれに続く。この刺激作用があるので、毎日の最後の服薬は午後二時よりあまり遅くすべきではない。そうしないと寝つきにくくなるだろう。普通この薬物はパーステリンとして、静穏効果を生む少量のトリフロペラジン（抗うつ薬の一〇ミリグラムに対し一ミリグラム）と合剤になっている。この安定薬がまれに副作用——筋攣縮を起こすことがある。フェネルジンは最も広く使われており、一回量一五〜三〇ミリグラムで、一日三回経口投与する。イソカルボキサジドは、一〇〜二〇ミリグラムずつ一日三回、経口投与し、作用が最も弱く、最も安全である。これは主として、いずれの群の抗うつ薬も単独では奏効しないようなうつ病の一部の例において、アミトリプチリンかドチエピンかトリミプラミンと併用される。

副作用は三環系抗うつ薬よりもはるかに少ない。失神の原因となる血圧下降が最も普通である。

主な危険は、ある食物や他の薬剤との相互作用から生ずる。少なくとも頭のうしろの非常に不快な痛み、最悪の場合には脳出血死の原因となる血圧上昇は、アンフェタミンやエフェドリンなどの薬物、およびアミノ酸チラミンの豊富な食物（例えば、チーズ、イースト・エキス、塩づけにしん）によって起こりうる。おそらく一部の他の薬物の作用が、普通はそれらを破壊する機制（とくに肝臓におけるそれ）がＭＡＯＩによって妨げられるために、高められたり、強化されるのであろう。その結果、ＭＡＯＩを服用する患者に対しては、危険な食物について注意を与える必要がある。また医師や薬剤師によって安全であることが保証されない限り、他の薬物を避けるように警告しなければならない。普通は、このような予防策を表示してあるカードが、最初の処方と一緒に渡される。たとえそうでも、また危険な反応は実際はまれであるけれど、軽率にこの薬を投与すべきではない。とくに、あまりにも鈍く、混乱しているか、あるいは無思慮なために、確実に服薬できないような人たちに対しては注意すべきである。

重症および軽症、両方のうつ病に対して、三環系抗うつ薬が第一選択の抗うつ薬である。これはＭＡＯＩより安全であり、また有効な場合が多い。また、もし結局ＭＡＯＩに変えることが必要となるならば、三環系薬を中止して一、二日以内に変更することができる。ＭＡＯＩを中止してから三環系薬を開始するまでには、三週間の間隔が必要であるのに、三環系薬の方は速やかに体内から排泄される。

しかし、症状がその日その日で変わり、夕方近くにいっそうみじめな気持になり、罪責感よりも刺激性が強く、寝つきの悪い、不安、心気的な、神経症性の軽症抑うつ患者に対しては、むしろＭＡＯＩのほうがいっそう役だつだろう。それはまた、より典型的なうつ病の一部の治療抵抗例の治療に役だつ。

三環系薬は、普通はＭＡＯＩと併用してはいけない薬物の中に入れられるが、例えばアミトリプチリンとイソカルボキサジド、トリミプラミンとフェネルジンなど、ある種の混合は比較的安全であり、うつ病が他の方法では難治性の場合に時として価値のあることがある。

新しい抗うつ薬

作用が速くて、有効性が高く、副作用がないかきわめて少ない、非常に安全性の高い完璧な抗うつ薬の探求が休みなく続けられているが、まだ発見されていない。

このような抗うつ薬を目ざす競走者たちは、普通MAOIよりも三環系薬と競っていて、特により早く作用し、抗コリン性の副作用や心臓への潜在的な危険性の比較的少ないものを目ざしている、マプロチリンのようないくつかのものは、化学構造上は三環系薬とそれほど違わないが、トラゾドンのような他のものは非常に違う。ビロキサジンは吐き気を催させることが多いので広くは使われていない。四環系抗うつ薬のうちミアンセリンは、一日六〇～一二〇ミリグラムで、二週間足らずのうちに、うつ病を軽減させることがある。ただ比較的低い投与量でねむけが起こることがある。

別の四環系薬のノミフェンシンは、一日量五〇～二〇〇ミリグラムを普通は分割投与する。ドーパミンを増強する作用があるので、パーキンソン症候群にも罹患している患者ではより抜きの抗うつ薬になるかもしれない。薬剤の化学式が三環系薬とより大きく違えば違うほど、おそらく治療抵抗性うつ病の例に効く可能性がますます大きくなるだろう。しかしまだ、このような新しい抗うつ薬は、種々な点で古い薬よりも少し安全ではあるが、それよりも有効であることはどれについても示されておらず、より定評のある薬剤が、うつ病治療の主要な役割を維持している。

うつ病に使用される他の薬剤

中枢神経系の刺激薬として処方集に載っている薬剤のうちのあるものは、虚弱で衰弱した高齢患者では、抗うつ薬よりも好まれるかもしれない。彼らは疲れきって意気消沈しており、体調も悪くて、とにかくすぐ効いて副作用のない「気つけ薬」を望むだろう。多くの患者の求める「強壮薬」がなくなるなどとはとてもいえないが、二〇～四〇ミリグラムずつ一日に一～二回のペモリン、一日に一～二錠のフェンカムファミン、一〇～二〇ミリグラムずつ一日一～二回のメチルフェニデートのような物質は、ちょうど一杯のかなり濃い茶かコーヒーのように、元気や覚醒度を少し高めるだろう。

アンフェタミンはこのグループに属し、それをうつ病の治療に使うことは本当にきびしく制限しなければならないが（二三四頁に述べられた理由で）、私の意見ではそれは、従来の抗うつ薬にうまく耐えられず、それからの恩恵をほとんど受けられない（九〇頁参照）ように思われる抑うつ性痴呆患者に対して、わずかな利用価値がある。

フルペンチキソールについてはすでに述べた。〇・五～一ミリグラムずつ一日に二回投与するが（夕方近くになっての投与は避ける、さもないと後で眠れなくなって面倒になることがある）、三環系薬よりも速効性で副作用が少ないので、軽度から中等度の多くのうつ病患者に有用であるように思われる。

Ｌ・トリプトファンは、うつ病の脳のシナプスで枯渇すると推定される神経伝達物質の一つの前駆物質であるので、うつ病の治療に有用であると考えられている。一グラムずつ一日三回投与される。これだけでは効果はほとんどないが、時にＭＡＯＩの効能を高めることがあるので、治療抵抗性（難治性）うつ病の治療で有用なことがある、しかしこの錠剤は少し大きすぎる！　炭酸リチウムについてはすでに十分に述べた（一五〇頁）。利用できる整剤にはカムコリト二五〇ミリグラム、四〇〇ミリグラム錠、プリアビル四〇〇ミリグラム錠、ファザール三〇〇ミリグラム錠、およびリスコナム四五〇ミリグラム錠がある。後のほうの三剤はみな、投与回数を一日に一度ほどに減らす目的の徐放剤である、投与量は、血中濃度が〇・六〜一・二mEq／lになるようにする。副作用としては微細振戦、口渇、体重増加などがある。下痢、嘔吐、錯乱が見られたら中毒が疑われるので、投薬を直ちに中止して血中濃度を検査しなければならない。リチウムは双極うつ病だけでなく単極うつ病でも、頻回に再発して仕事ができなくなるような場合に、治療上有用である。ただしリチウム使用は危険が大きいと考えられる重症の心臓病や腎臓病のないことが条件である。

睡眠薬

睡眠薬とは、睡眠を誘発するために投与される薬物である。鎮静薬はより少ない用量の同様な薬剤で、不安、不穏を静めるために投与される。

睡眠薬は、睡眠が障害される精神障害の全領域で役だつが、前のいくつかの章で何度か指摘しておいたように、乱用されやすい、睡眠薬の最大の利用者が高齢者であるということには当惑させられる。彼らの多くは乱用者であり、退屈だから、気が重いから、痛いからという理由で睡眠薬をのむ。あるいは夜間七時間という睡眠習慣にとらわれて、老年では五時間の睡眠で、同様になんとかうまくやっていけるということを理解せずに睡眠薬を使う。可能な場合には、寒さ、騒音、および他の不快や運動不足なども含まれる不眠の原因を処理することのほうが、睡眠薬に頼るよりつねに望ましい。アスピリンやパラセタモールのような鎮痛薬（疼痛軽減薬）、あるいはトリミプラミンのような鎮静的抗うつ薬のほうが、時にはいっそう適切なことがある。就寝前の温かい牛乳飲料、活動的な一日、十分な寝具を備えた快適なベッド、適当な暖かさの部屋、静けさ、不必要な不安の軽減などはすべて、睡眠薬の使用を抑えるのに役だつ。施設においては、患者あるいは居住者に欠くことのできない睡眠を確実に与えるためというより、むしろ夜勤者に安静時間を与えるために考えられているいろいろな方策を避けることによって、同様な効果がもたらされるだろう。ここで指摘しているのは、誰も彼も早くに床に就かせることや、全員にきまって睡眠薬を投与するような悪習のことである。

睡眠薬の乱用は、習慣性、依存、中毒、錯乱、転倒、失禁、褥瘡の原因になる。しかし、十分な休養が得られないせん妄あるいは躁病患者、最低の気分である朝早くに目覚める重症うつ病患者、不安な抑うつ患者、あるいはあまり重症でないが、寝就くことのできない抑うつ患者、そして、午前一、二時頃に起きていて他人の安眠を妨げ、何時であるかもわからないような不穏な痴呆患者などに対しては、睡眠薬が大いに役だつ。

普通使われるのは、ベンゾジアゼピン誘導体、クロラール誘導体およびクロルマチアゾールであるが、一方でバルビツール酸誘導体やアルコールの習慣的な常用者がなお多数いる。

ベンゾジアゼピン系睡眠薬は、安全でかなり効果があるので人気があるが、副作用がないとはいえない。副作用のうちで最もやっかいなのは、翌朝のねむけである。一日の始まりにねむけやふらつきがあり、敏捷さを欠くのがただ単に老年病によるだけではなく、薬剤性にも起こることを、患者の介護者が適切に判断することはできないだろう。

ニトラゼパム五〜一〇ミリグラムは、おそらくあらゆる年齢で最も広く処方される睡眠薬である。それは覚醒を減ずることによって睡眠を導入するもので、確かに有用であるが、二四時間以内に完全には排泄されないだろう。そこで翌日持ち越し効果を生じ、もし定期的に服用すれば蓄積して、持続的にその影響を受けることになる。このような効果は、ニトラゼパムの次に一般的なベンゾジアゼピン系睡眠薬のフルラゼパムでなおいっそう著明である。それゆえ、フルラゼパムは高齢者には使うべきではないと私は思う。

作用時間がずっと短くて、寝つきの悪い人たちに特に適しているのが、就寝前のトリアゾラム〇・一二五～〇・二五ミリグラムとテマゼパム一〇～三〇ミリグラムである。

抱水クロラール一～二グラムを十分に希釈したものは、長年の間、高齢者のために好んで用いられた睡眠薬であった。しかしその優位性も、現在ではニトラゼパムによって脅かされている。水剤はにがいが、大部分の高齢者はそれを非常に上手に服用している。この薬物は安全でしかも有効である。しかし近頃は錠剤として投与されることのほうが多い。例えばジクロラールフェナゾン六五〇ミリグラム、あるいはトリクロホス五〇〇ミリグラムが、夜間に一錠から四錠投与される。

クロルメチアゾール五〇〇～一〇〇〇ミリグラムは、比較的作用時間の短い、化学的に前述のものと異なる睡眠薬で、他の薬が効かない場合に効くことがあり、持ち越し効果を生ずる可能性が最も少ない。ただ時にくしゃみを誘発するという変わった副作用がある。

バルビツール酸誘導体

バルビツール酸誘導体、例えばアミロバルビトン・ナトリウム二〇〇～四〇〇ミリグラム、キナルバルビトン・ナトリウム一〇〇ミリグラムは、きっと今ごろはもう一般には使用されていないだろう。なぜならそれは安価で非常に有効であるが、高齢者では急性錯乱状態を起こすことがあるし、また依存や時には致命的な過量投与といった副産物があるからである。多くの高齢者がなおそれを服用しているのは、長い間そうしていた(すなわち習慣性になっている)からで、理解はできるが、以前に投与されたことがないならばこれらの薬は決して処方すべきではない。

アルコールは「寝酒」として伝統的に使用され、有効で気持ちのいいものであるが、国民保健サービス処方で利用できることはまれである。毎夜のウイスキーは、大部分の年金生活者には手が届かないし、それはとにかく、即座の催眠効果も、その後の排尿促進傾向によって相殺される。

2 身体的治療

電気けいれん療法

精神医学におけるけいれん療法の効用の発見は、まぐれ当たりのもう一つの例である。てんかん患者は他の者より統合失調症にかかりにくい、という誤った臨床観察(実際は他の者以上にかかりやすい)から、統合失調症の患者に人工的に(化学的手段、例えばカンフルの注射によって)、発作を誘発しようという試みが生まれた。これが無言および自閉患者(例えば緊張型の統合失調症)に有効であることがわかった。さらに後に、あらゆる患者の中でこれが一番有益なのは、統合失調症患者ではなく重症うつ病患者であることが見出された。その後イタリア人のチェルレッティとビニが、この目的のために薬物使用よりもっと確実で不快感の少ない、電気的けいれん誘発法を考案した。こうして一九三八年に電気けいれん療法（ECT）が生まれた。すぐさま世界中の精神病院で採用され、それまでのところ群をぬいて劇的で有効な治療法として、精神医学で使用可能なことが判明した。そして重症うつ病の治療に関する限り、今なおそうである。

ECTは以前は、完全に意識のある患者に「無麻酔」で実施されるのが常であった。この痛みのない処置を患者は後で全然記憶していないが、しかし強いけいれんを引き起こして、ときたまそれが筋違いや骨折の原因となることがあった。現在は、作用時間の短い麻酔薬を使用して患者を眠らせ、また筋弛緩薬の使用でけいれんを筋肉の全くの単収縮だけに弱め、発作を「緩和」している。それによって生命に対する危険がほんのわずか増大するが、効果の減少はまったくない。

うつ病におけるECTの利用については、一二五～一二七頁で十分に述べた。ここでは、抗うつ薬に反応せず、ほとんど食べたり飲んだりせず、自殺傾向が認められるようになった重症うつ病患者には、ECTを行うことが絶対必要である、ということだけを繰り返し述べておきたい。高齢者にこれを行うことを非難する人たちは、センチメンタルであり、知識が不十分である。適当な患者に対して使われるならば、ECTは耐え難い苦悶を軽減するばかりでなく、生命を救うこともできる。精神医学と精神科医に対しての、特にその専門家同士の中での懐疑論はもっともなことである。彼らは全能の師ではなく、またそのように見られることをめったに望まない。時には彼らの臨床技術が、全体主義国家において政治目的のために売られてきた。しかしECTは、自由主義世界では洗脳技術ではなく、人間の苦悩の最悪の形の一つに対する、評判がよく信頼のできる治療法である。この治療の価値を確信している現在の精神科医たちは、倫理的な理由から何年間も、それを二重盲検法の科学的テストにかけることに抵抗してきた（Kendell, 1981）。二重盲検法では、一部の患者たちには麻酔の後でＥＣＴが行われるが、他の患者たちには麻酔だけが行われる。そして患者たちも、彼らを評価する人たちも、自分たちがどちらの群に属するのか知らない。しかし最近何人かの精神科医たちは一般の人たちの不安な気持を尊重して、このような実験に告知同意を与えることのできる十分な数の適当な被験者を見つけるという問題を克服した。例えばウェスト（1981）は、二二人の被験者に交叉二重盲検法（最初に麻酔だけを受けた人たちは、もしなおＥＣＴを必要とすれば結局はＥＣＴを受ける）を実施して、ＥＣＴの結果がプラセボのそれよりもあらゆる点で有意に優れていることを見出した。

精神外科

最初の白質切断術は、一九三五年にイーガス・モニツによって行われた。この手術は、脳前部表面の神経細胞と脳中央の間脳のそれとの間の線維を切断することによって、情動緊張を大いに軽減することができる。しかし初期の手術は、たくさんの線維を切ることによって、無神経な自己中心的な方向への、非常に好ましくない人格変化を起こした。もう一つの合併症はてんかん発作であった。何年か経つ間に精神外科はいっそう正確で精巧なものとなった。できるだけ少ない線維を切ることによって、緊張を軽減させることができて、しかも合併症の頻度をずっと少なくした。患者の選択については一九三〇年代、四〇年代に比べていっそう注意深くなった。また現在では、これに代わりうる、有効で、最終的処置という性格がより少ない治療がはるかに広汎に存在するので、精神外科は何か珍稀なものになってしまった。実際多くのセンターにおいては、それはすたれたものとみなされている。

このことは、決して全部が全部よいというわけではない。なぜなら、少数だが非常に重要な患者たちがいるからである。彼らは激越うつ病、強迫神経症、あるいは不安状態のために、慢性的に重症な緊張状態にあり、彼らの生活はその病気によって完全に損われているが、白質切断術が、他の形のどんな治療も匹敵できないような永続的な軽減をもたらすことができる。人格は神聖であり、精神外科は不道徳であるという原則のために、このような患者を精神病院の長期滞在病棟で、悲惨な状態のままにおくことは、誤った理想主義である。

高齢者の間では慢性緊張状態の頻度が比較的高いので、精神外科が実質的な利益をもたらす可能性がある。非常に長い年月の間に確立された人格は、手術によって大きな障害を受けることはない。手術後に一時期、錯乱状態が起こることがあり、最大の利益を得るためには、数週あるいは数ヵ月間の集中的なリハビリテーションが必要である。

高齢者に対してとくにすぐれた手術は、おそらく定位的神経路切断術であろう。慢性うつ病の治療にこれが使われることについては、一三〇～一三一頁で述べた。

文献

Kendell, R. E.（1981）. The Present status of electroconvulsive therapy. *Brit. J. Psyciat.* **139**, 265.

West, E. D.（1981）. Electric convulsion therapy in depression : a double-blind controlled trial. *Brit. Med. J.* **1**, 355.

第一五章　心理学的治療

精神療法

精神療法は、精神医学的（そして若干の身体的）疾患の力動的な見方に基づいている。「力動的」という語は、動因と運動を示唆するが、精神医学的症状が生ずる場合には、葛藤が行きづまり状態になっている。葛藤は、例えば、自己を人間として主張しようとする動因と、善良な従順な少年として親の承認を求めようとする動因との間に起こるような内面的なこともあるし、あるいは非常に身近かな関係にあって、しかも意見の一致しない何人かとの間にみられるような外部的なこともある。精神療法の最終目的は、葛藤を解消して、症状を軽減し、人格（自我）がより有効な機能を果たせるように援助することである。これは患者と治療者との間に交される言葉によって、あるいはこれら両者の間に形成される関係によって達成される。力動精神医学は、疾病の発生においては、過去および現在の関係の障害が圧倒的な重大性を持つことを認識する。そして精神療法は、カウンセリング、支持および転移の使用——その際患者は、治療者に対し、彼があたかも親、兄弟、子供、配偶者のごとく重要な人物であるかのように反応する——によって、関係の改善をはかる。

老年精神医学においては、老化や脳疾患のような器質的な要因の重大性にもかかわらず、六五歳に達した患者において、力動的な見方は今もすたれていない。しかも、病気がいつ、いかにして発生し、いつ他人の注意を引くようになったかを決定するのにしばしば役だっている。すでに第二章で述べたように、老年期とは、喪失の時期であり、依存性の増大する時期であり、多くの高齢者がそれを処理することができなくなる時期である。第六章において、施設でケアを受けている痴呆患者の五分の一は、障害や無能力の程度がもっともはなはだしいだけでなく、もっとも孤立し、もっとも嫌われている人たちでもあることを指摘しておいた。うつ病、神経症、人格と行動の障害に関する章では、関係の障害がこのような状態を引き起こす原因となり、またそれらの状態の結果として現れることを記述した。

私はかつて、家庭での診察を頼まれた、連続二〇例の高齢者の病歴を調べたことがある。それを簡単に要約すると次のようになる。

1　結婚生活の危機——夫婦間の緊張が極度に高まるごとに、互いに相手を精神病ときめつける。奇妙な一組の夫婦の間で繰り返し起きていたもの。

2　さびしさを装ったうつ病（ジェイコブズ夫人、一二二頁）。

3　ある時は妄想的、ある時は抑うつ的にみえたが、明確な系統的説明ができるほどに症状が顕現されない一人の婦人。同居していた息子が休日で家にいる間はいっそうひきこもりがちで、疑い深くなった。

4　慢性の統合失調を有する精神遅滞の女性で、デカン酸フルフェナジンの注射と救世軍で支えられていた。彼女のかかりつけの一般医は彼女を厄介視していたが、その理由はどうしても明らかにならなかった。

5　精神医学的には正常な老婦人だが、家庭危機の際に「身代わりの山羊」にされた。一緒に生活していた嫁は進行した癌に罹患しており、近くに住んでいた実の娘は、この老婦人の世話を引き受けたがらなかった。

6　早期痴呆の不安にかられた老婦人で、頼りない子供のように反応し、自分の娘にすがりつき、彼女をののしり、そして自分を情けなく感じている。

7　慢性の神経症性うつ病患者で、自分の未婚の娘を意のままに従えていた。娘の就職がきまりそうにみえると、彼女の症状が悪化した。

8　以前に痴呆になり、老人ホームで生活している老婦人で、最近卒中発作を起こした。私のところへ来たのは、明らかに総合病院の救急部門への入院を断られた不満のためであった。

9　怠慢な夫を持ち、子供たちに著しく依存していた妻にみられた軽症激越うつ病。子供たちがこのようなひどい目にあったのは明らかに、生涯にはじめて彼女を連れずに休日を楽しんだためであった。

10　上記とほとんど同一な婦人で、これもまた「休日の抗議」をしているのだと思ったら、私の間違いで、胃癌にかかっていることが判明した。三ヵ月後に彼女は死亡した。

11　元気のよい老人で、変動しやすい錯乱を呈し、時に脳動脈硬化症のために攻撃的となる。長いこと救世軍老人ホームで暮らしていたが、新しい職員から厄介視されていた。

12　同じホームのもう一人の居住者で、妄想的、抑うつ的で、脳損傷、人格障害が認められるが、おそらく主として、職員の交替に反応しているように思われる。

13　高齢のユダヤ婦人で、精神医学的には正常であるが、卒中を起こしてからあまりにも制限された生活を送っていて、一緒に暮らしている中年の独身の娘の神経をいら立たせている。

14　痴呆の老人で、ひとり暮らしであるが、近くに住む自分の娘が定期的に来て世話をしている。娘の夫は、彼女があまりに長い時間家をあけ、父親と一緒にいるといって文句をつけた。つまり、父に対する孝行と夫に対する忠実のふり分け方が問題になっている。

15　もう一つの結婚生活の問題。夫は九〇歳で頑固、妻は八八歳で、夫が彼女に対して乱暴であるとこぼし、一度ならず彼らの争いに警察をまきこんだ。私は夫婦のいずれにも、精神的疾患の証拠を見出すことができなかった。

16　偽りの慢性病弱者。過去何年かにわたっている、身体的、精神科的問題の既往歴があるが、悪いと知りながら彼女のいいなりになる夫とのなれ合いで、次から次へと何かを要求し、いつでも必ず文句をつける。

17　痴呆の老婦人。無理解な夫と喧嘩をし続け、精神遅滞の娘が猛烈に母に加担し、娘は老人に対する暴行のかどで法廷へ連れ出されたことがあった。

18　明らかに健康な、ひとり暮らしの老婦人に、せん妄のエピソードが発現したが、私が往診した時には治っていた。休日に息子が連れ出さないといって大騒ぎをした後であった。最近、肺炎と心不全で入院もしていた。病院の診断は（珍しいことではないが）GOK——神のみぞ知る——であった！

19　痴呆の老人、二人の妻から生まれた子供が二七人あった。近所の人たちは彼の失禁の悪臭をこぼし、愚鈍でだらしない妻（一七人の子供を生んだ）は、「夫を立ち去らせる」ように、あれこれと圧力をかけられていた。

20　老人ホームで生活する慢性躁うつ病患者の躁病期。

以上二〇例は、私の老年精神科医療に紹介されてくる患者の中のかなり典型的なものであると思われる。紹介することに決めるにあたっては、明確な精神医学的疾患の発病よりは、力動的要因の方がはるかに重要であったことは明らかであろう。事実、正確な精神医学的診断がなされたのが半数以下であるのに対し、ほとんど四分の三においては関係の障害が重要なものであった。

ゴールドファーブ（一九六五）は、とくに病院やホームに紹介されてくる患者は、老化の社会的、生物学的ストレスに対して悪い反応を起こしており、このようなストレスをうまく処理できる人たちは、事実比較的少数であると説明している。患者の症状、あるいは他人から苦情のでる患者の行動は、しばしば自尊心および自信の減退から起こる。かけがえのない人を失った後には動機づけや目的感が欠如し、他人と支持的な関係を結ぶために必要な行動をとる能力がもはや存在しない。高齢者は、自分自身が非常に弱いと信じ、強いと思われる他人を親のように思いこむ。そこで高齢者は、そのような人物をさがし、つかまえ、離そうとしない。このような依存的行動は、実は依存的な生活様式の連続であるが、以前にはそれほどはっきりとしていないのである。例えば、他人に役に立つ行動、すなわち男性的で頼りがいがあること、女性的でよく気付くこと、母性的、支持的であること、これらはすべて、他人を自分自身に頼らせることによって彼らの力を引き出すやり方であるが、これらの技法は、虚弱な高齢者にはもはや使用できない。

老年精神医学においてしばしばみられるなれ合い的提携――子供と親、夫と妻――では、一方が他方から強いとみなされているが、実はどちらも相手に強く依存しているのである。「強い」相手は、「弱い方」の依存によって、主人の幻想を持ち続ける。退職後、病気の妻の看病に生きがいを見出している夫は、彼女がもはや夫だけを頼りにせず、医師に向かって助けを求めるようになると、生きがいがいたく傷つけられる。そこで彼は「単独に上位」にとどまるために、治療に干渉しなければならない。これはすなわち、彼女が「一方的に下位」にとどまるようにすることを意味する。

前章で述べた身体的治療は、特に重症で持続性の気分の障害、あるいは妄想症が存在する場合には、非常に重要な役割を持っている。なぜなら、それがなければ適切なコミュニケーションが不可能だからである（一方ではそれは、患者が治療者に求める力を象徴している）。しかしそれは、不安が強く、著しく依存的な人たちにとっては、なお十分ではない。このような患者の回復は不完全であり、すぐ再発するか、新しい形の苦悩を示して、別の療法が必要となる。その人を病人に変えたと考えられる喪失を補うためには、しばしば環境の調整――デイケア、新住宅の提供、種々な地域サービスへの参加――を必要とする（第一六章参照）。しかしこれらもまた、錠剤や状況の変化は望まず、人間をこそ必要とする人たちにとっては、十分とはいえないであろう。そのような患者に対して、治療者は、支持的な関係を確立しようと試みる。それは治療者の感情が全部受け入れられなくても、あるいは患者が子供のようになりきらなくても、患者の依存要求を満足させるであろう。支持的な精神療法は通常、一生続けられなければならない（一生はいつでもすべてそんなに長いわけではないが）。

ゴールドファーブは、精神療法の目標が患者の自尊心を高めることにあると見ている。情の深い者は、誰か善良で強い者が自分の面倒をみてくれるらしいという有難さで満足している。また、別の者は、おのれの機知、聡明、賢さ、巧妙さ、利口さによって、治療者を味方に「持つ」ことができたのだと考えて満足している。彼らはおのれの力を自分自身のために役だたせただけでなく、治療者を「つかまえる」ことができたとして、勝利の喜びを味わっているのである。

高齢者についての経験を持つもう一人の精神療法医ウェイン（一九五二）は、治療者の対応の仕方は真に温かく友好的であることが望ましく、若い患者に対しては一般的にタブーとされている、楽しい人物評が有効な場合があると述べている。同時に、例えば、ねたみ、ひいき、泣き言、症状の誇張のような、治療者に対する患者の負の反応と対決することが大切である。治療は公式に完結させるよりも、むしろ次第に終了するようにすべきである。

もしも私が、支持者として気持ちを楽に持たねばならないとすれば、このような対決が本質的に重要であると思う。そしてもし患者が、「ものごとを話し合いで解決すること」が拒絶の前ぶれではないことを理解すれば、そのような対決は、利益にこそなれ、何ら害はもたらさないので、私は満足である。また、症状の説明が繰り返されて、退屈になる時には、患者も一人の人間であり、現在の制限された生活のもの憂さを吹きとばすような興味深いたくさんの思い出を持っているのだと、考えを変えてみることも有効な技法である（一七八頁のゴードン氏を参照）。

バトラー（一九六八）は、高齢患者が生き残りと適応の過去の経験から力を得て、本来の正常な活動をするのを助ける「人生回顧」を提唱している。

一部の人たちにとっては、集団的支持が依存心を満足させる最上の方法である。それは個人とのかかわり合いが極度にならぬ程度に保たれ、退行に導く可能性も少ない。しかし高齢者に対する集団療法には、いくつかの特別な困難がある。多くの患者は難聴の程度が強く、どならなければ何も聞こえず、まためる者は錯乱がはなはだしく、自分たちがグループを作っているのだということさえわからない。こういう困難は、外来患者から選りすぐれば避けられるが、「治療共同体」の線に沿って運営されている病棟では、これは役だたない。なぜなら、そこでは一人一人の患者が、グループに一つの席を持つ資格を有するからである（二二五頁）。「抵抗」と解釈もできるが、時には全く生理的でもある傾眠もまた考慮に入れる必要がある。重い食事の後には会合を避けること、肘かけ椅子よりも回転が窮屈で、寝入りにくい固い真直ぐな背の椅子を使用すること、そして通風のよい部屋で、気を散らせるものをできるだけ少なくし、外部の騒音を最少に抑えることなどがすべて、各人が目覚めたままで話を聞くことができるようにするのに役だつ。しかしグループの他のメンバーを無視して、職員にだけ話しかける傾向が強くあり、この抵抗は排除するのがはるかにむずかしい。他のメンバーへの興味をわき起こすためには、会合ごとに、グループの各メンバーが自分の名乗りをあげることから始め、新しい参加者を紹介し、いなくなった人（死んだ人たちおよび生きている人たち）のことを話し合い、病棟の場合には、行動障害や病的な行動によって関心を引いた者のことを話し合うのがよい考えである。会合はしばしば、発言もなく、何のまとまりもないようにみえるかもしれない。たとえそうであっても、高齢者の言うことに耳を傾け、彼らと話し合うことは価値があるという認識、そして職員も患者もすべて一堂に会するという民主的な取り計らい、さらに、どうにもできないでいるより、苦情を直接に抗議として発表するほうがより安全であることを知る機会、これらはすべて、老年精神医学における集団療法の貴重な恩恵である。もう一つの実際的な点をあげると、会合は半時間より長くなってはならないということである。これは患者が耐えうる、そして大部分の職員が持ちこたえられる長さである。

　最後に、すべての家庭内の緊張が依存あるいはなれ合いから起こるとは限らないことをつけ加えたい。他の問題としては、退職後の夫婦生活の緊張がある。なぜなら、もはや互いにあまり愛していない夫婦が、一日中顔をつき合わせていなければならないからである（二二一頁）。無視の二つの形が文学に現れている。第一は「リア王」の状況で、高齢者の世話が、孝行心の次第にうすらいでいく子供たちの順次分担にゆだねられている。第二は「エディプス」状況で、たった一人の子が両親と生活を共にし、その子が両親の一人と組んで他を排斥する。普通その場合、独身の息子が母親と組んで、父親が寒さにふるえていることが多い（一七八頁のゴードン氏を参照）。家族の味わう苦悩、怒り、不安、罪責感などは、しばしば彼ら自身の権利との関連で考慮される必要がある（第一八章参照）。その結果、夫婦療法の必要が生ずる。それは、夫婦が憤りを、互いに破滅的にならないような方法で表現するように仕向ける。また家族療法も必要である。それは問題を家族全体にかかわるものとして考え、どの個人でもなく、むしろ家族そのものを老年精神医学的精神療法の「患者」とみなす。

行動療法

フロイドが精神療法の父と見なされねばならないように、ほぼ同時代のロシアのパブロフが行動療法の最も重要な源泉であった。パブロフは、食物のにおいで反射的に起こる犬の唾液分泌が、食物を与える前にベルが鳴ることを学ばせると、ベルの音によっても起こることを示して、「条件づけ」と名づけた。条件づけが神経症的症状や行動障害の基礎である、との考えが行動療法の基本となる、すなわちこれらの症状はいわば学習された悪い習慣であり、捨て去ることが可能である、力動的な無意識の考え方は、行動心理学には無関係である。問題がどこで生じたかは気にしなくてよい。課題はそれを除去することである。種々な技法は学習理論から生まれたもので、次のようなものがある。

1　系統的脱感作法によって、前には恐れていた物や状況、例えば猫やスーパーマーケットに向き合っても、パニックにならないように徐々に学習してゆく。

2　洪水法（フラッディング法）は同じ種類の問題（恐怖症状）への治療法で、「一番困難なところに飛びこむ」方法である。

3　条件性嫌悪療法によって、破壊的な形の欲求行動に対して、きわめて不快なつながりがつけられる。例えばアルコール症患者に対しては飲酒に嘔吐、ある形の性的逸脱に対しては、性的喚起とともに電気ショックが与えられる。

4　オペラント条件づけ法は、首尾一貫した報酬と抑制の方式で、選択的に、良い行動は強化し、

「悪い」行動は強化しない。特に慢性分裂病と精神遅滞患者の社会的リハビリテーションで使われる「生活指導」や「代用貨幣治療法（トークン・エコノミー法）」は、実はオペラント条件づけの観点に立つものである。「良い行動」の報酬である「引換券」は、慰めとなるものや特権を得るために使うことができる。

完全に学習理論に基づくものではないが、その他の技法としてモデリング（観察学習）法、ロールプレイ（役割遊び）法、社会技術訓練法がある。モデリング法では、モデルになる人との同一化が、被検者が同じ危機を乗り越えるのを助ける。ロールプレイ法では、心理劇で行動能力を奪うほどの不安を引き起こす状況、例えば郵便局へ行くのを不安がる老婦人が演じられる。社会技能訓練法は、内気で無器用で引っ込み思案の人たちが、われわれのほとんどがあたり前のことと考えている、雑談することのような基本的社会的状況にうまく対処できるように援助する。

痴呆患者に対する見当識訓練法や回想補助法（八五頁）を含めたこれらすべての技法が高齢者に適用できるだろう。高齢者の学習が可能なのだという経験を、われわれはどんどん積んでいる。行動心理学者は、患者を直接治療するためばかりでなく、他の人たちにその技法を教えるためにも、老年精神科チームにとって今や是非とも必要な一員である。

オペラント条件づけ法の使用については、特にうつ病関連性の行動障害の治療とその本来の価値について、一三六頁と一九八頁でさらに深く論じた。

文 献

Butler, R. N. (1968). Towards a psychiatry of the life cycle : implications of sociopsychologic studies of the ageing process for the psychotherapeutic selection. In : Simon, A., Epstein, L. J. (eds.), *Ageing and Modern Society*. Psychiatric research reports of the American Psychiatric Association, Washington D. C.

Goldfarb, A. (1965). The recognition and therapeutic use of the patient's search for aid. In : *Psychiatric Disorders in the Aged*. W. P. A. Symposium. Geigy, Manchester.

Wayne, G. J. (1952). Psychotherapy in senescence. *Amer. West. Med & Surg*., **6**, 88.

第一六章　社会的治療とリハビリテーション

本章では、高齢者にできる限り充実した自立的な生活を送らせることができるような社会的な対策や、患者が残された能力を最大限に活用するための原理と技術とについて考察する。

社会的治療の中には、在宅高齢者が利用できるような個人的支持的活動、宿泊施設の調整、デイケアなどが含まれる。

支持的活動

現在イングランドやウェールズでは、これらは大部分、地方当局の社会福祉事業局長の責任になっている。社会福祉事業局は数年前に組織の大改革がなされた（Seebohm, 1978）が、多くの地域では、必要なサービスと提供されるサービスとの間にかなりのギャップがある。これらは限られた資源のためだけでなくて、姿勢にも問題がある。これまでのところたいていの局は、きわめて明白な必要に限って特例として応じているように思われ、そしてやり方も想像力豊かというよりはむしろ実際的なものである

（しかしまだしばしば不適切である）。例えば自己無視の問題は、高齢者に規則的な個人的支持を与えるというよりは、ホームヘルプ、食事配達サービス、老人ホームの長い待機者名簿の作成などで間に合わせることが多いようである。事例発見や予防措置についてほとんど知られていない。現在ではソーシャルワーカーは「包括的」である。すなわち彼らの技能は児童保護、精神保健など特定の分野に専門化されず、社会福祉事業局に持ち込まれる社会問題の全領域に関係する。これは原則においては立派である。しかしこれまでのところ多くのソーシャルワーカーは、それに対処すべき訓練、経験、時には資質さえ持っていないような状況に直面している。局外者には、事例の割当て方式は、担当チームの中の誰かの自主的な申し出に基づいているようにみえるが、実は無原則的であり、非能率である。退院に際して支持を委託されたグリーン夫人の担当者を決めるのに、数週間も遅れる場合がある。グリーン夫人の担当者が決定されないうちは退院させるべきではないという議論があるが、これは一般に社会福祉事業局とは比較にならない速度で働かねばならない病院や医療などの実状を考慮に入れていない。ソーシャルワーカーの中では、きわめて少数の者だけが高齢者のための活動に多大の興味を持っているようにみえる（この点に関しては医師も看護婦も同じである）。その他の者はそのようなクライエントを避け、その結果この道についての知識もそれを生かす専門的技術も決して得られない。高齢者が、このような経験を積んでいないソーシャルワーカーにゆだねられる傾向があるのはまことに残念なことである、高齢者やその家族と深く結びついたケースワークはあまりにも少なく、そしてそんなに頻繁に、あるいはそんなに長く訪問する必要はないのだと、ワーカーを安心させるように、いわゆる支持の大部分が仕組まれている。高齢者に対するソーシャルワークは、老人ホームを探してやること、入居料の面倒をみてやること、セキセイインコの世話をすることだけでよいという態度があまりにも広まっている。

　これらは、医師の見地からの苛酷な言葉のように聞こえるかもしれない。しかし私は本書において、私の同僚のある者や彼らが提供する病院サービスについても同様に批判してきた。私の意図は破壊的ではなく、はなはだしく不適当な点を指摘し、それを修正したいと思うだけである。地域ソーシャルワーカーが、実際面の支持はもちろん、「精神面」での支持で潜在能力を完全に発揮するまでにはまだ至っていない。所によって一年間も続いている、イギリスでのソーシャルワーカーのストライキの高齢者福祉への影響は、ある意味で驚くほど小さかった。

　決して鋭い専門家的助言とはいえないが、いこじな欧亜混血老人の一例をあげてみる。彼は腸チフスの後で全く聴覚を失ったが、白内障で失明するまでは、口唇の動きで相手のいうことを読み取ることができた。しかしその後は感覚的に遮断されてしまい、それでもとにかく生涯の大部分をインドという異なった文化の中で過ごした。彼は幸福な結婚をし、妻は彼に手足となって仕えた。一四年前に妻が死亡してから、長女とイングランドの中部地方に住んでいたが、何か彼女の神経にひどくさわることをしたために長女は精神病になり、彼は老人ホームに入った。しかしそこに落ち着くことができず、次女を説き伏せて、ロンドンのイーストエンドにあるごみごみしたスラム街の彼女の家へ引き取らせた。しかしそこにも落ち着けず、社会福祉事業局に手紙を書き、別の老人ホームへ入れてもらいたいと頼んだ。彼は中部地方へ送り返されると思っていたが、そうではなく、次女の近くの心地よげな上手に管理されたホームへ入れられた。彼女はそのホームにもっと近い、よりよいフラットに移った。ホームへ入って一年後のクリスマスに、彼女にまた引き取ってくれと頼んだ時、彼女はちゅうちょなく応じた。彼女はホームの寮母に、彼の気持ちはきっと変わるだろうと警告された。ホームでは彼はひとりぼっちで、要求が多く、気が変わりやすく、ときどき怒る傾向があった。そのため正式にホームから出す前に、ためしに一ヵ月の休暇を与えて家庭へ帰らせることにした（これは非常にうまくいった）。しかし彼の荷物の最後のものがホームから届いた時に、彼は興奮して、その荷は自分のものではないといい張った。娘は怒って、彼のものだといってきかなかった。結局激しい喧嘩となり、その果てに彼はどなりながら家を出て、ホームへ帰ろうとした。彼は混み合う大通りを騒音も聞こえずどこへ向かっているかもよく見えずによたよたと横切り、通りかかった地域保健担当員に救われた。彼女が同僚のソーシャルワーカーにこの問題をどう処理するか尋ねたら、簡単に「彼のズボンの前ボタンを切ってしまいなさい」とすすめた。

その日遅く、私は家庭へつれ戻された彼を診てくれと頼まれた。それはおとなしい、ほとんど全く話の通じないつんぼの老人で、彼の世界では、彼は万能であると信じていた。そして自分の欲するものは、何でもすぐ与えられるべきものと思い込んでいた。彼の娘は背が高く、元気のよい若い女で三人の幼い子供の母であり、夕方、清掃婦として働いており、強い孝行心と極度のいらだちとが複雑に入り混じっていた。彼女は明らかに、父のために家庭を作ってやることを自分の義務であると考えていた。同時に父のためにいらだち、気持ちが混乱していた。私が父に質問すると、彼女は叫ぶようにそれを父に向かって繰り返した。みたところ、父に聞かせるための努力で激しくいきり立ち、彼女の顔は明らかに歪んだ。実際には、大騒ぎせずに、彼自身とむしろよりよく通じ合うことができることがわかった。ここに、これまで見過ごされてきた、ソーシャルケースワークのためのすばらしい機会があった。「問題」への「解答」は、この老人のために別のホームをみつけてやることではなく、ソーシャルワーカーが（おそらくそっと耳うちして）暗示したような下劣な手を使うことではさらになく、むしろ娘の両価性に関心を集中して、彼女が考えているような娘としての義務の履行を助け、しかも父の行いに耐え、さらに女性として、三人の子供の母として、清掃婦として活動できるように、その地方の家族全体とともに仕事をすることである。これは実にきつい仕事であるが、しかしきわめてやりがいのあることである。

ソーシャルワーカーは、老化が本人および家族にもたらす問題の円熟した理解、広い範囲の資源についての知識、他の機関と連絡を保つ用意と能力を持つ必要がある。さらに、ある瞬間には、年金、玄関のかぎ、衣服、衛生施設などのきわめて現実的な問題を処理するかと思えば、次の瞬間には、複雑な感情状況を処理するというような、かなりの柔軟性を示さなければならない。幸いイギリスその他にはこれらのことすべてを完全に理解しているソーシャルワーカーがいる。彼らはすべてのワーカーがいつでも高齢のクライエントの必要を十分に満たせるようにこまかく気を配るだけでなく、ワーカーの一部の者がこの分野に専門的にたずさわるようにすることにも熱心に取り組んでいる（Plank, 1979）。

ホームヘルプサービスは、今のところ地域社会における老年医学的および老年精神医学的ケアの主な柱の一つである。ホームヘルパーは、強いサービスの意識を持ったすぐれた家政婦といえる。彼らは料理や買物をし、年金を集め、もちろん掃除もする。そして他に誰もいないひとり暮らしの高齢者と密接な接触を保っているので、事態急変の際に、それを一番最初に知るのが彼らである場合がきわめて多い。監督者の指導の下に、彼らは第一級の責任あるサービスを与える。しかし彼らは人間であり、専門家的な訓練を欠き、感じやすく、彼らの好意も無限ではない。とくに意地の悪い、感謝の気持ちのない、不潔なクライエントのために、ときどき彼らが敗退することを私は知っている。

ホームヘルプサービスをいっそう高齢者に役だちうるようにしたのが、善き隣人計画である。それは、適当な隣人に給料を払って、困っている高齢者の手助けをしてもらう計画である。

食事配達サービスについてはすでに論じた（二一七頁）。温かい食事を、さまざまな好みの人たちに、食欲をそそるように出すという問題がある。これは通常巧みに処理されている。これがあまりにもしばしば、自発的サービスにまかされているのは驚くべきことである。しかし本当に批判すべきは、多くの地方で、これがしばしば十分に利用できないということである。

他の支持は保健事業によって与えられる。

一般医は、個人的サービスの重要な提供者であり、他の人たちの努力を統合、調整する役割も持つ。もし一般医が高齢患者に関心をもってくれれば、彼にまさる者はない。彼はもちろん厳密な医学の範囲を越えた、はるかに広い範囲の問題について、誰よりもはるかに多くの患者から相談を受ける。しかしすべての患者に対する個人的な医者であり、いつでも往診に応ずる、独力の一般医の時代は過ぎ去りつつあり、集団医療や保健センターがそれに代わっている。これらは厳密な個人的ケアの点では劣るが、その不利益をよりよい施設と地区看護婦や地域保健担当員のサービスによって補っている。

地区および地域看護婦は家庭で看護を行う。前者は地方当局に雇われているが、集団医療に所属していることもある。彼らは一般看護婦（国家公認看護婦）であり、実際的な処置——投薬、包帯使用、入浴（ある地方ではこの仕事は特別な入浴介助者が行う）、急性疾患中の看護——などを行う。地域看護婦は精神医学の訓練を受けており、地方当局か病院かで雇われており、その診療圏内で働くようになっている。彼らは、病院で受けられるような治療や支持を家庭で与える点で計り知れない価値のあることを証明しており、このようにして多くの患者が、地域社会にとどまることを可能にしている。彼らは退院した患者を継続管理し（普通、入院中に彼らと会っている）、投薬を監督する。作用時間の長いフルフェナジンの注射（デカン酸フルフェナジンとデカン酸フルペンチキソール――二二九頁参照）は、彼らの働きの一つにすぎない。彼らはまた、急性あるいは危機状況の処理のために精神科医によばれる。経験によれば、比較的短期間に繰り返し訪問することによって、入院に頼らずにこれらの状況の多くを解消することができる。彼らはまた他の地域ワーカーからの直接の紹介を受けて、種々の扱いにくい問題の処遇管理についての大事な助言者になる。もちろん必要なら、精神科医を含めて他の誰に相談したらよいかを指導する。

通常、集国医療に属する地域保健担当員は、一般的訓練の他に予防および社会医学の特別訓練を受けた看護婦である。これまでのところ彼らの大部分の者は、高齢者に対する仕事があまりにも少なく、その結果彼らはソーシャルワーカーと同様に、いかに効果的に危険に陥った高齢者をみつけ出し、最悪の事態を予防できるかについて、むしろ多くのことを学ばなければならないと私は感じている。

イギリスのどの地方でも、高齢者福祉協議会は高齢者に対するサービスについての情報を集め、また配布している。

ボランティアはあらゆる形で参加しているが、十分な数になることはまれである。食事配達サービスの提供者としてすでに述べた、英国婦人ボランタリー協会もまた衣類や慰安を提供する。教会もまた所属の高齢者たちの世話をし、時には（救世軍のように）あらゆる人々に奉仕する。エイジコンサーンは、輸送や親睦のような地方サービスを準備するだけでなく、高齢者一般のために雄弁も振るう組織である。

マインドは最近は高齢者層に大きな関心を持ち、高齢者の精神保健問題の知識を改善したり増強したりするための会議や講習を、あらゆる種類の専門家やボランティアのために計画している。熱心な若者のグループも、ケアの継続は容易ではないにしても、短時間に家を掃除したり、飾ったりすることは大量にやってのける。信用されて定期的に訪問するボランティアで、高齢者の主要扶養者が休みを取れるように留守番役をつとめ、高齢者のそばにいてそのいうことに耳を傾け、高齢者が単に心づかいを受けるよりは、与える喜びを味うことができるように心がけている人たちは、とくに貴重である。

この節において、付添い手当についても一言しなければならない。これは依存的な親族のために多大の時間をさかれて、働きに出られない人たちに、若干の財政的な補償を与えるものである。失禁者洗濯サービスは、難治性の失禁患者の世話をする人々にとっては、計り知れない価値がある。彼らはもしこのようなサービスがなければ、大量の不潔なリネンを毎日洗わなければならない。いまのところこのサービスは、決して必要を満たすところまではいっていない。洗浄と害虫駆除サービスは、ホームヘルパーの手に負えない、むさくるしい家庭でときどき要請される。むしろ驚くべきことだが、私の経験によると、高齢者がいったん家を明けるとサービス活動がしばしば渋滞し、帰宅するまで長いこと仕事が進まないことがある。こういうサービスではしばしば、家へ入ってくずを捨ててよいという高齢者の許可を得る必要があり、その人が立ち合うことが望ましいという事情から仕事が遅れるのである。何が一番良いかわかっていながら、高齢者の好むままに生活する権利を尊重しなければならないという、まさに老年精神医学の典型的なジレンマである。

宿泊施設

住宅建設の面についてはすでに考察した。二五頁および二二一頁において、住宅政策、保護住宅、管理人による監督などについては触れた。老人ホームについては、第一八章でもっと詳細に述べる。ここでは、住居の改造および民家委託計画について簡単に考察する。

既存の住居を高齢者にもっと住みよくするための改造の中には、通常の修繕、安全設備——滑りやすい表面をおおう荒目の板、厚い敷物、じゅうたん、また暖房や照明の改善——、障害者のための日常生活上の特別な補助設備（ADL）などが含まれる。有用な補助設備の例としては、トイレや浴室（もしあれば）、通路や階段のいろいろな手すり、片方の腕が使えない人たちのための、台所用のちょっとした装置などがある。ADLは通常、作業療法士の監督の下に取りつけられる。これらの改造のための補助金は、障害が「永続的」で実質的である場合には、地方当局を通じて支給される。しかし個人家主と交渉しなければならない場合には、しばしばかなりの遅れが生ずる。

自立できない高齢者を、ふさわしい動機から申し出た女主人のところに下宿させる民家委託計画は、老人ホームの代用となるので、もっと高い関心を払う必要がある。最も大きな成功をおさめたのは、精神病院からの慢性患者（通常は統合失調症）の場合であるが、独力でやっていけなくなった地域社会の高齢者にも、同様な援助を当然与えるべきである。経験によると、この民家委託計画はソーシャルワーカーの監督を受けるべきである。ソーシャルワーカーは、女家主と借家人とに相当な関心を払い、まず最初に、両者が互いに他に対して準備するように慎重に配慮し、その後も定期的に監督する必要がある。

デイケア

これは、デイホスピタル、センター、クラブ、保護工場で受けられる。

デイホスピタルは、昼間、いつでもというわけではないが、通常は病院の一部である入院患者のための建物で、一週五〜七日まで、参加する高齢者に対して、医療および看護処置を行う。これらの高齢者の約半数は送り迎えしなければならない。職員の中には、医師、看護婦、作業療法士、理学療法士、ソーシャルワーカー――事実、老年精神科チームの全要員――と、その他に事務、家政、調理要員が含まれる。患者は、以前に入院していたかどうかにはかかわりなく、デイホスピタルの支持と監督がなければ、おそらく持続するか再発するような、中等度に重い精神障害にかかったことのある人たちである。多分、うつ病患者が最も多くて、痴呆患者は半数にもならないだろう。痴呆患者は、進行が緩慢で、家庭で強い支持を受けている者だけがデイホスピタルでうまくやっていける。私の意見では、高齢者一〇〇〇人ごとに、痴呆患者のための昼間施設を二、三個所、機能性疾患に対しては一ヵ所以下で設置すべきである、という保健省の勧告は、後者の割合を少なく見積もりすぎている。

治療には、投薬、ＥＣＴ、集団療法および脳卒中、関節炎、糖尿病、静脈瘤性潰瘍などの随伴的障害に対する適切な治療方式が含まれる。もっとももしこれらの身体障害が著明であるならば、老年科デイホスピタルの方が適当であろう。プログラムは、午前八時から九時に始まり、五時から六時に終わるのが適当で、主として作業療法からなる（個別および集団活動があり、レクリエーション的なものか産業的なものである）。私の経験では、集団活動が最もうまくいく。クライエントが本来社交的であるとは仮にもいえないのであるが、他人のための仕事、例えば病院の消毒部のための包装作業、盲導犬購入資金のための銀紙収集と選別、および合唱会などがとくに人気がある。しかし多くの者は、ただ座っておしゃべりをするか、ただ座って眠ることだけを望むだろう。クライエント次第で、集団療法、見当識訓練法がプログラムに入るかもしれない。昼食とお茶が出るが、デイホスピタルは病院サービスの一環であるので、患者がこれらの食事に支払いをすることは許されない。私の意見では、これは残念なことである。なぜなら一部の高齢者は、自分のお金でやっていこうという気持ちがかなえられないで、みくびられたように感ずるかもしれないからである。すべての者に、洗濯のような小さな雑役に参加するようにすすめるべきである。そして、依存的だが健康な患者には、自分より弱い他人を助けるために何かすることがとくに有益である。

デイホスピタルは、婦長か主任看護婦が担当するが、彼らは患者とその環境をよくわきまえ、また家族や、患者が関係している他の地域サービスと、いつでも連絡が取れるようにしておかなければならない。しばしばこれらの担当者は、預かった人々を本当に知っている唯一の人たちである。なぜなら、医師はデイホスピタルで過ごす時間がはるかに短く、一週間の間に訪れる一〇〇人もの患者と完全な接触を保つことは不可能だからである。

サービスを一番必要としている人たちにとって、送迎はなくてはならないものである。理想的には、運転士を通院サービスのためにデイホスピタルつきとし、サービスチームの一員とすれば、その集める患者、および患者の家庭をよく知るようになる。運転士は看護婦と一緒に、家庭から運搬車まで患者を運ぶのを手伝い、輸送中は彼らを監督する。もし看護婦が家に入ることを拒否されるならば、彼女は婦長か主任看護婦に報告する。彼らは自身で調査するか、問題を一番適当な人——親族、ソーシャルワーカー、地域看護婦あるいは一般医——に委託する。動作が緩慢で、二階に住んでいる高齢者は、運搬車まで行くのに相当手間がかかる。そして交通が混雑している地域、あるいは責任区域の非常に広いところでは、一周するのに二時間もかかる（トム・エアリーは「送迎療法」という別名を提案している）。それで患者は、やっと昼食に間に合う時間にデイホスピタルに到着する場合もある。しかも三時のお茶のすぐ後に病院を出なければならない。

たいていのデイホスピタルには、入浴、洗濯の設備がある。とくに便利な浴槽はメディック型のものであり、そこでは患者は安全に心地よく腰かけていることができ、引っ張り出す必要はない。

退院して、日中何の支持も受けずに家庭で生活することができるようになるのは、おそらく患者の半分以下であろう。彼らは、回復が速やかで良好な、急性患者である。しかし他の人たちは、慢性あるいはしばしば再発を繰り返す疾患にかかっているか、あるいは非常に依存的な人格の持ち主である。それゆえ一部の退院は、病院あるいは老人ホームのように、より多く依存できるところへということになる。もっとも他の多くの人たちは、より悪条件の者に譲るためにデイセンターに移される。回復の期待できそうな、例えば急性うつ病の患者と、多分回復は望めない例えば痴呆の患者は、できれば分けるようにしたほうがよい。「デイホスピタル」という薬物は非常に中毒になりやすい！

そこで、老年精神科デイホスピタルの患者は、全部が少なくとも一度は、老年期に重大な精神疾患のエピソードを持っており、たとえ彼らがしばしば孤独であるとしても、決してそれだけがデイホスピタルを訪れる唯一の理由ではない。ある者は急性疾患にかかっているが、彼ら自身が希望しないとか、すぐベッドが間に合わないとか、とくに、家庭におくほうが望ましいとか、何らかの理由で、入院患者としてではなく、デイホスピタル患者として扱われる。そのような問題に取り組むデイホスピタルの能力は、一度に二つまたは三つ以上の問題が重ならなければ、すばらしいものである。ここでは、昼間治療は疑いなく入院に代わりうるものである。それから、以前の入院患者で、デイホスピタルがあるために、普通より早く退院してそこに委託される人たちがあり、引き続いてそこで支持を受けられるので、再発の可能性が少ない。うつ病患者はそこでECTを受けることができるし、パラフレニー患者は、監督下でトリフロペラジンやデカン酸フルフェナジンあるいはデカン酸フルペンチキソールの投与を受けることができる。神経症者や人格障害者も、精神科的な環境以外では珍しいほど受け入れられている。痴呆患者は、主要扶養者が定期的に休んだり働きに出たりすることができるように面倒をみてもらえる。

老年精神科デイホスピタルの著しく異なったモデルは、ノッティンガムのマッパーリ病院、コルチェスターのセベラルス病院、ボーのロンドン病院（聖クレメント）のそれである。マッパーリ病院は、約二〇台の運搬車が四〇〇人の患者を運んでおり、おそらく可能な限りのデイケアを行っている。患者の多くは高齢者で、一週七日間病院へ往復している。よく発達した民家委託計画と平行して、集中的なデイケアを実施しているので、病院のベッド数を昼間施設がある分だけ減ずることができた。

アンソニー・ホワイトヘッドは彼の著書『老年のサービス』（一九七一）において、セベラルス病院が、一日に一二〇名の老年精神科患者を、半径二〇マイルの地域からデイホスピタルに集め、かくして北東エセックスでいかに広大な地域にサービスを実施しているかを記述している。この病院は、よく組織された老年精神科医療の一部として、とくに痴呆患者を間欠的に入院させるような方法も取り入れて、ベッド数を減少させることができた。

一つは一九六一年に、もう一つは一九七五年に設立された聖クレメントデイホスピタルは、人口稠密なロンドン特別区、タワーハムレッツの中心に位置して、使用上最適な場所にある。それぞれ一週五日間に八〇名もの患者を受け入れる三〇〜三五の場所がある。彼らの中で五マイル以上離れた所に住んでいる者は一人もいない。聖クレメントデイホスピタルは、ロンドン病院が行っている集約的で広汎な老年精神科医療の最も重要な部分である。その一つは依存度の高い（すなわち痴呆）患者に対して持続的な介護を提供するもので、聖クレメント病院の敷地内にあり、もう一つは依存度の比較的低い（すなわち大部分が機能性の）患者のためのもので、以前の胸部療養所内の親病院の外にあり、患者のほとんどは二、三ヵ月のうちに退院する。ロンドン病院が行っているサービスの中には、老年精神科評価病床、機能性疾患病棟、長期滞在の痴呆患者を主とする別の病棟、それにごく近くにある、精神的に弱い高齢者のための地方当局の特別なホームなども含まれている。

老年精神科患者のためのデイセンターは、一部の地方当局によって、時に老人ホームの一部として設置されている。それは社会的必要に応じた指導、監督と食事を提供するが、医療は行わない。昼食とお茶が、食事配達サービスに要するわずかな値段で提供される。ほとんどすべての参加者が、特別仕立てのバスで運ばれる。クライエントは主に、依存的で、身体が弱く、軽度に錯乱した人たちである。主な活動は作業療法であり、したがって作業療法士がいることと、彼女の関心および能力によって、活動が大いに左右される。ベイカーとバイルン（一九七七）は、グロスターシャーの田園地域での老年精神科患者の地域ケアの多数のデイセンターについて記述した。

デイクラブは、老年精神科患者に特別に食事を提供することはまれで、ここは高齢者のための社会的娯楽の場所であり、より外向的な人たちの人気を集める傾向がある。実際、多くのデイクラブの快活な雰囲気は、平均的な老年精神科デイホスピタルの、静かでねむくなるような空気とは著しく対照的である。

昼食クラブは、自分で料理ができないか、あるいはしたがらない人たちで、しかも食事配達サービスを受けるには健康すぎる人たちに、主に食事を提供するために存在する。しかしこれらのクラブもまた、不可避的にある程度の社会活動を奨励し、デイクラブよりも広範囲な人格の人気を集める。

高齢者のための保護作業所は、職業と、仲間と、わずかではあるが追加収入が与えられるために、どこで開かれても熱心に利用される。これまでのところ、どこでも必要に応じられるほど十分ではないようである。その数はイギリスで約一〇〇ぐらいで、主に南東部に存在する。適当な敷地がもっとも必要であり、支配人は、単純な工場労働を誘致することができなければならない。また支配人は、その工場が経済的に成功するように、ちゃんと作業が行われるように気をつけねばならないし、一般に熱心であるが、のろくて柔軟性のない高齢者を効果的に扱うことができなければならない。老年精神科患者のためにとくに食事を提供する職場はわずかしかないが、このような職場は、活動性や目的の喪失と関連するうつ病を防ぎ、減少させるのに、おそらく役だつだろう。

リハビリテーション

リハビリテーションは、文字どおり能力を回復させることを意味する。入院している老年精神科患者のリハビリテーションの第一歩は、ドレッシングガウンとスリッパを通常服、できれば患者自身のものに換えることである。衣服をつけるということは、患者であるだけではなく、一人の人間に返ることである。そして自分自身の衣服をつけることは、自己のアイデンティティを主張することである。

リハビリテーションの実施中は、全部他人にやってもらう時より、たとえ速度が非常に遅くとも、次第に自分でやるように励まされる。患者が自分で立ち上がることができそうな時に、椅子から立ち上がるのを助け、一五分かかっても虚弱者を食卓に一人でつかせないで、車で運んでやるような看護婦は、親切や能率という間違った動機から、リハビリテーションを妨害しているのである。病棟は、患者ができる限り自分でできるように設備を整えるべきである。大部分のベッドはソファーの高さにし、患者（小さくなる傾向がある）が助けを借りずに出入りでき、また朝、自分のベッドを整えることができるようにすべきである。上下可動ベッド、すなわちソファーの高さまで下げることもできるし、看護の必要ある時には伝統的な病院ベッドの高さまで上げられるものはとくに有用である。病棟は、患者がトイレ（これはきわめて明瞭な目印をつけるべきである）、寝室、自分のロッカー、食堂、デイルーム、外へ出るドアなどへ、ひとりで行けるように設計すべきである。欠かせないテレビはもとより、日刊新聞、時事雑誌などが時局に関する興味をよびさます。日づけは太い文字で、目につきやすい場所に掲げ、細心の注意を払って正確を期すべきである。痴呆患者のいる病棟では、職員は見当識に関する情報を頻繁に知らせ、繰り返すべきである。訪問の自由は多くの利点を持っている。入院中の患者に、家族や友人とのきわめて密接な関係を保たせることも、その少なからぬ利点の一つである。短期間の帰宅許可は、実施が可能になり次第、通常、家族のある者には週末に、ひとり暮らしの者には週の中頃に（週末には地域サービスが最も少なくなるので）与えられる。患者はいくつかの私物、とくに義歯、眼鏡、補聴器を持っていることが重要である。これはいうは易いが行うのはむずかしい。なぜなら、それらを使うと置き場所を間違えやすいからである。しかし有効な目印方式が役にたつ。

いくらかの小遣銭を持つことは、着物を着るのとほとんど同様に大切なことである。しばしば、最初の入院時には患者は一文なしであり、全く頼りない気持を味わう。彼らは全然金を持たずに入院し、また年金通帳は直ちに当局に送られてしまうので、二週間ぐらいは全く手持ち現金がなくなることもある。この困難な期間を乗り切るための現金を何とかして探すように努力しなければならない。その後は、患者がもらえる手当を受け取れるように注意してやるべきである。もちろん、ひどく錯乱した患者は金を取り扱うことは全く不可能であり、受け取るやいなや紛失してしまう。しかし金を使うことができる人たちが、わずかしか受け取らないことや全然受け取らない場合があまりにも多い。衣服や慰めとなるものの買物に出かけることは、選択に個性を生かせるようにし、自信を回復させるのに役だつ。

病棟や作業療法部にある台所や小フラットは、患者が自分のことをどれくらい自分でやれるか試すのに使うことができる。その後作業療法士は、退院の準備のために患者をその家庭へ連れて行き、そこで、普通の環境の中でどれぐらいやっていけるか調べる場合もある。

患者の関心のある場所、とくに患者の家の近くで昔から行きつけの場所へ外出することは、病棟と外部の地域社会との垣を取り除き、しばしば活発な討論を生み出す。そして患者は、少なくとも関心と可動性を維持するために、毎日病棟から散歩に連れ出すべきである。このことはとくに長期入院患者に対して重要なことであり、彼らをリハビリテーション計画の中で見逃してはならない。彼らに対するリハビリテーションの目的は、彼らがおかれた環境の中で可能な限り充実した生活を送れるようにしてやることであり、衰退の速度を遅らせることである。

即席合唱会（昔の歌は特に昔の記憶を呼び起こす）、ダンス、茶話会、打楽器演奏やビンゴ大会のような社会活動は、職員にとっては非常に面倒な仕事かもしれないが、生活に活気を与え、志気を高揚するという点で、実施する価値が十分にあると思われる。時には、とくに病棟が同性の患者だけから構成されている場合には、このような活動を自分の病棟以外のところで行えば一番よい。男性が女性を訪問することは、男性にとって素晴らしいことであり、また逆の場合も同様である。そして男性にとっても女性にとっても、ときどき社交センター（もしそれがあれば）や作業療法室に行くことも素晴らしいことである。

個別的な理学療法の他に「健康保持」活動を行うことは、楽しくもあるし身体的な活動性を増進もする。サークルを一巡するボール投げ、スキットル、杖によるホッケーなどがとくに人気がある。

もちろんリハビリテーションは、老年期疾患で失われた能力の回復を、必ずしも達成しうるわけではない。しかし少なくとも、患者が残された能力を最大限に利用するのを助けることを目指している。

文　献

Baker, A. A., Byrne, R. F. J. (1977). Another style of psychogeriatric service. *Brit. J. Psychiat.*, **130**, 123.

Plank, D. (1979). *An overview of the position of elderly people in society*. Mind, London.

Seebohm Commitee (1968). Report of the commitee on local authority and allied personal social services, Command 3703. HMSO, London.

Whitehead, A. (1971). *In the Service of Old Age*. Penguin, Harmondsworth.

第一七章　強制治療

たいていの高齢患者は、ケアや治療が必要になると入院に同意する。あるいは少なくとも、入院が必要になる場合に反対はしない。しかし少数ながら拒絶する者もある。もちろん、拒絶が精神障害の結果であり、患者の健康や生命、あるいは（まれに）他人の安全に対して重大な危険をもたらすと信じるに足る理由がなければ、患者は拒絶する権利を十分持っている。

そうした事情が認められた時に強制入院は正当化される。イングランドとウェールズにおいては一九五九年の精神保健法が適用される。

第二五条　これは二八日間の、観察のための入院である。申請は、最近親者あるいはより多くは、地方当局の社会福祉事業局勤務のソーシャルワーカーが行い、これに二名の医師の勧告書が添付される。一通は患者を個人的に知っている医師、通常、一般医（危急の場合には信頼のおける医師なら誰でもよいのだが）によるもの、あと一通は精神医学的経験の認可を持つ医師によるものである。これら二人の医師はお互いに協力し合ってはいけないし、同じ病院の職員であってはならない。二人の医師は互いに七日以内に患者をみなければならないし、また両医師と申請者は、入院前一四日以内に患者をみなければならない。精神異常証明書は、患者が送られた病院で公式に受け入れられた時に最終的に有効と認められ、病院の職員がその旨のサインをする。その後の二八日間に患者の退院を許可できるのは、「責任ある医官」、すなわち患者が入院した病床の精神科顧問医だけである。

第二九条 これは最も悪用されやすい条文である。なぜなら、ただ一名の医師の勧告書だけですみ、その医師は患者を以前に診察したことがあるほうが望ましいとされているが、これは必要条件ではない。申請と受け入れは第二五条による。これは緊急時に利用されるもので、危急の際に二名の医師（特に精神科医）の意見を求めることが必ずしも可能でないからである。そこで強制入院の期間も七二時間だけとされる。

まれに適用される他の三つの条項は次の通りである。

第二六条 これによると、一年までの間の強制治療が許される。申請と医学的勧告は第二五条のごとくなされるが、二人の医師は、精神疾患の診断を具体的に証明し、なぜ任意の治療が適切でないかを説明するために、この命令を行う理由をある程度詳細に述べなければならない。六ヵ月後には患者は、精神保健再審裁判所（弁護士、医師、管理者、ソーシャルワーカーよりなり、いずれも病院の職員ではない）へ訴えて、解放を求める権利を持つ。そして実際、このようにして退院することは決してまれではない。

ついでだが、上記のいずれにも治安判事は関与しない。しかしスコットランドでは、このような命令が実施されるには、地方行政長官の承認が必要である。

第六〇条 これは治安判事（あるいは裁判官）によって発せられる命令であり、刑事犯で有罪になった患者の強制治療のために（第二五条と同様に）二通の医学的勧告書によって確認される。

第一三六条　これは警察官が、公の場所で、精神異常と考えられる人を発見した場合に、「安全な場所」、通常（必ずしもというわけではなく）精神科病棟あるいは精神病院へ移すことを許す条文である。この命令も第二九条のように、有効期間は三日である。

強制入院はおそらく、老年精神科病棟入院者の五パーセントになる。残りは「任意入院」患者で、身体的疾患のために入院したいずれの病棟の患者とも全く同様な退院の権利を有する。強制入院にもっともなりやすいのは、妄想、軽躁病、および治療の正当性を認めないほど重症なうつ病患者である。他方錯乱患者は、入院させられるという状況が十分理解できないために、それに反対もせず、したがってほとんどつねに任意入院となる。

精神保健法は、精神病あるいは、重度の精神遅滞でない、変人や人格障害の高齢者の強制入院は許可していない。しかし公衆衛生法第四七条は、公衆衛生医官に、重い自己無視の状態にある者、あるいは健康に有害な状態で生活している者を誰でも、強制的に病院やホームに移すように地方当局に申請する資格を与えている。そして一部の変人や、「老年不潔症候群」（一八六頁）を示す者も同様に処置される。治安判事はこのような移転を支持しなくてはならないし、普通、該当者には一週間前に移転を通告することになっている。その時移転命令は三週間だけ有効になる。

第四七条の適用については、例えばグレイ（一九七九）やノーマン（一九八〇）によって懸念が表明された。第四七条はもちろん善意で適用されるのだが、恩きせがましいとか年齢差別であるとか、高齢者たちが好きなように生きる権利を侵害しているなどと見られるかもしれない。もし不潔や自己無視が精神病から起こっているならば、その時には精神保健法が適用されるだろう。もしそうでなければ、なぜ高齢者は一部の若者たちのように窮乏と不潔な暮らしをしてはいけないのだろうか、また迷惑をかけるとか借用期限に応じられないことに対しては、不便とか訴追とかの形で、その結果に対して大人の責任を負わせてはいけないのだろうか。

実際には第四七条は非常にまれにしか適用されない。おそらくイングランドおよびウェールズ全体を通じて、一年間に三〇〇件ぐらいであろう。

文献

Gray, F. M.（1979）. *Forcing old people to leave their homes*. Community Care Mental Health Act 1959 HMSO, London.

Norman, A.（1980）. *Rights and risks*. National corporation for the care of old people, London.

第一八章　老年精神科患者

患者の家族

家庭において老年精神科患者を支えていく上で、断然一番重要な要員は家族である。今の家族は昔ほどには高齢者に尽くしていない、としばしばいわれるが、このような見解を正しいとする理由はほとんど見当たらない。もちろん、過去三〇年間に社会はかなり変化した。より多くの女性が働きに出（働きに出る中年女性の数はこの五〇年間に五倍にふえた）、より多くの家族が互いに離れて暮らしており、また高齢者がふえている。しかし多くの場合、彼らは年とった家族の者や虚弱な者の面倒を非常によくみている。もし家族がそれをしないで、依存的な高齢者の世話の重荷が、国家や保健、福祉事業にかかろうものなら、病院や老人ホームがいっぱいになって水没してしまうだろう。

それゆえ、家族が面倒をみる手助けをするのがこれらの事業（特に社会福祉事業）の重要な仕事である。いくつかの実際的な対策を、第六章ですでに提案しておいた。ここでは、家族の者が、自分たちの仕事を困難にするような老年精神科患者に対して経験する、当惑の感情についてもう少し詳細に考えてみよう。

親や祖父母が、偏屈になり、ぼんやりし、理性を失い、慰めようがなくなった場合、そのための家族の苦悩は当然で、正常なことであり、実際それは、家族の病気に対する必要な適応の一部である。しかし、以前には愛された母親が、気まぐれで疑い深く、あるいは、まさに敵意を持つようになった時、あるいはよく気がついて活動的な父が、憂うつのどん底に沈んだ時には、当惑は苦悩を増大させて有害である。私が少年の時、一人の親戚の老姿が、教会の大黒柱と目されていたのに、突然心をとり乱して、私にナイフをめくらめっぽうに投げつけた時の驚きを覚えている。私は彼女が悪人に変じたのだと信じた。そしてそれから二、三ヵ月後の彼女の葬式まで、彼女から遠ざかっていた。彼女が脳卒中を起こし、脳梗塞による刺激性錯乱状態に陥ったのだとわかったのは、何年か経った後のことであった。この障害の本質、そしてそれが思考や気分や行動をいかにおかすかが説明されれば、大きな安心感が与えられる。またこの病気の経過——治療が役にたつかどうか、どうすれば役だつか、そしてもし役だたないとすれば、悪化の頻度や型はどうか、そしてさらにどんな対策をどんな時期にとるべきか、などを話し合うべきである。うつ病や妄想症に直面したら、議論や説得に限界のあることを説明することが重要である。

家族の側の過度な不安は、自分たちの生命を縮め、患者の病状を悪化させる。例えば、人並みはずれて孝行な娘は、軽い痴呆の母親が転んだり、迷い子になったり、その他の不幸に陥ったりした場合、それを「許し難い」自分の責任だとして、日夜その母に付き添わねばならないと考えるかもしれない。その結果、その娘は自分の義務観念のとりことなり、他方母親は、そのような絶えざる監督に飽き飽きして不機嫌に反応し、こうしてお互いの苦悩が深まる。そのような場合には、娘に対して、母親をあまりかまわないようにすすめ、そのための手助けをし、障害の程度に応じた感覚を身につけさせ、こうして後のためにエネルギーを貯えさせるようにさせる必要がある。

怒りが、高齢者の妄想症、健忘、失禁、頑固さに対する直接的な反応として起こることがある。すなわちそれは、そのような重荷を背負わされた運命に対するいらだたしさ、あるいは家族の他の者や、医師や、社会福祉事業がそれぞれの任務を果たさないことに対する彼らの激しい憤りである。怒りが高ずると、完全な拒絶に転ずる。しかし、もっと多くみられるのは、怒りが抑圧されて罪責感を生ずることである。罪責感は、一部分はこのように敵意を完全には認めないことから生じ、一部分は病気の親族の苦悩と錯乱を軽減できないことから起こる。迅速な実際的な援助が怒りを静め、また同情に満ちた話し合いによって、罪責感の基礎にある憤りや、「全能感」の挫折――それは不名誉な失敗をしたという感じを与える――が明るみに出される。これらの感情は、明るみに出されると、正しく見通されるようになり、それほど不気味に感じられなくなり、状況の実態がもっと明らかにつかめるようになる。

時には高齢者は、家族緊張に対する身代わりの山羊にされる。「おばあさんが出て行かなければ私の結婚は破綻する。」そこで祖母は老人ホームに入る。三ヵ月後に、夫は前からずっとひそかに会っていた女と出奔する。ある小さな女の子が、隣の寝室で眠っている錯乱した祖母におびえるので、彼女のために祖母が他の場所に移される。しかし子供の不穏状態が続くために児童相談所で調べてもらったところ、おばあちゃんに対する恐怖よりも、両親の間に秘められた敵意のほうが、はるかに少女の苦しみと関係が深いことが明らかになる。高齢者の主要扶養者になっている親族で、うつ病やその他の診断困難な病気の者が、その高齢者のとっぴな行動ががまんできないと訴えることがある。しかし必要なのは高齢者の移転ではなく、その若い親族の治療である。家庭の調査と鋭い社会的診断が、罪を他人に帰する行為を見破り、その場合真に必要とされるものに対処するための最上の技術である。

あらゆる種類のワーカー、特にソーシャルワーカー、地域保健担当員、一般医、地域老年精神科看護婦および情報通のボランティアは、扶養者がこのような厄介な不安な感情を解決して処理するのを助けることができる。しばしば地域デイホスピタルで行われる親族の集まりの中で生まれる相互の支援（例えばFuller et al, 1979）も、また非常に価値あるものであろう。痴呆の高齢者と一緒に暮らすとはどういうことなのか、現にそうしている人と同様、本当のことは誰もわからない。活発な会合の中でいろいろな感情を吐露することができるし、対処の技術を交換し合うこともできる。

しかし、もし高齢者が結局、病院やホームの世話になるようになっても、その入院の経験を有害でなく有益なものにするために、家族に援助を与える必要がある。長い間家庭で、困難と緊張の中で面倒をみてきた高齢の親族を入院させた場合、悲しみ、罪責感、失敗感、不安、性急な非難などは、すべて誰にでも起こる反応である。最も不幸な結末は完全な拒絶である。それは、患者からはすべてを奪い、家族には深い心の傷を残す。病院やホームの職員はこのような家族の感情に関心と理解を示し、家族の参加を快く受け入れ、家族の望むだけ世話を続けさせるようにすれば、最も不幸な結末は避けられる。自由な訪問を許すならば、患者と家族との密接な接触が続けられ、その結果として職員にもたらされる利益は、何人かの親族が、自分の患者ばかりでなく他の患者たちにも喜んで援助の手を差しのべてくれることである。少人数、あるいは多人数の親族会を、医師やソーシャルワーカーの指導の下に、あるいは出席可能な職員をも加えて行うことは、お互いのいろいろな感情をともに分けあうように促し、そのことによって緊張を和らげ、相互支持を促進する。そのような状態になれば、おそらく職員と家族とは互いに相手の欠点をいつまでも探し合うことはなくなり、患者の幸福のため、より効果的に協力して働くようになる。

ロンドン病院（聖クレメント）の痴呆患者の親族の会は、第一回の会合における看護婦や病院管理に対する怒りの爆発から発展して、一つには患者の運命の改善のための一致した行動に進み、もう一つには、患者の入院によって生じた当惑の感情に対する思慮深い内省へと発展した。

テレビ、ラジオ、新聞、雑誌は、われわれの社会の多数の高齢者や、彼らのケアから起こりうる問題に、現在ある程度適切な注意を払っている。多くの番組や記事は、見聞が広く啓発的であるが、深さよりもむしろ広さを求める傾向があり、介護に疲れきった親族が慰安や相談の差し迫った必要を感ずる時には、もちろん必ずしも役に立たない。錯乱して、何をしでかすかわからない母親に困り果てた娘のための、「スポック博士」類似の名著は、ディーピングの『高齢患者の介護』（一九七九）と、グレー、マッケンジー（一九八〇）によるマニュアルである。

病院における老年精神科患者

総合病院

総合病院、特に患者の出入りの激しい急性病棟では、老年精神科患者は敵意と拒絶を受ける危険がある。このような病棟に入るためには、患者は、職員の治療技術に反応するような重い身体的疾患を持っていなければならない、というのがきわめて広くいきわたった態度である。そして、どうしても元気にならない高齢者、老化が進んでいるという印象を与える高齢者は歓迎されない。それに加えて、もし彼らが錯乱あるいは不穏状態であるならば、確実に危険であるとみなされ、はずれの病棟に移されて、鎮静薬を多量に投与され、精神科医の「処理」を待つ。精神科医が訪問する時、必要な情報——錯乱の持続期間、発現様式、入院の実際の理由、社会環境——は何も与えられないことが多い。ただ最終診断として、太文字で「老年痴呆」と書いてあるだけである。

救急患者として内科あるいは外科病棟に入院した患者が、後でこれが医学的ではなくて、むしろ社会的な緊急事態によるものであったことがわかる場合がかなり多い。このようなことが怒りを招いて、高齢者の紹介は暗い疑いの目でみられがちである。しかし、普通の一般内科病棟や整形外科病棟の入院患者の、半数以上はほとんどいつでも、六五歳あるいはそれよりかなり高齢である。結局、老年は罹病率の最も高い時期であり、この時期には、それまで一度も重い病気にかかったことのない人たちが入院しなくてはならなくなる。高齢者は、他の人たちより以上にとはいわないまでも、彼らと同様に、近代的な総合病院のあらゆる資源を必要としている。にもかかわらず、高齢者にはそれが非常にけちって与えられるのである。

身体的に病気で、精神的に生き生きとしている人たちは良い治療を受ける傾向がある。しかし患者が抑うつ的であったり、一風変わっていたり、錯乱していたり(静かではあるが)、あるいは最初の二週間が過ぎても、回復が遅れたり、みられなかったりすると、無視と拒絶のパターンが始まる。彼らの「処理」は老年科医、精神科医、老人ホームに委ねられ、法外と思われるような長い時間待たされている間、ただ看護婦による基礎的な身体看護を受け、リハビリテーションはほとんどあるいは全く受けない。そして医師からは、「彼女はまだここにいるのか」というぐちを時々聞くだけで、それ以外には何の配慮も受けない。時には怒りが爆発して、患者の状態を全然知らない顧問医の強い要求で、全く現実を無視して、患者は家へ帰される。顧問医は、この高齢者がどこへやられようと、ひとりでどのようにやっていけるだろうかと、少しでも想像力を働かして考えようとはしない。そして困惑している高齢者は、半日前の通知で、何の準備もない困り果てた地域社会に追い出され、一日か二日後には、患者はもしそれまで生きていれば、老年科医か精神科医の手元に「飛び込んでくる」（私には時に、老年科医の重要な役目は、外科医や他の内科医が自分の失敗に気づかないように保護することであるように思える）。

老年精神医学的問題は非常に一般的であり、精神科医や老年科医にまかせておくことはできない。高齢者に関係を持つすべての医師や看護婦（すなわち小児科医と産科医を除いたおそらくすべての臨床家）は、老年精神医学についてある程度の知識を持つ必要がある。また彼らの遭遇する医学的問題と分離しえないほどに入り交じった、人間の問題に進んで取り組む用意が必要である。この点に関して彼らが職員に範例を示すならば、それは取り入れられて、彼らの態度や看護の質に改善がもたらされるであろう。しかし医師の態度は主として研修によって形作られる。したがって、老年医学や老年精神医学が、医学部や教育病院のカリキュラムに正当な位置を与えられるまでは、あまりにも多くの医師は、高齢者を患者であると同時に人間として知ることもなく、知ろうと欲しもしないであろう。

老人病院

老人病棟の患者には、身体的虚弱と同じく、あるいはそれ以上に、相当な精神障害を有する者が高い比率で認められる。とくに普通にみられるのは痴呆で、これは、必ずしもそうではないが、通常は歩行困難と関連しており、したがって精神科病棟より老人病棟に入れるほうが正しい。うつ病（不安よりは無感情として現れる中等度に重いもの）や人格障害も、さまざまな形で現れる妄想症と同様に目だっている。

老人病院の宿泊施設は時には最低である。建物は昔の救貧院が使われる傾向があり、外観は陰気で、内部をいかに改造してみても、この陰気さを本当に取り除くことは不可能である。高齢患者にとっては、こういう建物は改造しても依然として救貧院のイメージが残るものである。幸いイギリスでは、ここ五年の間にいくつかの新しくて質の高い病棟ができて、かなりの改善が見られている。

患者の入退院による交替は比較的少ない。なぜなら多くは慢性で、一年ないしそれ以上滞在するからである。病院サービスにおいては、患者の回転率の低さは、すなわち、病院の地位の低さ、および職員の誘致困難、あるいは適正な財政的割当や快適条件の獲得困難と同一視される。その結果、多くの人がそこでの報酬を少ないと考え、そんな仕事をする人は一般にきわめてわずかである。すべての職員が、彼らの仕事に適しているとは仮にもいえない。それゆえ彼らの志気は不安定で、加重される仕事の圧力の下で、方針の変化、上級職員の交替、激しい批判がたちまちにして起こる。

患者の多くは、晩年の重大な被害者である。彼らの障害があまりにも大きくて、病院以外では世話ができないか、あるいは彼らがあまりにも年老い、またはあまりにも孤独であるか気むずかしいために、虚弱になった場合に、施設以外では誰も世話をしてくれる者がいないか、のいずれかである。しかしいかなる時にも、虚弱ではあるがひどく衰弱しているわけではなく、もし彼らを受け入れる場所さえあれば、老人ホームに住むのに全く適しているような人が多数存在する。不幸なことにそのような場所は、地域社会でそれを必要としている人に第一に与えられ、すでに病院に、特にそれほど急性でない患者のための病床に収容されている者は、それが不適当であっても、老人ホームに入る優先権は少ない。

特に老人病院では、患者が施設なれする可能性が大きい。施設なれのことをラッセル・バートン博士は「精神的床ずれ」と呼んでいる。その特徴として、無感情、個性の欠如、過度の従順などがあげられる。一律化、過量投薬、個人的選択や私物の不足、社会的刺激や人生の目的の欠如、長期にわたる不活動状態などがこの障害の一因となる。

患者をできる限り動かすことがよい老年医療であるが、老人病棟は実際のところ、落ち着きなく徘徊する人たちのために設計されていない。このような患者は、二、三週後あるいは数ヵ月後に、過度に鎮静され、老人椅子に閉じ込められることによって、今いる場所へのもっと適した候補者に転ずる傾向がある。

私は、重症の痴呆患者で、その障害が器質性脳疾患に基づくもので、回復の見込みのない者は、精神科病棟よりも老人病棟で世話すべきである、と主張する私の同僚の精神科医とは意見が一致しない。一般に精神科病棟はその仕事をするためによりよく設計され（それは通常、脚を楽な姿勢にしておける十分な空間を持っている）、そして精神科の職員は、扱いにくい、攻撃的な、錯乱した徘徊患者を、過度な抑制に頼ることなしに扱うことによりよく訓練されている。その上老人病院は、身体的虚弱者に対処するために、すでに十分以上の仕事を持っている。しかしながら、各種の病院の職員が、他病院の分野についても多少の経験を積むようにする点については、言うべきことがたくさんある。これは研修中の臨時派遣によって得られるだろうし、また診察のために精神科医が老人病棟を定期的に訪れたり、老年科医が同じように精神病院を訪問することによって実現される

精神病院

一九四九年には、一般人口の一一パーセントが六五歳以上であり、精神病院では二七パーセントが六五歳を越していた。一九六〇年には、この比率はそれぞれ一二パーセントと三七パーセントであった。この傾向は継続しており、今日ではたいていの精神病院で、女性患者の半数以上、男性患者の三分の一が六五歳以上である。これらの多くは慢性の統合失調症患者で、彼らは何年か前、その青年時代に、積極的で有効な治療およびリハビリテーションが導入される以前に入院したのである。彼らは完全に施設なれしており、以前の家庭は多くの場合もはや存在せず、長く一緒に暮らしていた家族や地域社会との接触を失ってしまっている。彼らは丈夫な変わり者の一団であり、年をとって身体が弱くなるまではほとんど世話の必要がなかった。彼らは精神病院の生活によく適応しており、病棟の雑役を行うのにしばしば役だった。その数は、死亡の補充がないため次第に減少している。なぜなら、統合失調症は現在では急性病棟とリハビリテーション病棟で治療され、その後はおそらく地域社会で処遇管理されているからである。このような患者にとっては、病院がその家庭になっているので、どこか他へ移すことは得策ではない。しかし少数の者は納得してグループホームに退院し、五〜六名の注意深く選ばれた患者が、

一緒に一つの家に居住し、訪問指導の医師、看護婦、ソーシャルワーカーの指導を受けている。

しかし現在は六五歳以上の入院患者のうちより多くの者が重症痴呆にかかっており、つねに増え続けるこの一団こそ、病院に一番負担をかけている。他のどんな種類の病人よりもいっそう自分自身のことができないので、退院の見込みも、あるいは改善の見込みさえなくて、ただ看護要員に負担をかけるばかりである（Early & Nicholas, 1981）。

このような状況では時に、若い患者のための急性入院病棟と、痴呆患者のための病棟の間に隔たりが生じる。前者には多くの活動があり、高い回転率があり、患者数に対する職員数の割合が比較的高く、大部分の医師が時間をそこで費している。他方痴呆患者のための病棟は本当に「裏の」病棟であり、物事の中心から遠く離れ、適当な清掃施設や暖房のついたトイレさえなく、そこでは少数の看護婦が、失禁状態で、自分で自分をどうすることもできずに当惑した高齢者の重荷と不屈の闘いを続けており、彼らを訪れる者といったら、いやいやながら週に一回やって来る初級医師だけで、顧問医や他の職員はほとんど訪ねることはない。それだから、抑うつ、敗北感、にがにがしさが痴呆患者のための病棟の職員（患者はいうまでもない）の間に広まっているのもほとんど不思議ではない。彼らは、そのほとんどの者が、従事したいと願っている精神医学の主流から切り離されているように感ずる。そして彼らには患者が身体障害者になり、病気になった時、老人病院の便宜——理学療法、および最近の医学知識を身につけた医師——さえもない。

第一二章で説明したように、病院内の老年精神科ファームの発展は、老人に特に関心を持つグループを組織することによって、これらの不幸を減ずるのに大きな効力がある。訪問の老年科医、あるいはもっとよいのは、精神病院内に自分自身の若干の病床をあずかっている者は（ロッジ博士とパーネル博士は、それぞれレスター、バーミンガム精神病院での自分たちの仕事について書いている）、また相当助けになる。しかしすでに述べたように、精神障害を有する老年患者の問題は非常に広汎であるから、それを老年科医に、あるいは老年精神科医にさえまかせることはできない。自分のすべての病棟で働いている職員を支援することは、一人一人の顧問医と上級看護職員の義務である。すなわち規則正しく忠実に訪問すること、自分で問題を調べること、職員に会い、彼らの苦情（その多くは、不当にではあるが、他と比べて病棟を無視しているといって顧問医に向けられる）に耳を傾けること、職員に事実と空想とを区別することを教えること、立派な活動を奨励し、悪い活動を手際よく改善すること、高齢者に対するサービスの範囲内での病棟の役割の理解を促進すること、他の部門への見学を計画して、興味や知識、経験の交流を刺激すること、そして機会あるごとに、自分の権威の重みを十分に利用して状態の改善を計ること、これが顧問医の任務である。

老人ホームの老年精神科患者

イギリスの老人ホームには、私立のものもあるし、民間非営利のものもあり、また地域社会の虚弱老人のために地方当局によって提供される第三部宿泊施設の規定によるものもある。私立のホームはごくわずかな者にしか手が届かない。食事や宿泊だけでなく、介護や指導監督が提供されるならば、費用は最少に見積もって週に一〇〇ポンドはかかる（ついでにいうと、これは国民保健サービス病院に患者を入院させる費用よりもかなり低い)。私立のホームでさえ、職員を得るのにかなりの困難がある。寮母を除いて誰一人として英語を完全に話せず、また訓練を受けた職員が誰もいないようなホームを私は知っている。

民間非営利ホームは質に非常な相違があるが、通常は退役軍人や船員のような特別なグループに食事を準備するか、あるいは英国国教会、救世軍のような宗教団体の後援の下にある(居住者は必ずしも特定の信仰を持つ必要はない)。

しかし大部分の老人ホームは第三部宿泊施設の中に入る。これは貧困者のための救貧法や救貧院の時代から発展したものだが、救貧院のイメージが拭い去られたのは比較的近年のことである。昔は多くのホームがディッケンズ流の施設であり、そこではプライバシー、私物、自主的決定に少しの関心も払われず、男女は区別され、夫婦は別居させられたものだった。しかし最近の一〇〜二〇年において変化が起こり、その結果たいていのホームはその目的に沿って建てられ(しばしば非常に想像力に富んだものもある)、あるいは以前の別荘を転換して作り、多くの個室、各自のロッカー、衣装戸棚、洗面器を備え、一室に四人以上入れることはまれである。居住者に対する態度も変わり、居住者の権利は細心の注意で守られている。

しかし、そこで生ずる問題は建物によるものでなく、その中の人々からくるものである。職員は通常不十分で、研修を受けておらず(ゴッドローブら、(一九八〇)によると、ロンドンの介護助手は、ニューヨークのホームで働く看護助手に比べて訓練が著しく不十分である)、また居住者は非常に虚弱で、かなりの介護が必要である。皮肉なことに私はときどき、一部の職員の観点からすれば、理想的な居住者とは全くホームに入れるべきでないような人なのである、ということをつくづく思った。自分のことを自分で始末できる高齢者は、家族や地域サービスの支持を受けて自分の家庭で暮らすか、あるいは保護住宅に入るべきである。老人ホームの利用者は、より高齢であること、いっそう孤立的であること（年齢や「気むずかしい」人格によって）、より虚弱であることなどの点で、地域社会の高齢者とは確実に相違しているはずである。長年ホームで働いている寮母たちは、最近は、以前みられたよりもはるかにもっと老衰した、厄介な、錯乱した高齢者が入っている、とみている。これは真実であり、きっとそうであろうが、それは職員にとって大問題である。イギリスの普通の老人ホームの利用者の半分までが痴呆による著しい障害者である（Masterton ら、1979）。

原則として、ホームは看護を与えるものとはされておらず、家族が、年とって虚弱な、頭のぼんやりした身内に与えるような援助だけ与えればよいとされている。ホームは、錯乱している人たちを取り扱うが、絶えず徘徊して道に迷う人たちとか、いつも攻撃的である人たちとか、あるいは両便の失禁者は取り扱わないことはもっともなことである。多少の援助を与えればやっていける者は扱うが、どんなところへでも高齢者について行かねばならぬ義務はない、というのも同様である。しかし困っている非常に多くの高齢者が集められ、しかも職員（結局、彼らの友人でも親族でもない人）が彼らの処遇方法についての特別な知識を持たないところでは、問題が生ずる。

多くは寮母と管理者の如何にかかっている。私は、自分の関係していた業務管轄内の五〇のホームから紹介された人たちの半数が、同じホームから来ていることを知った。このことはホームの利用者とはほとんど関係がなく、多くは彼らに対する忍耐力、および職員に対する管理能力の点で寮母に欠陥があることと関係がある。どのホームが特殊な居住者に一番よく対処しているか、すぐにわかる。これは職員の数よりも、彼らの人格と関係している。「この老婦人を他に移さなければ、私の職員の半分は辞めるだろう」とか、「居住者全部が彼女に対して武器を取って立ち上がる」という叫びは、厄介がられている人がホーム内のあらゆる緊張の身代わりの山羊にされていることを示しており、もし彼女が簡単に移されるならば、別のいけにえがすぐみつけ出されるであろう。

職員は通常その仕事に善意をもってあたるが、それが報われない時には、時に気落ちし、傷つけられ、悲嘆にくれる。そうすると、一人の居住者が扱いにくいだけでなく、処遇不可能ときめつけられて、そのように扱われ、そのために関係がたちまち悪化して、まもなく患者の行動はホームでは手がつけられなくなり、転出は議論の余地がないように思われる。居住者が部屋に閉じこもって、自分のまわりにバリケードを築き、入って来る者を全部追い払う場合には、その理由は間違った取り扱いの結末であり、その重大化であることが多く、急性精神病にかかったためであることははるかにまれである。粗暴な、口やかましい、あるいは攻撃的な高齢者に対して自然に感情的に反応したり、「お前が悪いのだ、私は職員だから当然正しい」ということを証明しようとすれば、事態はますます悪化するばかりである。

この仕事が理想として要求しているような円熟、安定性、よきユーモア、高齢者に対する心からの配慮を身につけた有力な職員や「介護助手」を選ぶことはもちろん望ましいが、いつでも実現可能なわけではない。なぜなら、多くの地域において、十分な選択をするには応募者があまりにも少なすぎるからである。老人病棟や老年精神科病棟のためのあらゆる等級の看護婦が不足している場合に、老人ホームの志望者がさらに少ないということは決して驚くにあたらない。なぜならここでの仕事は、「看護」といえるような状態ではないからである。近代的で合目的々なホームが開設されてきたが、職員のなりてがあまりにも少なくて、その後何ヵ月も半ば空っぽのままになっている。

しかし各地方当局は、寮母、管理者および彼らの助手たちのために、何らかの形の現職者研修を実施しなければならない。これは半休日の連続の形で行われ、その中で正式な講義（残念ながら若干の介護助手は、彼らが正式な研修を受けたことに対して、後で追加給与が払われなければ協力しないだろうが）、老年科および老年精神科医療における種々な部門の訪問、そして熟練した寮母やソーシャルワーカーの指導の下での、形式にとらわれない自由討義を何回も実施するようにする。またいくつか病棟で開かれているものにならって（第一三章、二二五頁）、ホーム内でも定期的な職員会議を持つことが、職員がおのおのの経験から学び、そして職員間、居住者間、あるいはまたこれら相互の間で生じた緊張を処理するのに役立つだろう。このような環境において起こる怒り、不安、不幸、対立などの感情は、みんなでそれを分かち合うようにすれば、そのために単純に騒ぎ出さずに、それを討論し、理解することが可能になる。未経験でしかも訓練を受けていない人たちにおいては、狂気という考えから連想される強い空想が、非常に高齢な精神障害者に遭遇した場合でさえ起こる。私はいつも危険な老年精神科患者について聞かされているが、未だかつてそのような患者に会ったことがない。職員会議は、状況の真実をすべての人たちに気づかせて、人騒がせな人の空想を正すのに役だつ。例えばスミス氏がつむじを曲げた時、ステッキでもって激しく打つとしても、彼は九〇歳で、腕力が強いわけではなく、そして彼がステッキを必要とするという正にその事実が、彼が誰をも精力的に追いかけることができないことを示している。

時にみられる重い精神疾患の場合を除いて、主に痴呆と軽症ないし中等度のうつ病からなる、老人ホームにおける老年期精神障害の治療には、薬物は広い範囲において役立つものではない。私が時に少量の精神安定薬を処方したのは、それが直接患者に役立つと考えたからではなく、職員を多少安心させると考えたからだと、寮母のあるグループに打ち明けた時、その一人がそれに対して、自分もその同僚も、処方された薬が役にたたないことを知っていたので、投与しないことが多かったと白状した！　このようなゲームは、認容、理解、および居住者に刺激を与え、不安な当惑や不幸なとらわれから心をそらすような治療方式の代わりとしては、まことに貧弱なものである。大騒ぎ、活動、人の出入りなどは、老人ホームではむしろ例外的である。そこでは高齢者たちは、あちらこちらで、黙って、あるいは居眠りして座っていることがあまりにも多く、ただ食事や就寝や、「誰が私の椅子に座っていたのだ？」というロ論のためにだけ起き上がってくる。近ごろ、作業療法士は残念ながら希少な存在であるが、それが利用できるところでは、ホーム内での活動を促進するのに非常に有益な役割を果たす。訪問は奨励すべきであり、時間についてあまり厳重にしないほうがよい。そして外出や買い出し、社交的活動もすすめるべきである。すべての居住者と可能なかぎりのすべての職員が参加する共同体会議は、討議のためや不満を発散させるための貴重な場所である（第一五章、二五七頁をみよ）。

老人ホームの職員は、通常、孤立感をいだき、各自の考えにまかされていて、情報は与えられず、信頼よりは批判を受けやすいと感じている。彼らは、地域社会で気むずかしい高齢者を扱っているソーシャルワーカーが、いったんその高齢者がホームに入ると登場しなくなってしまうと批判する。社会福祉事業局がひどく酷使されている間は、高齢のクライエントがいったん保護されれば、支持を受ける優先順位は低くなるかもしれない。しかし支持を続けることは、彼らをホームに定着させ、個人への援助を増加するとともにホームの志気を高揚させるだろう。この点ではアメリカでの素晴らしい実践が、イギリスのそれよりも勝っているように思われる。またホームの全般的な管理をあずかる上級ソーシャルワーカーには、密接な接触を保ち、気にかけていることをみんなに認識してもらうという重要な義務がある。これは苦情をそのままうのみにして、不幸な不適応者の一群を、多くの都市でみられるようにホームからホームへと移すことに加担することを意味するのではなく、問題の根源をみて、ホームが彼らを預っておけるように援助することを意味する。その役割は、長期滞在病棟を支えている病院顧問医にまったく匹敵するものである。

一般医が、その患者でたまたまホームに在住している高齢者を診てもらいたいと要請した時、それに応えて老年精神科医がくることは一般にまれである。しかし通常、ホーム全体の問題を引き起こすようなこういう特殊な高齢者について経験した困難を、寮母と老年精神科医との間で討議する機会はある。ホームでの罹病率は非常に高いので、理想的には、全般的な相談のために、また懸念を持たせるような個々の居住者のために、定期的な訪問が行われるべきであるが、大部分の精神科医や老年精神科医にとって、このような目的のためにさける時間はあまりにも少ない。しかし少なくとも、老年精神科医と上級ソーシャルワーカーとの間で、特別に必要ある地域を確認し、調査する定期的な会合は開けるであろう。

現在ではたいていの地域に、主として痴呆患者に食事を準備する、精神的に弱い高齢者（ＥＭＩ）のための特別なホームが一つ二つある。そこにも通常、一人、二人の特別気むずかしい高齢者がいる。このようなホームは、数についても訓練についても、職員が比較的よく整備されており（しばしば寮母や管理者は精神科の看護婦である）、そして特別な設計は実施されていることもいないこともある。コーンウォール州のレッドルースには非常に興味あるEMIホームがある。それはブーメランの形をとり、観察センターが上階の中央にあり、そこからホームのあらゆる部分が監視できる。またそれは精神遅滞児のためのデイセンターの隣に位置し、したがって多くのホームよりも引きこもる場所がずっと少ない。利用者は、どの精神病院の「痴呆」病棟でもみられる人たちと全く同じであり、また何らかの訓練を受けている職員はわずかしかいないが、職員の全体の数は十分にいる（産業との人の奪い合いの少ない地域から集められている）。そして、彼らは相当な忍耐力と善意を持っている。居住者の状態は、実際、病院に入っているよりはるかによく、もしこのようなホームがもっと多かったら、どんな痴呆高齢者でも病院での世話を受ける必要はほとんどなくなるのではないかと、誰でもすぐ考えたくなるほどである。

しかし、老年精神科医は（自分たちが積極的な老年精神科医療と緊密な関係を持つことができる時には）EMIホームに賛成する傾向があるが、社会学者（例えばMeacher, 1972）や社会福祉事業の指導者たちは、このような痴呆患者の分離に難色を示すことが多い。その理由として彼らは、EMIホームへの入居が痴呆患者という烙印を押す危険性のあることや、入居者の能力を低く予想しすぎる危険性を指摘する。その代わりとして彼らが提案するのが、普通の老人ホーム内にEMI翼棟かEMIフロアーを設けるというやり方である。あるいは一般高齢者と痴呆高齢者との完全な混合棟で、そうすることによって能力のある者が能力のない者を助けて自尊心を得ることができると期待する。

リップマンとスレーター（一九七七）は「ホテル」型の施設ケアを批判して、代わりに「アパート」方式を主張している。そこでは居住者は普通自分のことは自分でして、職員に対しては管理人（あるいは用務員）、むしろ支配人として接する、そのため職員の役割は、居住者に対してサービスを提供することではなく、困っている時に手を差し伸べることである。これは保護住宅の管理人の役割によく似ているようなので、もし居住者が非常に有能でないとホームでは適切でないかもしれない。

アメリカでメディケア計画以来隆盛をきわめているナーシングホームは老人ホームと、老人病棟あるいは老年精神科病棟の中間に位置するもので、老人ホームよりは看護力が充実しているが、病棟ほどの専門的な医学管理はなされない。これら高齢者施設の機能についてのいろいろな懸念は、アメリカ精神医学会と精神保健学会の合同情報サービスの報告「施設の高齢者たち」（Glasscote et al, 1976）によって、全体的には多少軽減された。

老人ホームで利用できる健康管理の量や、居住者たちが自活するのに必要な金額についての議論が続けられているが、こうした議論は一般的には、居住者たちが放置されたり、あるいは逆に保護されすぎたりするのを防ぐ点で有益である。しかしとにかくイギリスでは、年金受給資格を得る年齢になるのが遅いので、それがホーム入居につながる場合は少なく、著しく虚弱であることが入居の通常のパスポートであるということが認識されねばならない。老人ホームが居住者を身体的あるいは精神的に虚弱にすることが非常に多いわけではなく、虚弱者がホームに入居しがちなのである。

文　献

Barton, R. (1966). *Institutional Neurosis*, 2nd edn. Wright, Bristol.

Deeping, E. (1979). *Caring for elderly parents*. Constable, London.

Early, D., Nicholas, M. J. (1981), Two decades of change. Glenside Hospital population surveys 1960–80. *Brit. Med. J.*, **1**, 1446.

Fuller, J., Ward, E., Evans, A., Gardner, A., Massam, K. (1979). Dementia support groups for relatives. *Brit. Med. J.*, **1**, 1684.

Glasscote, R., Beigel, A., Butterfield, J. A., Clare, E., Cox, B., Elders, R., Gudeman, J. E., Gurel, L., Lewis, R., Miles, D., Raybin, J., Reifler, C., Vito, E. (1976). *Old folks at homes*. Joint information service of the American psychiatric association and mental health association, Washington.

Godlove, C., Dunn, G., Wright, H. (1980). Caring for old people in London and New York : the 'nurses aids' interview. *J. Royal Soc. Med.*, **73**, 713.

Gray, F. M., Mckenzie, H. (1980). *Taking Care of Your Elderly Relative*. Allen & Unwin, London.

Lipman, A., Slater, R. (1977).Homes for old people towards a positive envirnment, *The Gerontologist*, **17**, 146.

Masterton, G., Holloway, E.M., Timbury, G. (1979). The prevalence of organic cerebral impairment and behavioural problems within local authority homes for the elderly. *Age and Ageing*, **8**, 226.

Meacher, M. (1972). *Taken for a Ride. Longman*, Harlow.

Parnell, R. W. (1968). Prospective geriatric bed requirements in a mental hospital, *Geront. clin.*, **10**, 30.

第一九章　研　修

ごく最近まで、医師は精神医学や老年医学について、医学生時代に驚くほどわずかしか教えられていなかった。しかし医院を訪れる患者の三分の一がおそらくは感情障害のためであり、この国の病院ベッドのほとんど半分が精神科患者で占められており、そして総合病院の仕事の相当な部分が高齢者に関係していることを考えると、教育病院でこれらの専門分野をないがしろにすることは、恥辱といっても過言でない。精神医学に関しては、最近この状況は改善している（大部分の学生は、この広汎な、複雑な、そしてきわめて重大な問題について、臨床実習の一〇分の一以下をさいているにすぎないが）。しかし老年医学は、いまだに医学の大変貧乏な親戚であり、老年精神医学（そして精神遅滞）は、精神医学のシンデレラである。本書の執筆時にロンドンには一二の医学部があり、そのすべてに一般内科学の教授が二人以上いるのに、老年医学の講座は二、三しかない。イギリス全体で、臨床老年精神科医であって、その仕事をしている教授は、ノッティンガムにたった一人しかいない。

老年医学についてほとんど、あるいは全く教えを受けず、その代わりに教師のそれに対する侮蔑的な態度を受けついだ学生が、やがてこの学問を蔑視する医師となり、できるだけそれを敬遠し、それができない場合には拙劣な方法でこれを実施し、自分自身が示された悪い範例を若い世代に示し、このようにして悪循環が発生する。その結果、この分野への応募がはばまれて、それがいかに必要であっても、決して要求される多数の人員を十分に引きつけることができないだろう。高齢者、精神障害者、身体障害者のために、病院や保健事業を改善しようとする現在の動きは、教育病院に負うところはほとんどなく、大部分、『老いぼれて何もなし』という書物によって暴露された怠慢に対する一般民衆の驚愕と、全国津々浦々で無視できなくなったこの恥ずべき事態に関する病院調査が発端となっている。

老年精神医学は普通は精神医学に関連して教えられるが、統合老年保健部のあるノッティンガムや、老年医学と精神医学が同時に教えられているマンチェスターで、老年医学と老年精神医学との密接な関係がきわめて明白に示されている。ほとんどのロンドンの教育病院は現在、高齢者に特別な関心を持ち、教育に熱心な精神科顧問医を任命しているが、教育時間や施設の不足によって制限を受けることが多い。例えばその精神科部門に限定された診療圏が一つもなく、また医学生が主に教育を受ける主要な教育病院の精神科に高齢患者がいない場合が多いと、老年精神科医は診察に適した患者のいる周辺地域の病院に、医学生を苦労して連れて行かねばならないだろう。そうでなければ、中途半端な講義や供覧だけで満足して、老年精神医学が、医師資格を取った後でどれほど重要な課題になるかということを、学生たちに、十分に強調することなどほとんどできないだろう。

しかしロンドン病院では、その所在地区の住民に対して完全な責任を持ち、その結果、医学生は自分のよく知っている地域の老年精神医学について何かしら学ぶ機会を持つ。セミナーや、老年精神科評価部門、デイホスピタル、機能性ならびに錯乱性患者のための病棟（彼らの一部は他のところにこのような患者に対する設備がないために長期入院患者となっている）への訪問、特に顧問医と一緒に行う家庭訪問によって、学生たちはこの分野への関心を高めていく。

研修中の精神科医が、老年精神科ファームで働かずに老年精神医学について何か有用なことを学べるならば、それは幸運というべきである。このようなファームを持つ病院では、この分野での唯一の経験はそこで得られる。それがない病院では、一般精神科医が、高齢患者の特殊な問題や処遇管理に興味を持ち、それを後輩に伝える可能性は不幸なことに少ない（私自身は事実このようにして興味が深まったのだが）。理想的には、いかなる精神科医も、六ヵ月間老年精神科ファームで仕事をしなければ、顧問医の資格（あるいは英国精神医学会の一員となるための受験資格）を与えられるべきではない。英国精神医学会は最近、上級登録医の資格には、研修として認められる老年精神医学の実際的な経験が含まれねばならないことを明記した。

老年精神科ファーム勤務中に、研修医は老化の身体的、精神的、社会的な面について、またこれらがどのようにして精神障害罹患率に影響するかを学ぶ。遺伝的、器質的、環境的な影響の相互作用や、老年における診断の多様性を観察すると同時に、付随的なものから直接関係のあるものを選別することを学ぶ機会を持つ。患者の家庭を訪問することは、精神医学の経験が病院に限られている人たちに、新しい洞察の目を開き、老年精神医学においては、患者の家族に対する仕事がとくに興味深く、やりがいのあるものであることが発見されるであろう。また精神療法の原則が高齢者に適用でき、そして重症うつ病患者を身体的方法によって精力的に治療することが、乱暴でも無鉄砲でもなくきわめて必要なことがわかって驚くであろう。高齢者に関与する広くさまざまな活動を理解する必要があり、それらの間のコミュニケーションの問題も深く考慮しなければならない。チームワークの価値が前にはわかっていなかったとすれば、今度は知ることができるだろう。なぜなら、ソーシャルワーカー、作業療法士、理学療法士の技術の補助なしには、医師も看護婦も比較的無力であることが明らかになるからである。

三二三〜三二七頁の付録は、老年精神科患者の病歴を取り、あるいは検査を進める場合の一つの方式である。これは、とくに評価の行われた後で取るべきあらゆる可能な行動路線を示している点で、研修中の精神科医師にとって有用であろう。

一九七三年に、英国精神医学会内に老年精神医学グループが設立されたことは時宜を得たものである。そして三年後にこのグループが精神医学会の完全な一部門として認められた結果（精神医学の一つの細分化専門としての承認はまだ保留されているが）、研修中の精神科医、老年精神科医になるかもしれない人たち、またすでに老年精神科医と称している人たちの教育が盛んになった。米国およびカナダの精神医学会、オーストラリアとニュージーランドの精神医学会内にも同様な流れがあって勇気づけられる。これは精神医学全般にとって都合がよい。なぜなら老年精神科医は、誰にも劣らず完全な精神科医とみなすべき資格を持っている（そしてその必要も大きい）からである。

老年科医は、その患者の多くに関して処置に困ることがないように、精神医学を多少は学ばなければならない。これまで老年科医は、主として一般内科において――そこだけではないが――訓練を受けた。そのために彼らはすぐれた内科医になったが、精神科医としては不十分であった。というのは、一般内科と精神医学との間には越えがたい隔たりがあると、しばしば思われるからであり、その隔たりは、好意の不足によるというよりは、態度と方向づけによるほうが大きい。精神医学の基礎のない老年科医は、うつ病の多くの面を認めることができないだろう。また、高齢患者の自身の障害に対する反応や、彼らの持つ人間関係においてきわめて普通にみられる両価性、投射、否認などの概念に精通していないであろう。理想的には、老年科顧問医は誰でも、老年精神科ファームで少なくとも六ヵ月の経験を積むべきである。そして精神科顧問医はすべて、六ヵ月間老年医学の教育を受けるべきである。その期間、おのおのの専門における登録医あるいは上級登録医の交換を行うことは、すぐれた取り決めになりうるだろう。

老年精神医学の特別教育を特に必要とするもう一つの医師グループは、一般医である。彼らは他の医師よりも、高齢者の問題について相談を受けることがはるかに多い。彼らが卒後研修（それに参加するように奨励されている）で多くのことを学ぶことができればできるほどよいのはもちろんである。そして有能な老年精神科医は誰でも、講義やセミナーや供覧などあらゆる機会を利用して、この分野の促進をはかるだろう。家庭訪問は研修のもう一つの有効な方式である。しかしその場合には一般医、精神科医が立会い、家庭で患者を一緒に診察し、後で意見を交換することが必要である。しかし不幸なことに、実際には専門医が訪問する自由時間の持てる夕方には、一般医は自分の診療所で忙しいという最近のむずかしい事情がある。第三に、近頃は一般医がパートタイムの臨床助手として病院に雇われることがきわめて少ない。もしこのようにして老年精神科チームの一員となっていれば、経験が得られることはもちろんのこと、何らかの研修も受けられるはずである。

本章において私は医師の研修を第一番にあげたが、これは、彼らが自ら見本を示し、説明を行い、方策を立案することによって、かなりの影響を与えるからである。

登録精神科看護婦要目に従ってイギリスで精神科看護婦に与えられる教育は立派なものである。しかしこれは、沈滞した「裏病棟」における現実の経験によってひっくりかえされることがある。このような病棟における教育と看護学校における教育とが一致しなければ、看護学生は幻滅を感じ、資格を取った後、病院は彼女らを失うことになるだろう。婦長や主任看護婦のためにしばしば研究日を設け、他の病棟や他科を訪問させたりして、現在の趨勢に遅れないように教育することが大切である。彼女らがみたことを互いに討議し自分自身の経験について語る時間をもうけなければならない。老年精神医学ファームのあるところでは、そこで働く看護婦に十分な情報を提供すべきである。

これまで一般看護婦は、精神科的な問題に出会うことが多いにもかかわらず、精神保健について知ることがあまりにも少なかった（一般内科病棟の患者の一〇パーセントが過量投薬を受けていることはもちろん、例えば錯乱状態や心身症などについてもよく知らない）。しかし最近、すべての者が精神医学（および老年医学）の教育を受け、経験を持つように、彼女らの要目（国家公認看護婦や国家登録看護婦免許証のための）が改訂された。しかし実際の結果としては、たとえ老年精神科病棟があったとしても、そこは精神科研修のためにはあまりにも「老年科的」であるし、老年科研修にはあまりにも「精神科的」であると見られるので、多分看護実習生はそこには行かないということになるだろう。そのために看護婦は、手のかかる痴呆高齢者や、脱水状態のうつ病の高齢患者の処遇管理の経験を積むことなしに、実習を終えることになるかもしれない。

作業療法士はしっかりとした精神医学の基礎を身につけていて、それは彼らが精神病院はもとより総合病院や老人病院における自分の仕事に対して示す、洞察や理解の中に現れている。しかし彼らの老年精神医学の経験の質は、彼らが研修中に配属された病院によって非常に異なり、老年精神科ファームのあるところでは、おそらくよりよく組織化され、いっそう志気を高めるものになるだろう。精神科部門で働く一部の作業療法士は、集団療法、心理劇、見当識訓練法、行動療法のような精神療法的な技術にとくに熱心である。一方、老年科部門で仕事をする作業療法士は、リハビリテーションに対する心理的障害を克服して自信を回復させたり、日常生活動作をうまくこなすための技術を教えたりすることにいっそう習熟するようになる。

理学療法士は、おそらくその道に入った当初から、明らかな身体的理由がないのにリハビリテーションの進展がはかばかしくない患者の問題に直面するだろう。最近までは、理学療法士は精神科病棟や精神病院とはあまりかかわりがなかったが、老年精神医学の発展によって、両者の関係は次第に深くなっている。彼らはその技術を、老年精神科病患者に適合させることを学ばねばならない。このような患者はどれほど援助を必要としていても、その協力が当然得られるものとは限らないのである。私の経験では、精神医学に「飛びこむ」理学療法士のほとんどは、習得が早く、貢献も大きい。幸いますます多くの理学療法士がそうなりつつある。

言語療法士が高齢者のためにできる仕事は多いが、彼らが実際に扱っている高齢者の数は比較的少ない。私は特に、言語問題を持った卒中患者に対して集団的取り組みが有用であることに印象づけられている。イギリスの言語、作業、理学療法士は、高齢者のために仕事をする機会が必要であることを十分に認識して、将来は一緒に基礎的研修を受けることが望まれる。

臨床心理士は、高齢者を扱うのに理論上大変関係のある精神的能力を検査する訓練を受けている。しかし実際には現在、ほとんどの心理士は高齢者対象の心理テストにはあまり熱心ではなく、高齢者のテストで満足感を得ることはほとんどない。多くの心理士にとっては治療の方がずっと興味があり、老年期精神障害の処遇管理に行動療法が有用であることがやっと評価され始めている。研修中の心理士が、老年精神科チームにどんな貢献ができるのか、また彼らがどれほど歓迎されているかがわかるようになるためには、老年精神医学の特別な経験が多少は必要である。

現在のところソーシャルワーカーの大部分は、正式な研修はほとんど受けていないが、高齢者に関する実際の経験の多い者、あるいはすべての年齢や状況に適用できる一般的な研修を受けているが、まだ経験の少ない者、および研修を受けていないし経験もないかなり多数の者からなる。イギリスでは前者は年とったクライエントを専門に取り扱うのが常であったが、社会福祉事業の再編成以来、ちょうど以前の精神障害福祉担当官や児童養護担当官がそうであったように、彼らはもはや専門家ではなく、いかなる形のソーシャルワークにもその活動が要請される。より若い、一般的な訓練を受けたワーカーもまた専門がない。彼らは、当番の日の高齢者をまきこんだ緊急事態の際か、あるいは多くの若いクライエントの中に混在する高齢者が自分たちに割り当てられた場合に限って、高齢者を取り扱う。私は第一六章で、このような取り決めについての懸念を述べた。一部の局では、老年の精神保健問題に深い知識と理解を有する人たちが、あまり影響力を持っていないという感じがする。経験の少ないワーカーたちが、より経験豊富な職員の「常識」を十分に活用することによって、そのような問題を取り扱えるように訓練し、訓練を受けた一部の者が高齢者の仕事を専門にするように勧め、病院への訪問、そして病院から外部への訪問を奨励し、指導監督下の研修生が、ケースワークの基準を、若い人のほかに高齢者にも確実に適用することなどが大切である。指導者がこうしたことの重要性を認めるように切に望みたい。

最後に、保健助言サービス、病院センター、マインド、エイジコンサーン、全国高齢者介護組合など、イギリスにおいて研修に対して十分な貢献をしてきた組織について一言したい。

保健助言サービスは保健大臣の委嘱を受けて、イングランドおよびウェールズのすべての精神科と老年科部門を訪問する権威ある専門家のグループである。彼らは基準を比較して、すぐれた実地活動を促進するという特異な地位にある。彼らは一部で心配されているような敵意ある監査官ではなく、本当に助言機関であり、その批判はつねに情報と示唆に富んでおり、その訪問は老年精神医学とその研修に利益のみをもたらす。

病院センターは非常に貴重な施設で、病院やそれを利用する者に情報を提供し、彼らの関心を高めるために、すばらしい恩賜金によって設立されたものである。それは、老年精神医学に関する研究日、討論、出版、展示などを準備し、今までは無視されてきたが、これが病院サービスの中で最も重要なものの一つであることを正しく認識し、すぐれた仕事を行ってきた。本当に、このセンターはよこしまな世界の中の立派な行為のように輝いている、と思われることがときどきある。

マインドとエイジコンサーンの仕事については第三章で言及した。マインドはその設立について波風を立てることのあまりにも多い反体制派組織のように思われることが時にある。しかし彼らは明らかに患者の側に立っており、高齢者に関する限り彼らには確かに温かい心がある。彼らはエイジコンサーンや全国高齢者介護組合とともに、主に一般読者層のための有益な多数の出版物を発行している。また介護の様式や問題についての研究を後援したり、いくつかの総合的な会議や、例えば老人ホームのスタッフのためのより専門的な研修を計画したりしてきた。

第二〇章　結　論

精神医学は、過去三〇年間にさし迫った問題となった老年精神障害者の数と必要とによって不意打ちをかけられた。しかし徐々にではあるが高齢者のための特別な精神科医療が発展しており、高齢者人口が七パーセントくらいを越えているところではどこでも、老年精神医学が新しい細分化専門として認められてきている。

圧力は、精神病院内部からだけでなく、老年患者の錯乱、うつ病、行動障害などによって困惑している一般病棟や老人病棟から、あるいは扱う高齢者の数が既存の方法や知識では対応しきれないほどに増加している社会福祉事業局から、そして地域社会全体から発生してきており、ついに保健大臣の関心を示す発言が聞かれるまでになった。イギリスやその他の国では、高齢者や精神障害者、身体障害者が財政と施設の公正な取り分を確実に得られるようにするために、優先順位や配分が改められた。同時に地方保健当局の自主性や、経済不振で保健事業財源がとにかく慢性的に不十分なところでのきびしい資金不足の結果、中央あるいは高い地位からの指導は必ずしも留意されていない。限定された資源が適切に配分されるようにするためには、消費者を代表してしっかり物が言える効果的な団体が必要である。

しかしこれらの資源はどうしたら最もよく利用されるのか、すぐれた老年精神科医療とは何か。第一二章と一三章で述べられた原則はおおむね正しい。しかしさまざまな事業には、それぞれの有効性を主張しながらもかなりの違いがある。それぞれが自分に都合よく誤解しているのか、それとも場所、住民、現在ある設備と人格の型がすべての違いをもたらすのか。住民が農村地域に広く分散しているところでの計画は、インナーシティ地区に合った計画とは少し変えねばならないことはかなり明白である。一方ニュータウンの新しい建物と新しい住民は、別な状況と新たな挑戦を生む。エイリー（一九七一）が初めに記述したグッドメイズ病院の事業にはデイホスピタルはなかったし、ゴドバー（一九七七）が述べているようにサウサンプトン地域にもデイホスピタルはない。しかしベイカーとバイルン（一九七七）はデイトリートメント（昼間治療）とデイケアの熱心な支持者で、保健社会保障省が勧める病床数は多すぎるだろうと主張した。私は老年科医療との緊密な統合に深くかかわっていて（Pitt & Silver, 1980）、それは合同部門で老年科医と一緒に仕事することによって達成されるが、私の同僚のほとんどは、このような設備なしで全く同じような処遇管理をしているようである。

最も重要な問題は、地域ケアでどのくらいのことが達成できるのかということと、ある種の施設がどのくらい必要なのかということである。補足的な問題は次のようなことである。誰が地域ケアを提供すべきなのか（例えば一般医の率いる一次医療チーム、地域医師とそのスタッフ、精神病院や老人病院の医療圏外のソーシャルワーカーや社会事業、あるいは近所付き合いのよいボランティアか組織化されたボランティア）、そしてどのような施設――急性病院、地域病院、精神病院、あるいは老人病院、老人ホームあるいはナーシングホーム――が地域ケアを提供すべきなのか。

オペレーションズリサーチ（Arie & Isaacs, 1978）がぜひ必要で、それはまず解決すべき諸問題を注意深くそして明確に評価する。すなわち文化や伝統の影響、人口構造、豊かさ、交通機関、病院施設やホームの質と量、管理者や他の専門家たちの態度、および老年精神科医療に利用できる職員、空間、ベッドなどの資源をまず評価する。次にこれらの問題がいかにうまく解決されているかを査定する。いかに速かに問題が委託され、いかに迅速に評価されるか、その後いかに適切に行動が決定されるか、行動が起こされる前にはどのような遅れがあるのか、そして患者の状態や状況を改善するという点から見てその結果がいかに有効であるか、その効果はどのくらい長く続くか、事業によって満たされない必要は何か、やむなくその必要を満たすのは他の誰か（例えば老年科医、転倒した痴呆の老婦人たちに自分の受け持ち病床をふさがれた整形外科医、危機状態にある病気の高齢者を入所させた老人ホーム）、まったく応じられない要求は何か、そして患者にはどんな結果がもたらされ、患者の家族にはどんな重圧が加わるか。このような研究は骨が折れるし、かなりの費用がかかるが、正しい質問に対して正しい答えが得られるのであれば、必ずや報われるだろう。

痴呆の研究もまたきわめて重要である。後期高齢者という高波が既存のサービス体制を脅かすにつれ、また痴呆が老年を迎えようとしているわれわれ多くの者の将来をひどく脅かすようになるにつれて、そうした緊急性の高まりとともに、幸いにも多くのセンターで痴呆研究は急速に前進している。答えは見出されるだろうか、いつ、どのような形で（例えば生化学的治療薬あるいは予防的生活様式）といったことは依然としてはっきりしないままである。しかし数年前には痴呆問題に取り組む時に多くの老年精神医学、老年医学の先駆者たちの感じた孤立感は軽減されている。今やほとんどすべての人たちが、痴呆について知りたがっているように思える。

しかし完全には認められていない専門分野で仕事をすることは、やはり挫折感を与えるものである。私のところに最近極東の首都から訪問客があった。彼はその地に老年科部門を設立することを望んでいた。「なぜ?」と私はたずねた。「お国の六五歳以上の人口はどのくらいですか——二パーセント?」「そうですね」と彼は答えた。「そして増加の一途をたどってます!」これはきわめて賢明で、先見の明ある態度だと私は思う。西欧諸国でわれわれは、ある意味で馬がほとんどいなくなってしまった時に、馬小屋の戸を締めようとしている。そしてわれわれのうちでその仕事をしようとしている人たちに対する態度は、奇妙なことに両価性である。毎週『ブリティッシュ・メディカル・ジャーナル』には、高齢者に特に関心のある精神科顧問医、あるいはそれは老年精神科顧問医のことさえあるが、彼らの一、二の勤め口の広告が載っている。それにもかかわらずこれまで保健社会保障省も、それに英国精神医学会さえも、実際に老年精神医学という細分化専門が存在していることを認めていない。これが、なぜ老年精神医学の適当な研修を受けるのがむずかしいのか、またなぜ募集広告の志願者がその職に耐えられないことが多いのかということの大きな理由である。これに対して批判する人たちは、専門というものは行政上の便宜のためだけにあるものだとか、老年精神医学はあまり魅力がなさすぎるので、その仕事をこなせるだけの人数を集めることはできないとか、老年医学が一般医学にもどりつつあるのだから、老年精神医学は一般精神医学から離脱すべきではない、などと主張する。私の答えは次のとおりである。老年精神医学には特別な臨床技能が必要であること、行政的な面で特別な知識を要すること、高齢者にうまく対処するという点で、一般精神医学の過去の記録はそれほどすばらしいものではないということ、一般精神科医で老年科医と十分に連携してゆこうとする気持とその時間を持つ者は少ないこと、老年精神医学の分野はもっと正しく実践され、教えられ、認められるならば、ますます魅力的になるだろうということ、司法精神医学や児童精神医学（両方とも細分化専門として認められている）の顧問医がなお多少の一般精神医学の仕事をしているのとまったく同じように、老年精神科医もなお一般精神科医として働くことができること、などである。

現在イギリスには一〇〇人ほどの老年精神科医がいる。ということは各保健地区、すなわち人口五〇万人につき約一人の老年精神科医がいることになるが、彼らは必ずしも高齢者だけを対象にしているわけではない。学会の老年精神医学部門は、人口二五万人につき少なくとも一人の常勤医に相当する要員（半日勤務医二人でもよい）を配置すべきであると考えている。また速やかにその数を二倍以上にすべきであるとしている。若干の一般精神科医が、他に人がいない時に老年精神科に転職しているが、彼らもまた非常に歓迎されている。しかしやりがいのある刺激的な仕事を求める若い男女にとってその機会は非常に多く、開拓者の時代はまだ決して終わっていない。

連携、特に老年科医、地方当局およびホームとの連携の重要性が繰り返し強調されて来た。それは資源を最大限に利用するために欠くべからざるものである。例えば、もしも各地域において老年精神科病棟が最も取り扱いにくい高齢者を扱い、老人病棟が最も衰弱した高齢者を扱い、老人ホームが施設ケアを必要とするその他の高齢者を引き受け、しかもこの割り振りの的確な基準について議論をたたかわすことがなければ、どんなに賢明なことであろう。有効な連携は、好意や相手方の技能や資源に関する正しい知識のほかに、コミュニケーションの時間を必要とする。これは話し合う時間をみつけ出すだけでなく、相手方に聞いてもらえる時間を選ぶことを意味する。

精神病院から地区総合病院へという精神科医療の動きの中で、老年精神医学もあとに取り残されないようにすることが肝要である。精神病院の老人病棟の設計（高齢者たちに、少なくとも脚を楽な姿勢にしておける十分な空間が与えられる）は確かにいくつかの利点を持っているが、それにもかかわらず、いったん急性患者のための精神医療がすたれてしまえば、職員の配置問題が起こって、有効なケアが妨げられるようになるだろう。私には、精神病院は将来、結局は閉鎖される以外に道はないように思われる。（もしも全部が住宅地域として取り壊されないならば、二〇〇年あるいは三〇〇年後にこれがどんなに美しい廃墟となるか、想像にかたくない。）急性老年精神医学には、地区総合病院の精神科の一階に、自身の病棟が必要であろう。同じ病院に、しかし老年科の一部として、老年精神科評価部門が設けられるだろう。一年間ものリハビリテーションを必要とする老年精神科患者は、おそらく精神科のもう一つの病棟に収容すべきであろう。昼間患者は、精神科デイホスピタルと老年科デイホスピタルへ配分されるだろう（そのどちらもそれぞれの科に属する）。そしてより虚弱な高齢者は後者のほうへ行くようになるだろう。

長期の老年精神科患者（大部分は痴呆である）は、地域病院——地区病院の標準まで格上げされず、より小さな規模で、急性患者を扱うことのより少ない総合病院——に収容されるものと思われる。このような病院は、老年精神科患者にとって家庭に近いという便利さがあり、近所の錯乱した高齢者を地域で進んで世話する職員がみつかるだろう。しかし大部分の地域病院の病棟は、改造しなければあまりに小さく、通院患者には狭苦しいだろう。そしてその状態は老人ホームはもちろん、精神病院と比較しても見劣りがするだろう。

ＥＭＩホームの発展とともに、身体的健康よりはその行動が問題である痴呆高齢者にとって、一体病院が必要なのかどうかとほんとうに首をかしげたくなる。私の印象では、これらのホームは、精神病院では患者とみなされる痴呆高齢者を、居住者としてうまく取り扱うことが十分にできる。徘徊、失禁、そして攻撃性すらも、明らかに病院ケアを必要とするような困難な問題ではない。ＥＭＩホームが、なおすべての痴呆高齢者にうまく対処していない理由は、おそらく第一にその数が十分でないこと、第二に病院があるためである。もし長期滞在老年精神科病棟が閉鎖されたなら、職員が不要になり、このホームで働けるようになるだろう。この状況は精神遅滞者の場合に類似している。保健省は結局は、地域ホームだけで精神遅滞者を世話するように望んでいる。ＥＭＩホームに対する賛成、反対論については、第一八章で論じた。もしも精神病院に痴呆病棟（それにはもちろん、かなり隔離の意味がある）がなければ、統合されたホームへの賛成論はやや説得力に欠けると思われるだけだろう。

費用は全般的に見積もられねばならない。ホームは病院より安上がりであり、地域ケアはホームより費用がかからないだろう。ケント州の何人かのソーシャルワーカーが、老人ホームに入居した場合にかかる全費用以下の金額で、老人ホームに入居しないですませるような特別なケアを提供できるかどうかを調べた。この実験は高齢者の在宅生活の質と期間でも財政的な面でも成功であったように思われた。しかし隠れた費用、例えば年金全額とともに税の払いもどしを含めた追加金を受け取る経費も考慮に入れるべきである。イギリスでは地域ケアに非常に傾倒しており、われわれの施設は必ずしもきわめて良いとは言えない。他のいくつかの国々では、施設ケアにはるかに強い関心を持ち、実際非常に質の高いものがある。わが家はつねに老人ホームよりもよいのか？　実のところそれがわかっているとは私は思わない。最も安全な答えは、そうであるし、そうでもない、である。

多くの国々では、もしあり余るほどの石油を生産しているのでなければ、高齢者介護の費用を十分に支払うことはできない。したがって一般の人たちに、自分たちがやがて加わる階級の近所の高齢者たちを介護する上で、自分たちの果たすべき役割を自覚させることが最も重要である。

老年精神医学は、精神医学の中の非常に興味深い、新しい冒険的分野であり、高齢者における精神障害という挑戦を回避せずに、それに向かって解決を試みようとする。老年精神医学の効果的な実弛にあたっては、熱意、エネルギー、柔軟性、忍耐、好意、正直、外交的手腕、医学の十分な知識、精神医学の完全な基礎知識、それに常識の人並み以上の貯えが必要である。これらの資質を全部持っていると主張できる者はわれわれの中にほとんどいない。そして私は、ほかの何人とも同じように、敗北主義、押しつけ主義、孤立主義および妄想症に一度ならず陥ったことを告白しなければならない。本書が、たとえ不完全で、恣意的で、首尾一貫せず、自負的で、ただいらいらさせるだけだと批判されようとも、大部分未知のこの分野に対するおおまかな指針として役だてば幸いである。この分野に対しては、今後何年かにわたって広範な探究がなされていくであろう。

付 録

老年精神医学的評価方式

日 付

患者の名前、年齢、住所、電話番号、一般医、ソーシャルワーカー。

近親者 名前、年齢、住所、電話番号、患者との関係。

報告者（患者、近親者以外の場合）——名前、年齢、住所、電話番号、患者との関係。

紹介の理由

現症歴（患者および報告者から） 問題、その主な特徴、どのように始まり、どのように進展したか、誰に影響を及ぼしているか、今まで治療や処遇管理にどのように反応してきたか。例えば、もし患者が錯乱しているならば、どれくらい続いているか、発病時の状況はどんなだったか、経過は間欠的であったか、あるいは絶えず進行してきたか、何か関連する身体症状があるか（眼前暗黒失神、転倒、麻痺）、投薬は（錯乱の一部は医原的に起こる可能性がある）。徘徊、行方不明、不眠、火災の危険、ガスのつけっぱなし、失禁、攻撃などがあるか。買物、金銭の扱い、料理、家事、着衣、脱衣はできるか。ひとりで洗顔、食事ができるか。自己無視のために生命が危険にさらされていることはないか。

既往疾患　身体疾患と精神疾患。入院したことはあるか、過去五年間はどうか。

家　族　両親の死亡年齢と死因は？　父の職業は？　両親はどのように暮らしたか。家族の大きさ？　患者の家族的地位？　存命中の同胞の住所、患者との現在の接触程度は？　どこで生まれ育ったか。親との離別は？　親に対する愛情は？　子供時代家庭は幸福だったか。子供時代に何か変わった特徴がみられたか。家族の誰かが精神疾患にかかったか。その詳細は？

個人歴　学歴、そして卒業あるいは退学年齢は？

主な職業は？　退職してどのくらいになるか。現在何か仕事をしているか。

男性——六五歳前に失業したことがあるか、それは何故か。兵役は？　現在の収入と資本は？　補充年金は？　誰が年金を受け取るのか。

宿泊施設　種類、状態、家賃（誰の家賃帖か）、どのくらいそこに住んでいるか。隣人との関係は？

転居に対する反応は？

結婚　何度、そして誰と？　結婚の状態は？　もし配偶者を失っているとすれば、どれくらいの期間になるか。死別に対する反応は？　配偶者としての患者は？

子供　彼らはどこに住んでいるか。住所と電話番号？　接触の頻度と質は？　親としての患者は？

以前の人格と関心は？　そのどれか維持されているか。酒とタバコは？　患者は一日をどうつぶしているか、一週間をどう過ごしているか。

社会的環境　患者は一週間の間に誰と会うか。クラブ、教会、ホームヘルプ、食事配達サービス、地域保健担当員、地区看護婦、あるいは他の専門家の訪問、またはボランティアの訪問は？　最近、誰か他の専門家に相談したことがあるか、あるいは、これまで老人ホームへの入居を希望してきたか。

検診　身体的（基礎的）――栄養、水分は十分に補給されているように思えるか。見たり、聞いたり、歩いたりは、どの程度うまくできるか。発熱、低体温症、心不全はあるか。足底反射は？

（入院した患者に対しては完全な身体検査を行う。）

知能――時、場所、人に対する見当識　日、曜日、月、年、年齢、誕生日、生年、現住所、面接の場所、家族や友人の再認？　女王、王室、首相、アメリカの大統領、最近の出来事、十進制通貨（一ポンドは何ペンスか――新制度で――、五〇ペンスおよび二ペンス硬貨の認知）と方向感覚。自分のベッド、トイレ、台所を見つける能力？　答えが間違っていた時、正しい情報を保持する能力は？　言語　正しいことばが容易に見出せない障害（失語）不明瞭発語（構音障害）、単語や句の特有な使い方（換喩語――通常、統合失調症、パラフレニーを示唆する）。

もし失語、失行の疑いがあれば、患者に物をみせて、それが何であるかを確認させ、単純な命令に従わせ、名前を書かせ、三角形を描いて模写させる。

妄想、錯覚、幻覚は？　詳細は？

気分——抑うつ的、無感情、高揚、不安定、刺激的、疑い深い、平静？
洞察　質問に対する態度は、障害に気づいているか、そして援助を望んでいるか。
外見および態度——起きているか、寝ているか、服を着ているか、化粧着でいるか、きちんとした身なりか、みすぼらしいか、あるいはうすよごれているか、友好的な態度か、敵意を持っているか、信じきっているか、警戒的か。親族そして友人——愛情があるか、心にかけているか、両価的か、無関心か、敵意があるか、誠実か、ごまかしか。彼らは本当は何を欲しているのか。
家庭（もしみられれば）——庭、外観、居間、台所、寝室、浴室（もしあれば）、トイレの状態は？家はよく片づいて、きれいであるか、だらしなく、よごれているか、率直にいって汚いか。食物は十分にあるか（流しの下やごみ入れの中に空びんがころがっていないか）。エレベーターはあるか。それは動いているか。車は使えるか。バスの停留所はどのくらい近いか。

診　断

系統的説明（フォーミュレーション）

可能な行動

1　何も必要ない。
2　在宅投薬について助言。
3　地域サービスからもっと多くの援助の獲得。
4　再度の往診。
5　地域老年精神科看護婦に紹介。

6　外来患者として追跡。
7　昼間患者として治療。
8　保護住宅（老人のフラット）を勧める。
9　老人ホームを勧める。
10　一般あるいは老人病棟への入院を勧める。
11　老年精神科評価部門へ入院させる。
12　精神科病棟へ入院させる。

（入院は患者に直接役立つだろうか。もしそうでない場合、主要扶養者に役立つだろうか、そして彼あるいは彼女は、このような援助を必要とするほど過労だろうか。決して公然と、長期ケアのために入院させてはならない。入院はただ評価と治療のためにのみ行うべきである。）

訳者あとがき

本書はブライス・ピットの老年精神医学 *Psychogeriatrics—An Introduction to the Psychiatry of Old Age* 第二版（一九八二年）の邦訳である。その初版の上梓は一九七四年で、当時の私は、実質上まだ開設途上にあり、総合的な老人病院を目指していた当時の養育院付属病院（現在の東京都老人医療センター）の精神科医として、他科の医師との共同の中で何をなすべきか暗中模索の日々であった。そのような時にたまたま書店でこの本に出会い、その内容が高齢者医療の中での精神科の役割を考えるのにぴったりであるように思われた。この初版の邦訳は、養育院病院に私を御推薦下さった当時の東京医科歯科大学教授島薗安雄先生の御紹介で、一九七七年に文光堂から出版された。一九八二年の第二版の邦訳は出版社の事情で実現しなかったが、それから二〇年経って、このたび思いもかけずみすず書房編集部から第二版出版のお勧めをいただいた。広い読者を対象にして、これに匹敵する内容で、かつコンパクトに仕上がった類書はないように思われ、今日でも十分に通用するとの御評価をいただいた。著者自身は一九九五年の教授退職時のインタビュー記事の中で、長い間延び延びになっている第三版を完成させたいと述べているが、今日までのところ出版されていない。

わが国では二〇〇〇年四月から介護保険がスタートして、地域サービスが活発に行われるようになるなど、高齢者医療の変貌が著しい。しかし二〇年前にイギリスで出版された本書を今あらためて読みなおしてみて、時代遅れの感じはほとんど受けない。たしかに例えば薬物療法の点では、副作用が少ないという点で高齢者のうつ病に対しては第一選択薬と考えられる昨今の選択的セロトニン再取り込み阻害剤（SSRI）については述べられていない。しかし「新しい抗うつ薬」という見出しで、理想的な抗うつ薬開発への方向性は明白に示されている。因みにSSRIのわが国における最初の発売は一九九九年である。また抗痴呆薬についても、二〇年前の本書にすでに、アルツハイマー病で枯渇する神経伝達物質のレベルを上げることによって精神機能を改善する物質への期待が述べられている。

本書を読んでわかるようにイギリスでは、施設ケアよりも地域ケアが重視されている。どちらのケアに重点を置くかは国によって違いがあろうが、著者が言うように、あり余るほどの石油を産出してでもいない限り、高齢者の介護に十分な予算をつけることはできないであろう。そこで互助の精神に基づく地域ケアが必要になるわけであるが、そうした考え方に対してはわが国でも特に異論はないであろう。しかしわが国の老年精神科医療の現状は、二〇年以上も前の著者の実践に比べて相当な遅れがあると認めざるをえない。

著者によれば効果的な老年精神科医療のためには、老年精神科チーム、入院前の評価、積極的な連携の三つを実現しなければならないという。老年精神科医療の理想的な姿と考えられるが、その一つでも実行していると言える医療機関がわが国にあるであろうか。著者は実に積極的で、ロンドンの総合病院に老年内科と精神科の合同評価部門を設立して成果を上げている。また教育熱心で、医学生を連れての水曜日ごとの家庭訪問にチーム全体で取り組んでいる。エンジン付き自転車の後部座席に学生をのせて走るヘルメット姿は地域で有名であったといわれる。実践に基づいた本書から学ぶべきことはたくさんあるように思える。

本書における精神障害の分類はごく一般的なもので、高齢者の場合の特徴を含めて、第四章で明解に説明されている。一言つけ加える必要があるとすれば、妄想状態のパラフレニーと、重症と軽症といううつ病の分類についてであろう。まずパラフレニー（あるいは遅発パラフレニー）は、高齢者の分裂病（統合失調症）性障害の、イギリス精神医学の伝統的な呼称で、高齢者のこの種の障害には情意の鈍麻や人格の崩壊が見られないことからそう呼ばれている。次にうつ病の重症、軽症の分類は臨床的に普通に使われるもので、精神病性、神経症性とも言われ、気分障害の軽重とともに、妄想、昏迷などの精神病的症状の有無や神経症的色彩などから区別される。

なお原著の the very old という言葉は、七五歳以上の高齢者に対して使われているように思われるので、訳語として、わが国の統計などで七五歳以上の高齢者を指すのに使われる「後期高齢者」を当てたことをお断りしておきたい。本書がわが国の高齢者医療の発展に多少なりともお役に立てば幸いである。

二〇〇二年　秋

訳　者

索　引

ア

カ

サ

タ

119, 185, 214, 216, 225
チオリダジン　59, 90, 125, 161, 163, 229, 232
地区看護婦 District nurse　32, 40, 58, 88, 119, 267
知性 Intellect　11, 13, 62, 63, 111, 159, 176
知能テスト　13, 14, 82
「遅発性」ウイルス 'Slow' virus（老年痴呆の原因としての）　67
遅発性ジスキネジア　231
痴呆 Dementia　2, 4, 14, 44, 45, 56, 61-98, 214
　血管性 vascular（多発梗塞性 multi-infarct）痴呆　63, 69-74, 83
　錯乱状態との鑑別　76
　処遇管理 management　85-95
　診断　78
　生存率　94
　せん妄との鑑別　56
　痴呆の研究　317
　徴候と症状　61
　皮質下性痴呆 subcortical　76
　薬物療法　84
　良性痴呆 benign　74
　老年痴呆（アルツハイマー病）senile dementia 63-69
地方当局 Local authorities　31, 32, 91, 218, 275, 296, 300, 319
昼食クラブ　27
中毒とせん妄　56
腸 Bowels　15, 103, 106, 120, 195, 237
貯蔵 Hoarding　186
治療 Treatment
　強制治療　281-284
　行動療法 behaviour therapy　259
　在宅治療 domiciliary treatment　223
　身体的方法　245-249
　精神療法 psychotherapy　250-258
　治療の原則　218-226
　薬物療法　227-245
治療共同体 Therapeutic community　225, 257
鎮静 Sedation　59, 89, 92, 114, 150, 152, 225, 242
鎮痛薬 Analgesics　246

付添い手当 Attendance Allowance　269

DNA　8, 9
定位的神経路切断術 Stereotactic tractotomy　130, 176, 182, 248
ディオゲネス症候群 Diogenes syndrome　186
デイクラブ　220, 276
デイケア　87, 139, 271-276
デイセンター　88, 108, 139, 220, 271, 275
低体温症 Hypothermia　13, 29, 56
デイホスピタル　88, 108, 127, 135, 139, 161, 210, 212, 271-275
転移 Transference　132, 250
てんかん　54, 157, 245
電気けいれん療法 Electroplexy (ECT)　41, 77, 102, 125-128, 130, 151, 165, 224, 245
伝染性海綿状脳症 Transmissible spongy encephalopathies　67
転導性 Distractability　49

統合失調症（精神分裂病）　156, 185, 209, 237, 245, 294
　妄想型　157, 160
洞察 Insight　64
投射 Projection　64, 153
糖尿病　13, 28, 53, 120, 190, 271
頭部外傷　54
トラゾドン　240
とらわれ Preoccupation　15, 79, 301
トリアゾラム　59, 91, 130, 180, 244
トリクロホス　244
トリフロペラジン　125, 154, 161, 162, 163, 229-231
トリミプラミン　123, 236, 242

ナ

ハ

転換 conversion　174
治療　181
否認 Denial　24, 39, 64, 153
疲弊 Exhaustion と妄想症　155
肥満　28, 29, 39, 220, 232
病的高揚 Pathological exaltation　141
貧血　13, 27, 53, 115, 119
貧困（乏）　21, 27, 53
貧困念慮 Ideas of poverty　103, 116

不安 Anxiety　2, 89, 168-171
うつ病における不安　106, 107
病的不安 morbid anxiety　170-171
治療　183
不安状態 Anxiety state　168, 169, 173, 195
不安定 Insecurity　101, 173
夫婦療法 Marital therapy　258
フェノチアジン誘導体 Phenothiazines　89, 161-166, 227
ブチロフェノン誘導体 Butyrophenones　228, 231
フルフェナジン　229, 230, 268
デカン酸フルフェナジン Fluphenazine decanoate　162, 163, 229
フルラゼパム　244
糞便嵌入 Impaction of faeces　56

ペット　32
ペモリン（ベタナミン）　241
ヘルペス　57
ベンゾジアゼピン誘導体 Benzodiazepines　59, 180, 227, 243
ベンダー・ゲシュタルト・テスト　80
便秘　12, 59, 103, 106, 195, 236

崩壊家庭 Broken home　100
抱水クロラール　59, 90, 130, 150, 244
蜂巣炎　52
訪問　202, 203, 302
家庭訪問　220, 269, 308
自由訪問 open visiting　28, 93, 278, 288
ホームヘルプ，ホームヘルパー Home helps　27, 40, 87, 119, 219, 263, 266
保健社会事業省 Department of Health and Social Services　30, 62, 93, 209, 213, 271
保健助言サービス Health Advisory Service　30, 95, 314
保護ケア Custoidal care　36, 42, 223
保護裁判所 Court of Protection　89
保護作業所 Sheltered workshops　219, 276
保護住宅 Sheltered housing　82, 270, 298, 304
ホスピス Hospice　222
ボランティア Voluntary workers, Volunteers　40, 87, 119, 202, 220, 268

マ

マインド MIND　95, 269, 314
マプロチリン　124, 240
慢性硬膜下血腫　54, 76

ミアンセリン　124, 240
身代わりの山羊 Scapegoat　87, 287, 299
民家委託計画 Boarding out　270
民間非営利ホーム Voluntary homes　91, 297

無学 Illiteracy と妄想症　156
無感情 Apathy　64, 106, 119, 194

メシル酸ジヒドロエルゴタミン　84
メダゼパム　180, 233
メチルフェニデート（リタリン）　241
免疫系　9, 10

喪 Mourning　99
妄想 Delusions　50, 64, 71, 103, 158, 159, 161, 165
妄想症 Paranoia　5, 153-167, 228, 286

促進する状態 Precipitating conditions 155-157
躁病における妄想症 145
血管性痴呆における妄想症 71
妄想状態 Paranoid states 2, 44, 153-167
妄想性人格 Paranoid personality 154, 187-189
持ち越し効果 Hangover 55, 90, 244
モデリング法 Modelling 260

ヤ

薬物依存 Drug dependency 225, 228, 233, 243
薬物治療 Drug treatment 231, 301
薬物
嗜癖 addiction 199
薬物に対する妄想反応 paranoid reactions 156
薬物による錯乱 confusion 55
ヤコブ・クロイツフェルト病 67

養生法，治療方式，投薬法 Regime 93, 271, 301
葉切断術 Lobotomy 130
腰椎穿刺 79
「善き隣人」計画 'Good Neighbours' scheme 88, 219, 267
抑制（制止）Retardation 104, 112
抑制消失 Disinhibition 191

ラ

ラウオルフィア 102

「リア王」状況 'King Lear' situation 26, 258
理学療法 202
理学療法士 206, 312
リハビリテーション 139, 210, 213, 222, 277-279, 291, 294, 312, 320
リボーの法則 Ribot's law 64, 85
良性老化性健忘 Benign senescent forgetfulness 14, 74
寮母 Matron 298, 300-302
緑内障 12, 57
吝嗇 Miserliness 15, 78, 186
隣人による援助 40, 89, 219, 267

留守番子守役 Sitters-in 88

老化，老齢化 Ageing
過程 process 7-15
身体的影響 12
心理的影響 13-15
先天性要因 7
時計理論 clock theory 10
老化の問題 7-35
老化による喪失 Losses 16-26, 218
老化の遺伝要因 8, 11, 70
老人斑 67
老人病院 Geriatric hospital 4, 292-294
老人病棟 Geriatric ward 30, 91, 108, 194, 213, 292-294, 304
老人ホーム Old People's (residential) Homes 4, 5, 25, 31, 65, 88, 91, 153, 156, 221, 270, 296-304
老年科医 Geriatrician 40, 91, 214, 309
老年人口 Senile population 2-4, 294
老年精神医学 Psychogeriatrics 40, 307
定義 1
統計 1-4
研修 306-314
老年精神科医 Psychogeriatrician 2, 40, 41, 206, 302, 306, 319
老年精神科看護婦 Psychogeriatric nurse 138
研修 311
老年精神科患者 Psychogeriatric patients 210, 285-305
病院における 289-296
老人ホームにおける 296-304
老年精神科医療 Psychogeriatric service 200-217
そのための研修 300, 306-314

「未組織の」'unorganised' 医療 200
老年精神科評価部門 Peychogeriatric Assessment Units 58, 91, 213, 214
老年精神科評価方式 Scheme for psychogeriatric assessment 323-327
老年精神科病棟 Psychogeriatric ward 202, 208, 304, 311
老年精神科ファーム（チーム） Psychogeriatric firm (team) 42, 92, 204-209, 295, 308
老年精神病 Senile psychosis の死亡率 94
老年福祉診療所 220
老年不潔症候群 Senile squalor syndrome 32, 186, 283
ロールプレイ法 Role play 260
ロラゼパム 125, 129, 180, 233

著者略歴

(Brice Pitt)

1931年生．1955年ガイ病院医科大学で医師資格を取得．1986年より1995年まで，ロンドン大学，セントメアリ王立医科大学院老年精神医学教授．初期の研究業績として産褥期うつ病の研究が知られているが，その他に俳優の経歴もあり，イギリス精神医学界では，以上の三つの経歴を持つ人物として著名．著書（共著）*Down with Gloom. How to Defeat Depression.* (Gaskell, London, 1994.) ほか．

訳者略歴

木戸又三〈きど・またぞう〉 1932年群馬県生．1959年東京医科歯科大学卒業．1972年－1997年東京都養育院付属病院（1986年に東京都老人医療センターに改称）精神科医長，部長．著書（いずれも分担執筆）『司法精神医学（現代精神医学大系24）』（中山書店，1976）『今日のうつ病治療』（金剛出版，1990）『新老年学』第2版（東大出版会，1999）ほか．

ブライス・ピット

老年精神医学入門

木戸又三訳

2002年10月11日　印刷
2002年10月24日　発行

発行所 株式会社 みすず書房
〒113-0033 東京都文京区本郷5丁目32-21
電話 03-3814-0131（営業） 03-3815-9181（編集）
http://www.msz.co.jp

本文印刷所 平文社
扉・表紙・カバー印刷所 栗田印刷
製本所 鈴木製本所

ISBN 4-622-03974-5